H. Yuan

60 Punkte – 60 Krankheiten

Heping Yuan

60 Punkte – 60 Krankheiten

Die wichtigsten Akupunkturpunkte für Ihren Therapieerfolg

5. Auflage

Unter Mitarbeit von Lei Yuan, Baden-Baden

ELSEVIER

Elsevier GmbH, Bernhard-Wicki-Str. 5, 80636 München, Deutschland
Wir freuen uns über Ihr Feedback und Ihre Anregungen an kundendienst@elsevier.com

ISBN 978-3-437-55044-7
eISBN 978-3-437-05632-1

Wichtiger Hinweis
Die medizinischen Wissenschaften unterliegen einem sehr schnellen Wissenszuwachs. Der stetige Wandel von Methoden, Wirkstoffen und Erkenntnissen ist allen an diesem Werk Beteiligten bewusst. Sowohl der Verlag als auch die Autorinnen und Autoren und alle, die an der Entstehung dieses Werkes beteiligt waren, haben große Sorgfalt darauf verwandt, dass die Angaben zu Methoden, Anweisungen, Produkten, Anwendungen oder Konzepten dem aktuellen Wissensstand zum Zeitpunkt der Fertigstellung des Werkes entsprechen.
Der Verlag kann jedoch keine Gewähr für Angaben zu Dosierung und Applikationsformen übernehmen. Es sollte stets eine unabhängige und sorgfältige Überprüfung von Diagnosen und Arzneimitteldosierungen sowie möglicher Kontraindikationen erfolgen. Jede Dosierung oder Applikation liegt in der Verantwortung der Anwenderin oder des Anwenders. Die Elsevier GmbH, die Autorinnen und Autoren und alle, die an der Entstehung des Werkes mitgewirkt haben, können keinerlei Haftung in Bezug auf jegliche Verletzung und/oder Schäden an Personen oder Eigentum, im Rahmen von Produkthaftung, Fahrlässigkeit oder anderweitig übernehmen.

Für die Vollständigkeit und Auswahl der aufgeführten Medikamente übernimmt der Verlag keine Gewähr.
Geschützte Warennamen (Warenzeichen) werden in der Regel besonders kenntlich gemacht (®). Aus dem Fehlen eines solchen Hinweises kann jedoch nicht automatisch geschlossen werden, dass es sich um einen freien Warennamen handelt.

Bibliografische Information der Deutschen Nationalbibliothek
Die Deutsche Nationalbibliothek verzeichnet diese Publikation in der Deutschen Nationalbibliografie; detaillierte bibliografische Daten sind im Internet über https://www.dnb.de abrufbar.

24 25 26 27 28 5 4 3 2 1

In ihren Veröffentlichungen verfolgt die Elsevier GmbH das Ziel, genderneutrale Formulierungen für Personengruppen zu verwenden. Um jedoch den Textfluss nicht zu stören sowie die gestalterische Freiheit nicht einzuschränken, wurden bisweilen Kompromisse eingegangen. Selbstverständlich sind **immer alle Geschlechter** gemeint.

Planung: Laura Eichhorn, München
Projektmanagement: Martha Kürzl-Harrison, München
Redaktion: Christel Hämmerle, München
Satz: abavo GmbH, Buchloe; TnQ, Chennai/Indien
Druck und Bindung: Drukarnia Dimograf Sp. z o. o., Bielsko-Biała/Polen
Umschlaggestaltung: SpieszDesign, Neu-Ulm
Titelfotografie: © KONSTANTIN SHISHKIN – stock. adobe.com

Aktuelle Informationen finden Sie im Internet unter **www.elsevier.de**

Grußwort

愿《传统中国针灸》第二版成为加强中德两国医学学术交流，促进中德两国人民友谊的桥梁，使中国传统医学更好地为世界各国人民健康服务。

马灿荣
中国驻德意志联邦共和国大使
二〇〇四年四月十六日

Ich hoffe und wünsche, dass dieses Buch eine Brücke zwischen der chinesischen und deutschen Medizin schlägt, die Freundschaft und der Austausch medizinischer Kenntnisse zwischen diesen beiden Nationen dadurch weiterhin gefördert und vertieft werden und die Traditionelle Chinesische Medizin der Gesundheit aller Völker dieser Welt dienen wird.

Ma, Canrong
Botschafter der Volksrepublik China in der Bundesrepublik Deutschland
Berlin, August 2004

Geleitwort zur 5. Auflage

Mithilfe dieses Buches können die Leserinnen und Leser viel über die ursprüngliche chinesische Medizin und Akupunktur lernen und erfahren. Herr Professor Dr. Dr. Yuan ist ein bekannter und erfahrener Fachmann auf dem Gebiet der Traditionellen Chinesischen Medizin und Akupunktur in China und in Deutschland. Ich kenne ihn seit über 40 Jahren. Mit den ausgewählten 50 Meridianpunkten (ordentliche Punkte) und 10 wichtigen Extrapunkten (außerordentliche Punkte) hat Professor Dr. Dr. Yuan seit knapp 40 Jahren Patientinnen und Patienten in Deutschland erfolgreich behandelt und konnte über viele Jahre Erfahrungen sammeln, die er in seinem Buch *60 Punkte – 60 Krankheiten* in deutscher Sprache erstmals im Jahr 1999 (erste Auflage) niedergeschrieben hat. Die erste Auflage umfasste 4.000 Exemplare.

Das Buch ist übersichtlich gegliedert und enthält zum einen die theoretischen und praktischen Grundlagen (Kapitel 1–5), zum anderen Informationen zur praktischen Anwendung der Akupunktur für die Behandlung verschiedener Krankheitsbilder (Kapitel 6–18). Damit die Leser die häufig angewendeten Akupunkturpunkte besser und leichter verstehen und anwenden können, hat Professor Dr. Dr. med. Yuan in der neuen Auflage alle Punkte, die im Buch beschrieben werden, zusätzlich nach ihren klinischen Indikationen in der Behandlung sortiert, wie zum Beispiel die Akupunkturpunkte bei dermatologischen Erkrankungen, bei psychischen Erkrankungen etc. Dies erleichtert der Leserin und dem Leser die Anwendung. Die ausgewählten 60 Punkte sind die am häufigsten verwendeten Punkte bei Akupunkturbehandlungen. Die ausgewählten 60 Krankheiten (eigentlich 73 Krankheiten) kommen bei Patientinnen und Patienten in Deutschland sehr häufig vor.

Seit Professor Dr. Dr. Yuan in Deutschland lebt und arbeitet, hat er die Traditionelle Chinesische Medizin ausführlich studiert und erforscht und mehrere Fachbücher über Chinesische Medizin und Akupunktur in deutscher Sprache verfasst. Die Forschungsergebnisse hat er in Deutschland und in China veröffentlicht. Dieses Buch liegt jetzt in der 5. Auflage vor, erschienen im Verlag Elsevier Urban & Fischer (Deutschland). Es ist ein weiterer wertvoller Beitrag von Herrn Professor Dr. Dr. Yuan für den akademischen Austausch zwischen deutschsprachigen und chinesischen Ärztinnen und Ärzten. Ich möchte diese Gelegenheit nutzen, meinen Kolleginnen und Kollegen in Deutschland sowie in Europa dieses Buch zu empfehlen und wünsche Ihnen viel Erfolg bei der Behandlung Ihrer Patientinnen und Patienten.

Professor Dr.med. CUI Naiqiang
Professor für Chirurgie an der Medizinischen Universität Tianjin
Leiter der Chirurgischen Abteilung des Nankai-Uniklinikums
Tianjin/China, im Januar 2024

Geleitwort zur 1. Auflage

Im Jahre 1984 wurde ich mit vier Kollegen zu einer Delegationsreise in die Volksrepublik China eingeladen, um die dortige Medizin kennenzulernen. Dabei fand die Traditionelle Chinesische Medizin verständlicherweise unser besonderes Interesse. Wir haben diese für uns fremde Medizin an vielen Orten kennen-, aber nicht verstehen gelernt. Das hat unsere Bewunderung, vor allem für die Leistungen der Akupunktur in der Schmerztherapie, nicht geschmälert. Wir wurden im Gegenteil tief beeindruckt durch akute Besserung schwerer und schwerster Schmerzzustände.
Unser damaliger Dolmetscher war Professor Heping Yuan, der Verfasser dieses Buches. Ich komme deshalb seiner Bitte um ein begleitendes Vorwort gerne nach. Es ist sicherlich zu begrüßen, wenn sich in Deutschland immer mehr Ärzte mit der Traditionellen Chinesischen Medizin beschäftigen. Ich wünsche daher diesem gelungenen Buch eine weite Verbreitung.

Prof. Dr. med. Kurt Kochsiek
Universität Würzburg

Vorwort zur 5. Auflage

Es freut mich, dass die mittlerweile 5. Auflage dieses Buches nun, ergänzt und überarbeitet, veröffentlicht wird. Mein Ziel ist es, dass die Leserinnen und Leser die häufig angewendeten Akupunkturpunkte noch besser und leichter verstehen und anwenden können. Deshalb habe ich diese Auflage um ein Kapitel ergänzt, in dem alle Punkte nach der klinisch erfolgreichen Anwendung der Indikationen bei der Behandlung sortiert und aufgezählt werden, zum Beispiel Akupunkturpunkte bei dermatologischen Erkrankungen: Di 4, Di 11, Mp 10 etc.

In 2023 sind es mittlerweile 45 Jahre, in denen ich meine medizinischen Tätigkeiten ausübe. *60 Punkte – 60 Krankheiten* wird nun 25 Jahre alt. Bei jeder Ergänzung und Änderung der vergangenen Auflagen und auch jetzt habe ich meine Erfahrungen bei deutschen Patientinnen und Patienten eingefügt.

Nach wie vor gilt mein Dank meinen Kolleginnen und Kollegen sowie Freundinnen und Freunden, außerdem Herrn Professor Dr. Naiqiang Cui und Herrn Professor Dr. med. Kurt Kochsiek für ihre herzlichen Geleitworte.

Darüber hinaus möchte ich mich bei Frau Eichhorn vom Verlag Elsevier, Urban & Fischer für die erfolgreiche Zusammenarbeit bedanken.

Selbstverständlich widme ich mein Dankeschön auch all jenen, die sich seit über 30 Jahren für meine Bücher und Kurse interessieren. Ihnen, meine lieben Leserinnen und Leser, wünsche ich, dass Ihre Akupunkturarbeit mit diesem Buch erleichtert und verbessert wird. Viel Erfolg mit Ihren Patientinnen und Patienten in der Praxis!

Baden-Baden, im Januar 2024

Professor Dr. med. Dr. (TJ Uni) Heping Yuan, Ph.D.

Vorwort zur 1. Auflage

Bei meinen Lehrveranstaltungen wurde ich in den letzten Jahren immer wieder von Kollegen nach den „Geheimnissen“ der Traditionellen Chinesischen Medizin gefragt. Oft versteht ein Kollege nicht, wie man mit der Akupunktur oder Moxibustion so gute Erfolge erzielen kann.

Diese Skepsis kann sogar so weit gehen, daß behauptet wird, die Akupunktur sei für die Behandlung bestimmter Krankheiten, wie z. B. der Migräne, nicht geeignet. Aber Kollegen, die wirklich mit der Traditionellen Chinesischen Medizin vertraut sind, wissen, daß gerade die Schmerztherapie eines der Hauptanwendungsgebiete für die Akupunktur ist.

In Deutschland gibt es inzwischen eine große Anzahl guter Bücher über chinesische Medizin, in denen die Darstellung der theoretischen Grundlagen oft breiten Raum einnimmt.

Theorie und Denkweise der Traditionellen Chinesischen Medizin sind für das Verständnis wichtig, doch ich möchte schon Geschriebenes nicht wiederholen und habe daher bewußt auf eine einleitende Theorie verzichtet. Die Grundkenntnisse der Traditionellen Chinesischen Medizin (z. B. von Meridianverläufen, Yin und Yang oder der 5-Elementenlehre) setze ich voraus.

Das vorliegende Buch versteht sich als ein Werk aus der Praxis für die Praxis. Es soll den Leser in die Lage versetzen, die Beschwerden seiner Patienten mit den Augen eines chinesischen Arztes zu sehen und zu behandeln. Die einzelnen Krankheiten werden deshalb aus der Sicht der Traditionellen Chinesischen Medizin beschrieben: Krankheitserkennung und Krankheitsursachen, Behandlungsprinzipien und geeignete Stichtechniken, Tonisierungs- oder Sedierungsmethoden sind dargestellt in Verbindung mit Zungen- und Pulsbefunden der jeweiligen Krankheitstypen, um den Schritt von der richtigen Diagnose zur wirksamen Therapie zu erleichtern.

Für Europäer ist die Betrachtungsweise der Traditionellen Chinesischen Medizin durch die Unterschiede der Kulturen und – daraus resultierend – der Denkweise nicht einfach zu verstehen. Auch den Patienten ist es manchmal nicht leicht zu erklären, warum die chinesische Medizin z. B. bei Kopfschmerzen sieben verschiedene Krankheitsursachen unterscheidet und fünf spezielle Formen nach der Schmerzstelle und den dazugehörigen Meridianverläufen differenziert. Wie soll jemand, der seit Jahren nur Schmerzmittel gegen seine Beschwerden nimmt, verstehen, daß aufgrund dieser Systematik für jeden Typ andere Akupunkturpunkte gewählt und die Techniken entsprechend variiert werden müssen?

Weiterhin ist es nicht nur sinnvoll, sondern dringend geboten, die Akupunktur mit Methoden wie dem Schröpfen, der Moxibustion, der Ohr-Therapie oder der Phytotherapie zu verbinden.

Die chinesische Medizin beschreibt 361 Meridianpunkte und eine Anzahl von Sonderpunkten, sodass wir insgesamt eine Auswahl von über 400 Akupunkturpunkten vorfinden. Sie alle hinsichtlich Lokalisation, Indikation und Stichtechnik zu kennen und anzuwenden ist auch für chinesische Ärzte sehr schwierig. Für unsere europäischen Kollegen aber ist diese Vielzahl der Akupunkturpunkte oft so verwirrend, daß sie „den Wald vor Bäumen nicht mehr sehen“ und die „Flinte ins Korn werfen“, bevor sie richtig beginnen.

In alten Zeiten hat Dr. Ma Danyang nach dem Leitsatz „lieber weniger, aber gezielte Punkte“ mit nur 12 Punkten behandelt. Aus aktuellen statistischen Erhebungen geht hervor, daß wir mit 50 sehr wichtigen Meridianpunkten bereits erfolgreich arbeiten können.

Seit vielen Jahren habe ich zu Europa engen Kontakt und kenne aus meiner praktischen Arbeit in Deutschland nicht nur die deutschen Patienten und deren Beschwerden, sondern auch die deutsche Mentalität sehr gut. Daher habe ich auch großen Wert darauf gelegt, daß alle beschriebenen Behandlungsmethoden auch hierzulande gut durchführbar sind.
Um meinen deutschen Kollegen den Einstieg in die gezielte Akupunktur zu erleichtern, habe ich mich auf die Anwendung der oben genannten wichtigsten 50 Meridianpunkte und 10 Extrapunkte beschränkt. Um das Auffinden der Behandlungspunkte in der Praxis zu erleichtern, wurde die Beschreibung und graphische Darstellung ihrer Lokalisation möglichst einfach gehalten.
In Josef Dollinger, meinem langjährigen Freund und Kollegen, fand ich einen hilfreichen Partner, dessen Kenntnisse und Erfahrungen in der Behandlung von Patienten mit der Traditionellen Chinesischen Medizin dank unserer intensiven Zusammenarbeit in das Buch mit einfließen konnten.
Herrn Professor Kurt Kochsiek danke ich für seine Unterstützung und das freundliche Geleitwort.
Auch meinen Lehrern und chinesischen Kollegen, Professor Wei, Professor Shen, Professor Song und Professor Zhuang darf ich an dieser Stelle sehr herzlich danken; sie haben mir beim Schreiben dieses Buches sehr geholfen.
Ich wünsche Ihnen mit dem vorliegenden Werk viel Freude, Erfolg und eine glückliche Hand in der Behandlung Ihrer Patienten.

Heping Yuan
Professor der Guangxi-Universität für T. C. M., China

Inhaltsverzeichnis

I Theoretische und praktische Grundlagen

1 Konzepte und theoretische Grundlagen der chinesischen Medizin

Heping Yuan und Alexandra Blunck

1.1 Yin und Yang

Die Lehre von Yin und Yang ist die wichtigste Theorie in der TCM. Sie entspringt der taoistischen Naturphilosophie und besagt, dass sich alle Dinge in zwei Polaritäten teilen lassen – in Yin und Yang. Alle Erscheinungen und Veränderungen des Lebens und alle Naturphänomene lassen sich aus dem wechselseitigen Zusammenspiel von Yin und Yang ableiten. Eine der ersten Quellen dieser Theorie findet sich um 700 v. Chr. im „Buch der Wandlungen" (Yi Jing oder I King).

1.1.1 Dynamik zwischen Yin und Yang

Opposition: Yin und Yang sind als Gegensätze zu sehen, wobei Yin immer schon den Samen des Yang in sich trägt, wie auch das Yin in jedem Yang keimt. Der Gegensatz ist relativ, nie absolut.

Gegenseitige Abhängigkeit: Yin und Yang brauchen und definieren sich durch ihre Gegensätzlichkeit. So gibt es keinen Winter ohne Sommer, keinen Tag ohne Nacht, keine Geburt ohne Tod. Veränderungen entstehen durch die Spannung zwischen diesen Extremen.

Gegenseitiger Verbrauch: Yin und Yang begrenzen einander – Wasser begrenzt das Feuer, die Nacht den Tag, der Regen die Trockenheit. Bei Übermacht des einen und/oder Schwäche des anderen Pols entstehen Störungen im gesamten System – ein Yin-Überschuss führt relativ zum Yang-Mangel, ein Yang-Überschuss zum Yin-Mangel.

Gegenseitige Umwandlung: Yin kann sich in Yang verwandeln. Wenn es den Punkt seines Extrems erreicht hat, verkehrt es sich in sein Gegenteil. Sommer- und Wintersonnenwende sind Beispiele einer solchen Intertransformation.

1.1.2 Anwendung

In Physiologie, Pathologie, Diagnostik und Therapie der TCM geht es letztendlich um die dynamische Beziehung zwischen Yin und Yang und deren Störungen. Eine rote Zungenfarbe, trockene Zunge, gelber und trockener Zungenbelag gehören zum Yang-Aspekt, der Yin-Aspekt zeigt sich mit einer hellblassen Zungenfarbe und weißem und feuchtem Zungenbelag.

1.2 Fünf Wandlungsphasen (Wu Xing)

Die Fünf Wandlungsphasen – andere Begriffe sind Fünf Elemente, Entsprechungen, Bewegungen – sind ein früher Grundpfeiler der chinesischen Naturphilosophie, die alle Naturphänomene den Kategorien Holz, Feuer, Erde, Metall und Wasser zuordnet und deren Beziehungen zueinander definiert. Jede der fünf Wandlungsphasen beinhaltet charakteristische Qualitäten (▶ Tab. 1.1).

Tab. 1.1 Aspekte der fünf Wandlungsphasen

Aspekte	Holz	Feuer	Erde	Metall	Wasser
Richtung	Osten	Süden	Mitte	Westen	Norden
Jahreszeit	Frühling	Sommer	Übergangszeit (Spätsommer, Spätherbst, „Spätfrühling" usw.)	Herbst	Winter
Klimafaktor	Wind	Hitze	Feuchtigkeit	Trockenheit	Kälte
Entwicklung	Geburt	Wachstum	Umwandlung	Ernte	Speicherung
Farbe	grün	rot	gelb	weiß	schwarz/blau
Geschmack	sauer	bitter	süß	scharf	salzig
Zang-Organ	Leber	Herz	Milz	Lunge	Niere
Fu-Organ	Gallenblase	Dünndarm	Magen	Dickdarm	Harnblase
Sinnesorgane	Auge	Zunge	Mund	Nase	Ohr
Gewebe	Sehnen, Bänder, Nägel	Blut, Blutgefäße	Muskeln, Fett-, Bindegewebe	Haut, Körperhaar	Knochen, Zähne, Nerven, Kopfhaar
Emotion	Wut/Zorn	Freude	Grübeln, Sorgen	Traurigkeit	Angst
Laut	Schreien	Lachen	Singen	Weinen	Stöhnen
Geruch	ranzig	verbrannt	süßlich	verrottet, übel	faulig, eitrig

1.2.1 Qualitäten

Holz: Yang-Phase, wächst, entfaltet sich frei, dehnt sich aus, entspricht der Freiheit und Harmonie auf körperlicher und seelischer Ebene.

Feuer: Yang-Phase, wärmt, lodert aufwärts, macht den Intellekt, das Charisma eines Menschen aus.

Erde: Neutrale Phase, Achse zwischen den beiden Yang- und den beiden Yin-Wandlungsphasen, empfängt, wandelt um, bildet die Mitte des Menschen, wirkt wie eine „innere Mutter", die nährt und stabilisiert.

Metall: Yin-Phase, klärt, schützt, steigt ab, symbolisiert die Körperoberfläche und damit den Kontakt eines Menschen zu seiner Umwelt.

Wasser: Yin-Phase, nährt, fließt, „alles Leben kommt aus dem Wasser", stellt die Wurzel allen Lebens dar, sorgt für Wachstum und Fortpflanzung.

1.2.2 Dynamik der Wandlungsphasen

Die Fünf Wandlungsphasen beeinflussen sich gegenseitig sowohl in physiologischer Hinsicht (Sheng- und Ke-Zyklus) als auch in pathologischer Hinsicht (Cheng-, Wu- und teilweise Sheng-Zyklus). Bei Störungen dieses Gleichgewichts kommt es zu pathologischen Syndromen.

- Die physiologische Dynamik der Wandlungsphasen ergibt: Eine Wandlungsphase ernährt und erzeugt die nächste.
  - Holz nährt Feuer,
  - Feuer nährt Erde,
  - Erde nährt Metall,
  - Metall nährt Wasser,
  - Wasser nährt Holz,
  - Holz nährt Feuer ...
- In pathologischen Zuständen ist entweder die Mutter zu schwach und kann den Sohn nicht ausreichend ernähren oder der Sohn ist zu schwach und nimmt der Mutter zuviel weg und schwächt diese (▶ Abb. 1.1).

Sheng-Zyklus (**Geburts-Mutter-Sohn-Zyklus**): Eine Wandlungsphase erzeugt und ernährt die nächste. Jede Phase ist zugleich Ernährerin (Mutter) und zugleich Ernährter (Sohn).

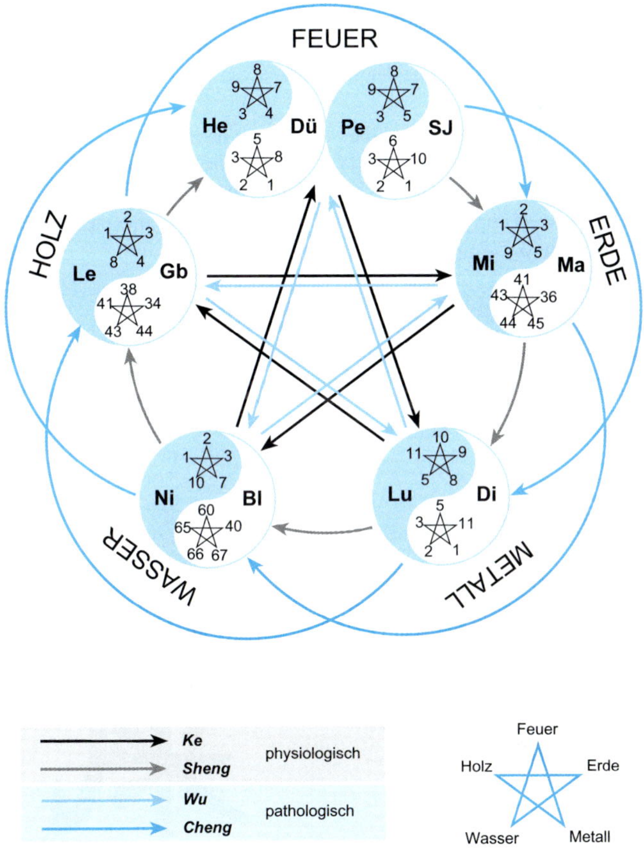

Abb. 1.1 Das Modell der Fünf Wandlungsphasen

Ke-Zyklus (Kontrollzyklus): Eine Wandlungsphase hält die andere unter Kontrolle und wird wiederum von einer anderen Wandlungsphase kontrolliert.

Cheng-Zyklus (Überkontrolle): Die kontrollierte Phase wird pathologisch unterdrückt und geschwächt.

Wu-Zyklus (Verspottung): Eine Wandlungsphase wird pathologisch stärker als ihre Kontrollphase.

1.2.3 Anwendung

Anwendung findet die Theorie der Fünf Wandlungsphasen sowohl in der Diagnostik als auch in der Therapie von Krankheiten.

Diagnostik: Körperliche Veränderungen (z. B. Gesichtsfarbe, Körpergewebe, Störungen der Sinnesorgane) wie auch Bevorzugung oder Ablehnung von Wetterlagen, Jahreszeiten, Geschmacksrichtungen und Farben können Hinweise auf eine Störung (Leere oder Fülle) in einer Phase sein.

Akupunktur: Harmonischer Ausgleich der Zyklen über die Behandlung mit den Fünf Transport-Shu-Punkten. Bei Mangel einer Phase den Punkt auswählen, der der Mutter-Phase entspricht mit stärkender Nadeltechnik (Bu Fa). Bei Fülle einer Phase den Punkt auswählen, der der Sohn-Phase entspricht mit ableitender Nadeltechnik (Xie Fa).

Heilkräuter und Diätetik: Bezug über die Fünf Geschmacksrichtungen, die bestimmte Wirkungen auf den Körper haben, sodass sie auch in die Therapie innerhalb der Fünf Wandlungsphasen mit einbezogen werden können.

Zungendiagnostik: Die Fünf Wandlungsphasen bzw. Organentsprechungen sind topographisch auf der Zunge angeordnet:

Zungenrand	Gallenblase und Leber	Holz
Zungenspitze	Herz	Feuer
	Lunge	Metall
Zungenmitte	Magen und Milz	Erde
Zungenwurzel	Blase und Niere	Wasser

1.3 Substanztheorie

1.3.1 Qi

Das Schriftzeichen für Qi (▶ Abb. 1.2) setzt sich zusammen aus dem Zeichen für „Dampf“ und „Reis“. Qi ist zugleich Masse (Reis) und Energie (Dampf). Alle Lebensformen sind Ausdruck von Qi in verschiedenen Stufen der Materialisierung. So sind die Körperstrukturen eine sehr feste, materielle, der Geist-Shen eine sehr immaterielle Erscheinungsform. Qi ist die Grundlage aller Substanzen:

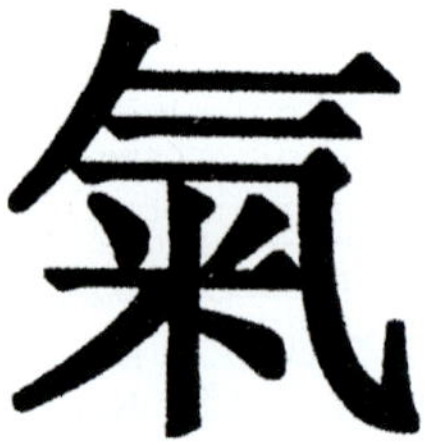

Abb. 1.2 Schriftzeichen Qi

Blut Xue, Körperflüssigkeiten Jin-Ye, Essenz Jing und Geist Shen. Die Wurzel des Körper-Qi liegt im *Mingmen*, dem Yang-Aspekt der Nieren.

Formen des Qi

Ursprungs-Yuan-Qi: Gehört zum vorgeburtlichen oder Vorhimmels-Qi, ist eine dynamische Form der Essenz-Jing, entsteht zwischen den beiden Nieren und wird ständig durch das nachgeburtliche Qi (Nähr-Ying-Qi) ergänzt. Durch die Transportfunktion des San Jiao zirkuliert es im ganzen Körper und tritt an den Ursprungs-Yuan-Qi-Punkten aus dem Meridian aus. Enger Bezug zum *Mingmen*, erwärmt und aktiviert mit diesem alle Organe und fördert die Entwicklung und das Wachstum des ganzen Körpers. Nahrungs-Gu-Qi: Entsteht in der Milz und entspricht dem ersten Zwischenergebnis bei der Nahrungsaufbereitung. Grundlage für das nachgeburtliche Qi (Nähr-Ying-Qi).

Sammel-Zong-Qi (= Brust-Qi; oft auch Atmungs-Qi, Thorax-Xiong-Qi oder Großes Da-Qi): Befindet sich im Thorax, v. a. hinter dem Punkt Danzhong (Ren 17) und wird in der Lunge aus Qing-Qi (aus der Atemluft) und Nahrungs-Gu-Qi aus der Milz gebildet. Es unterstützt Respiration und Stimmfunktionen (Lautstärke), hilft Herz und Lunge bei der Verteilung von Qi und Blut.

Klares Qing-Qi (= „klares“ Qi): Aus der Natur, das bei der Atmung von der Lunge aufgenommen wird.

Echtes Zhen-Qi: Ist das letzte Glied in der Aufbereitung von Nahrungs-Gu-Qi, Essenz-Jing und Atemluft in der Lunge. Zwei Formen:

- Abwehr-Wei-Qi: Wird von der Lunge an der Körperoberfläche außerhalb der Meridiane zirkuliert und schützt den Körper vor äußeren Einflüssen, indem es die Hautporen öffnet und schließt sowie die Sekretion von Schweiß und damit die Körpertemperatur regelt.
- Nähr-Ying-Qi: Kennzeichnet eine essenzielle Substanz, die eng mit dem Blut verknüpft ist (wird manchmal synonym gebraucht), und zirkuliert mit ihm in den Blutgefäßen (Xue Mai), aber auch in den Meridianen (Leitbahnen, Jing Luo). Es ernährt den Körper und kann in Blut umgewandelt werden.

Meridian-Jingluo-Qi: Zirkuliert in den Meridianen, entspricht den Meridianfunktionen und den in den Meridianen fließenden Nährstoffen.

Aufrechtes Zhong-Qi: Keine eigene Qi-Form, sondern ein Sammelbegriff für die Schutzfunktion der Qi-Formen gegenüber dem Angriff äußerer pathogener Faktoren (Xie Qi) im Sinne eines „antipathogenen Qi“ oder der Abwehrkraft des Körpers.

Funktionen

Transportieren: Bewegt die Nahrung durch den Verdauungstrakt, Blut durch die Gefäße, Flüssigkeiten durch den Körper.

Transformieren: Wandelt Essenz-Jing, Qi, Körperflüssigkeiten und Blut-Xue ineinander um; unterstützt Zang-Fu-Organe, die aus den Körperflüssigkeiten Dampf, Schleim und Urin transformieren.

Kontrollieren: Hält das Blut in den Gefäßen und kontrolliert Schwitzen, Wasserlassen und Stuhlgang.

Schützen: Schützt den Körper an der Oberfläche vor exogenen pathogenen Faktoren.

Erwärmen: Erwärmt den Körper und lässt die Organe funktionieren.

Ernähren: Ernährt den Körper (Nähr-Ying-Qi).

1.3.2 Blut-Xue

Blut-Xue ist die materielle Form von Qi und ist nicht gleichzusetzen mit Blut im westlich-medizinischen Sinn. Es ist ein Yin-Aspekt des Körpers und bildet die materielle Basis von Geist-Shen.

Funktion: Ernährt und befeuchtet den Körper.

Bildung: Aus dem Nähr-Ying-Qi und den Körperflüssigkeiten, Essenz-Jing (nachgeburtliche Essenz) und Blut-Xue wandeln sich ineinander um.

Regulation: Wird vom Herzen dominiert, durch das Herz-Qi in den Blutgefäßen zirkuliert (hier wirkt auch die Lunge mit), durch das Milz-Qi kontrolliert (hält es in den Blutgefäßen) und durch die Leber gespeichert (reguliert das Blutvolumen).

1.3.3 Körperflüssigkeiten Jin-Ye

Jin-Ye, die Körperflüssigkeiten, umfasst alle Sekrete, Inkrete und Exkrete des Körpers. Es werden klare und dünne Flüssigkeiten und dickflüssige, trübe Flüssigkeiten unterschieden.

Bildung: Aus Nähr-Qing-Qi.

Regulation: Verteilung und Exkretion der Körperflüssigkeiten sind abhängig von Milz (Bildung), Lunge (dominiert Verteilung und Herabführung, reguliert die Wasserpassage), Niere (trennt „klare" von „trüben" Flüssigkeiten, schickt die „klaren" zur Lunge hinauf und scheidet die „trüben" über die Blase aus) und dem San Jiao (Wasserwegenetz).

Formen:
- Jin: Dünnflüssige, klare Anteile, zirkulieren mit dem Abwehr-Wei-Qi an der Körperoberfläche, ernähren und befeuchten dort Haut und Muskulatur. Sie helfen, das Blut zu verdünnen. Beispiele: Tränen, Speichel, Schweiß und Schleimsekretion.
- Ye: Dickflüssige, trübe Anteile zirkulieren mit dem Nähr-Ying-Qi im Körperinneren, bewegen sich langsam. Sie befeuchten die inneren Organe, Gelenke, Marksubstanz und Sinnesorgane. Beispiele: Pankreassekret, Gelenkflüssigkeit und Liquor.

1.3.4 Beziehungen zwischen Qi, Blut und Körperflüssigkeiten

Qi und Blut-Xue: Qi bildet, erwärmt, bewegt und kontrolliert Blut („Qi ist die Lokomotive, Blut-Xue der Waggon"). Blut hingegen ist die Mutter des Qi, sein Ernährer und Träger. Qi gehört zum Yang-, Blut zum Yin-Aspekt des Körpers.

Qi und Körperflüssigkeiten: Qi kontrolliert Verteilung und Elimination der Körperflüssigkeiten, die wie Blut dem Yin-Aspekt des Körpers angehören. Zugleich sind Körperflüssigkeiten Träger verschiedener Ausdrucksformen von Qi. Beispiele: Mit Schweiß zirkuliert das Abwehr-Wei-Qi; bei unkontrolliertem Schwitzen vermindert sich das Abwehr-Wei-Qi.

Blut-Xue und Körperflüssigkeiten: Blut-Xue und Körperflüssigkeiten sind in vielen Aspekten nicht voneinander zu trennen. Zum einen helfen die Körperflüssigkeiten, das Blut zu verdünnen, zum anderen ernährt das Blut dieselben. Beide gehören dem Yin-Aspekt des Körpers an. Mangel des einen führt auf Dauer zwingend zum Mangel des anderen.

1.4 Organ-Theorie (Zang-Fu-Lehre)

Die Zang-Fu-Lehre spielt eine zentrale Rolle in der chinesischen Medizin. Im Gegensatz zum westlichen strukturell-physiologischen Organverständnis liegt der Lehre von Zang-Fu eine empirisch-funktionelle Vorstellung zugrunde. Sie denkt in Korrelation, das heißt in Beziehung der einzelnen Teile zueinander (systemtheoretisch). Statt von Organen wird daher eher von „Funktionskreisen" gesprochen. Die Zang-Fu-Lehre beschreibt im Wesentlichen eine Landschaft oder ein Muster von funktionellen Zusammenhängen, die eine vollkommene Integration von Körperfunktionen, Geweben, Sinnesorganen, Umwelteinflüssen, Emotionen und psychischen Aktivitäten ermöglichen. Erkrankungen und Störungen werden damit zu einem Disharmoniemuster auch als Symptomlandschaften eingeordnet und in Beziehung zueinander gesetzt. Die genaue Beobachtung von Körperoberfläche, Zunge, Sekreten, Puls etc. ermöglicht dabei Rückschlüsse auf den Zustand der inneren Organe und ihrer jeweiligen Beziehungen zueinander. Zur Erklärung der Hierarchie innerhalb der Zang-Fu-Organe können die Organe mit den Positionen in der Hierarchie des altchinesischen Feudalsystems verglichen werden.

1.4.1 Zang-Speicher-Organe (Yin-Organe)

Leber (Gan)

Die Leber sorgt für einen harmonischen, ungehinderten Qi-Fluss im ganzen Körper und damit für einen reibungslosen Ablauf der Körperfunktionen. Die Entsprechung der Aufgaben der Leber im Feudalstaat sind die Tätigkeiten als oberster Heerführer, die für die strategische Planung zuständig ist.

Funktion

Reguliert den freien Fluss von Qi: Der Qi-Fluss der Leber ist aufsteigend und ausbreitend, aber auch zirkulierend. Die Leber koordiniert und kontrolliert den Qi-Fluss der anderen Organe und ist damit für die ungehinderte Bewegung und den harmonischen Fluss der Substanzen im ganzen Körper zuständig. Bei einer Disharmonie kann es daher zu Blockaden und Stauungen kommen.

Speichert das Blut-Xue: Die Leber nimmt das Blut-Xue in sich auf und reguliert das zirkulierende Blutvolumen. Bei körperlicher Ruhe fließt das Blut zurück in die Leber, regeneriert sich und verlässt diese bei Bedarf durch körperliche Aktivität wieder. So sorgt eine gesunde Leber für gute Sensibilität und Kraft in den Extremitäten. Bei Leber-Blut-Mangel kann es zu Taubheits- und Kribbelgefühl, Kraftlosigkeit, Koordinationsstörungen, Schwindel mit Augenflimmern, Menstruationsstörungen etc. kommen.

Beherbergt die Wanderseele (Hun): Das Schriftzeichen für Hun besteht aus den Zeichen mit der Bedeutung „Wolke" und „Geist". Hun entspricht am ehesten dem westlichen Verständnis von Seele, die nach dem Tod des Körpers überlebt und den Körper verlässt. Sie beherrscht die Emotionen, die geistige Ausgewogenheit, beeinflusst die Durchsetzungsfähigkeit und bestimmt die Fähigkeit, unser Leben zu planen.

Körpergewebe

Die dem Funktionskreis Leber zugeordneten Körpergewebe sind Sehnen und Bänder. Bei Leber-Störungen können Muskelkrämpfe, Bänder- und Sehnenverletzungen oder -kontrakturen entstehen. Finger- und Fußnägel werden als äußere Ausdrucksform der Sehnen betrachtet. Sie sollten fest, glänzend und ebenmäßig wachsend sein.

Öffner

Die dem Funktionskreis Leber zugeordneten Öffner sind die Augen (Sehkraft, Ernährung und Befeuchtung).

Emotion

Die dem Funktionskreis Leber zugeordnete Emotion ist Wut oder auch Zorn und Ärger. Bei einer Unterdrückung dieser Emotion kommt es zu Störungen des freien, ungehinderten Leber-Qi-Flusses mit Stauungszeichen auf körperlicher und emotionaler Ebene. In fortgeschrittenen Fällen können sich auch Symptome von Leber-Wind und Leber-Feuer entwickeln. Doch auch andere Emotionen können die Leber in ihrer Funktion des freien Qi-Flusses stören.

Sekret

Die dem Funktionskreis Leber zugeordneten Sekrete sind die Tränen. Hier zeigen sich wieder der Aspekt und die Beziehung zu den Augen als Öffner.

Pathogener Klimafaktor

Als pathogener Klimafaktor wird der Leber der Wind zugeordnet. Patienten mit einer Leber-Fülle neigen bei windigem Wetter zu Symptomen des blockierten Qi-Flusses wie Kopfschmerzen oder Nackensteifigkeit.

Partner-Fu-Organ: Gallenblase (Dan)

Funktion: Die Gallenblase speichert und sezerniert die Galle zur Unterstützung der Verdauung. Seelisch verhilft sie zu Mut und Initiative. Sie sorgt für einen „inneren Lebensplan" und ist der „Richter, der Entscheidungen fällt". Bei einer Schwäche der Gallenblase ist der Betroffene leicht entmutigt und frustriert. Auf körperlicher Ebene kommt es zu Übelkeit und Aufstoßen.

Beziehung Leber-Gallenblase: Innerliche-äußerliche Kopplung. Ein harmonischer Leber-Qi-Fluss sorgt für ungehinderte Gallensekretion und umgekehrt. Auf der psychischen Ebene benötigt die Leber für die Lebensplanung die Entscheidungsfähigkeit der Gallenblase.

Herz (Xin)

Zum Funktionskreis des Herzens gehören alle psychischen, intellektuellen und spirituellen Fähigkeiten und Aktivitäten, die die unverwechselbare Persönlichkeit eines Menschen ausmachen. Die Entsprechung im Feudalstaat ist daher die Position des Herrschers und gottgleichen Kaisers, der mit tiefem Verständnis richtungweisend regiert. Das Herz (Xin) wird daher als der Monarch über die fünf Yin- und die sechs Yang-Organe und als „Residenz des Geistes Shen" angesehen.

Funktion

Regiert das Blut (Xue): Das Herz regiert das Blut-Xue, die Blutgefäße (Xue Mai), reguliert die Blutzirkulation. Die Umwandlung von Nahrungs-Qi in Blut-Xue findet im Herzen statt. Weiter ist das Herz für die Blutzirkulation verantwortlich: Der Herzschlag ist vom Herz-Qi abhängig. Aber auch andere Organe wie Lunge, Milz und Leber spielen eine Rolle im Blutkreislauf.

Kontrolliert und reguliert die Blutgefäße (Xue Mai): Die Blutgefäße sind vom Qi und Blut des Herzens abhängig. Wenn z. B. das Herz-Qi schwach ist, kann auch der Puls schwach und unregelmäßig sein.

Beherbergt den Geist (Shen): Das Herz ist Sitz des Bewusstseins und beeinflusst die mentale, emotionale, im erweiterten Sinn aber auch die spirituelle Aktivität des Menschen. Um den Geist-Shen beherbergen zu können, benötigt das Herz ausreichend Herz-Blut. Wenn das Herz kräftig und ausreichend Blut vorhanden ist, bestehen normale geistige Aktivität, klares Bewusstsein, gutes Gedächtnis. Bei Störungen des Herzens ist der Geist-Shen nicht mehr „zu Hause" und es entwickeln sich Störungen in der Merk- und Konzentrationsfähigkeit sowie Unruhe, Schlaflosigkeit, aber auch übermäßiges Träumen und Schläfrigkeit bis hin zu Zuständen der Verwirrung und Bewusstseinsverlust.

Körpergewebe

Dem Herzen als Körpergewebe zugeordnet werden die Blutgefäße.

Öffner

Dem Herzen als Öffner zugeordnet werden Gesichtsfarbe, Zunge (v. a. die Zungenspitze), Sprachfähigkeit und Geschmackssinn. Wenn das Herz-Qi frei und ungehindert zirkuliert, dann fließt das Blut ruhig und gleichmäßig durch den Körper und gibt dem Gesicht eine gesunde, rosige Farbe; die Zunge ist normal rot, feucht und frei beweglich. Die Sprache ist sowohl abhängig von Geist-Shen als auch von der Artikulationsfähigkeit und damit von der freien Zungenbeweglichkeit. Sprachstörungen wie Stottern und Stammeln, aber auch die verschiedenen Aphasieformen werden dem Herzen zugeordnet.

Sekret

Als Sekret wird dem Funktionskreis Herz der Schweiß zugeordnet.

Emotion

Die dem Herzen zugeordnete Emotion ist die Freude, aber auch die Emotion im Sinne der Übererregung und Erregbarkeit. Die Freude als positives Lebensgefühl regt den Qi-Fluss des Herzens an. Ein Übermaß an Erregung, Stress und hektischer Lebenswandel sowie „emotionale Schockerlebnisse" können zu Schlaflosigkeit, Unruhezuständen, aber auch zu Herzbeschwerden führen.

Pathogener Klimafaktor

Der dem Herzen zugeordnete pathogene Klimafaktor ist Hitze.

Partner-Fu-Organ: Dünndarm (Xiaochang)

Das gekoppelte Fu-Organ ist der Dünndarm (Xiaochang).

Funktion: Annahme und temporäre Speicherung von teilweise verdauter Nahrung des Magens, weitere Verdauung und Absorption von Nahrungsessenzen sowie von einem Teil des Wassers in der Nahrung. Der Dünndarm leitet den verbleibenden Rest der Nahrung an den Dickdarm weiter.

Beziehung Herz-Dünndarm: Der Dünndarm-Meridian ist mit dem Herzen verbunden, wodurch mit dem Herzen eine Innen-Außen-Kopplung besteht.

Milz (Pi)

Die Milz ist verantwortlich für die Aufnahme, Aufbereitung und Verteilung der Nahrung. Sie bildet die materielle Basis des Körpers und des nachgeburtlichen Qi (pathologische Syndrome). Die Entsprechung im Feudalstaat sind Aufgaben als Minister für Wirtschaft und Ernährung sowie als Proviantmeister.

Funktion

Herrscht über Transport und Umwandlung: Die Milz nimmt zusammen mit dem Magen die Nahrung auf und trennt das „Nützliche" vom „Unnützen". Sie nimmt das „Nützliche" als Nahrungsessenz auf und leitet das „Unnütze" weiter an den Darm. Aus der Nahrungsessenz wird in der Milz Nahrungs-Gu-Qi produziert, das die Quelle für Qi und Blut bildet. So sorgt eine gesunde Milz für eine harmonische Umwandlung und Bewegung der Flüssigkeiten mit ausreichender Versorgung des Körpers mit Qi, Blut und Körperflüssigkeiten. Ist das Milz-Qi kräftig, hat der Mensch warme Hände und Füße, einen guten Tastsinn, keine peripheren Ödeme. Bei einer Schwächung der Milz ist dieser harmonische Ablauf gestört und es kommt zu Feuchtigskeits-, Nässe- und Schleimansammlungen sowie zu einem Mangel an Qi und Blut.

Hält das Blut in den Gefäßen: Die Milz verhindert ein unkontrolliertes Verlassen des Blutes-Xue aus den Gefäßen (Xue Mai). Ein Milz-Qi-Mangel führt zu Blutung (Petechien), Zahnfleischbluten, Nasenbluten, kleinen Blutbeimengungen in den Körpersekreten und Metrorrhagien.

Hält die Organe an ihrem Platz: Die Milz kontrolliert das aufsteigende Qi und hat einen hebenden Effekt, indem sie die Organe an ihrem Platz hält und ein Absinken verhindert. Bei einem Milz-Qi- oder -Yang-Mangel kann es zu Organsenkungen kommen.

Beherrscht das Denken (Yi): Der Milz werden insbesondere das analytische Denken, Lernen, Einsicht, Konzentration und Vorstellungskraft zugeordnet. Bei einer guten Konstitution des Milz-Qi ist das Denken scharf, die Konzentration gut. Das Denken und das Gedächtnis werden aber vom Herzen beeinflusst.

Körpergewebe

Die Milz ernährt die Muskulatur (im Sinne von Muskel-„Fleisch"), das Fettgewebe und das Bindegewebe. Wenn die Milz gesund ist, sind Arme und Beine kräftig. Milz-Mangel-Syndrome können daher von Muskelschwäche bis zur Muskelatrophie führen.

Öffner

Der der Milz zugeordnete Öffner ist der Mund und im weiteren Sinne auch die Lippen. Bei einer gesunden Milz-Funktion besteht ein sensibler Geschmackssinn. Rötungen, Blässe und Risse im Bereich von Lippen und Mund können als Störungen der Milz angesehen werden.

Emotion

Die der Milz zugeordnete Emotion sind „Si", was dem Grübeln, Sich-Sorgen, Nachdenklichkeit und Meditation entspricht. In krankhafter Form würde man darunter am ehesten die Depressivität (nach westlicher Vorstellung) verstehen.

Sekret

Das der Milz zugeordnete Sekret ist der Speichel. Seine Konsistenz, Menge und Zeitpunkt der Produktion werden von der Milz gesteuert.

Pathogener Klimafaktor

Als pathogener Klimafaktor werden der Milz Feuchtigkeit und Nässe zugeordnet. Feuchtigkeit und Nässen greifen leicht die Milz an und blockieren ihr Qi. Dann kann das klare Qi im Sinne der Milz nicht mehr ausreichend aufsteigen, sondern sammelt sich an, wird trübe und sinkt nach unten und verursacht entsprechende Störungen. Feuchtigkeit und Nässe führen zu Ödemen, Übelkeit, weichen Stühlen, Diarrhö, Schleimretention und Müdigkeit.

Partner-Fu-Organ (Yang-Organ): Magen (Wei)

Das gekoppelte Fu-Organ ist der Magen (Wei).

Funktion: Der Magen entspricht einem großen Kochtopf, in dem die Basis für das nachgeburtliche Qi aus Nahrung und Getränken zubereitet wird. Dies kann als ein Prozess des Fermentierens und Reifens angesehen werden. Die Nahrungsessenz wird zur Weiterverwertung als Prozess der Auftrennung und Extraktion an Milz und Dünndarm abgeleitet. Die Bewegungsrichtung des Qi des Magens ist dabei abwärts gerichtet. Bei Störungen im Bereich des Magens findet sich oft eine Richtungsumkehr des Magen-Qi mit Übelkeit, Reflux oder Erbrechen. Für seine Aufgabe des „Einkochens“ braucht der Magen viel Flüssigkeit und reagiert daher empfindlich auf Trockenheit.

Beziehung Milz-Magen: Milz und Magen sind innerlich und äußerlich gekoppelt. Ihre Aufgaben sind eng miteinander verbunden und daher manchmal kaum zu trennen. Die Milz ist Yin, ihr Qi steigt auf; sie neigt zu Yang-Mangel und zu Kälte-Symptomen; sie liebt Trockenheit und leidet unter Feuchtigkeit; Milz-Qi-Mangel führt zu Diarrhö, sinkendes Milz-Qi zu Organprolaps. Der Magen ist Yang, sein Qi steigt ab, er neigt zu Yin-Mangel und Hitze-Symptomen; er liebt Feuchtigkeit und leidet unter Trockenheit.

Lunge (Fei)

Die Lunge kontrolliert die Körperoberfläche (Haut und Körperbehaarung) und steht damit in direktem Kontakt zur Umwelt. Sie ist verantwortlich für die Immunabwehr (Abwehr-Wei-Qi) und einen großen Teil der Ausscheidungen. Die Entsprechung im Feudalstaat sind die Aufgaben eines Verwaltungsministers.

Funktion

Dominiert das Qi, kontrolliert und regiert Atmung: Durch die Atmung nimmt die Lunge „reines“ Qi (Qing Qi) aus der Atemluft und gibt „unreines“ Qi (Zhuo Qi) an sie ab. Die Kontrolle der Atmung steht in enger Beziehung zum Sammel-Zong-Qi, an dessen Bildung die Lunge beteiligt ist. Das „reine“ Qi der Luft verbindet sich mit dem Nahrungs-Gu-Qi aus der Milz zum Zong Qi. Die Lunge dominiert damit das Qi der Atmung. Weiter dominiert sie auch das Qi im ganzen Körper, da sie für die Verteilung des Qi im Körper zuständig ist.

Verteilt und führt herab: Die Lunge verteilt das Qi und die Körperflüssigkeiten Jin-Ye im ganzen Körper. Sie führt das Qi und die Körperflüssigkeiten nach unten. Daraus ergibt sich in diesem Punkt eine besondere Beziehung zur Niere, die die Aufgabe hat, das Qi zu empfangen.

Reguliert die Wasserwege: Die „reinen“ Anteile der Körperflüssigkeiten aus der Milz werden in der Lunge verdampft und im ganzen Körper verteilt. Überschüssige und „unreine“ Flüssigkeiten werden von ihr hinab zur Niere geleitet und über die Blase ausgeschieden. Ist diese Funktion gestört, kann es zu Ödemen und Atemproblemen kommen. Die Lunge ist zusammen mit der Niere für den Wasserhaushalt zuständig.

Beherbergt die Körperseele (Po): Die Lunge beherrscht den Instinkt und die vegetativen und autonomen Reaktionen.

Körpergewebe

Das dem Funktionskreis Lunge zugeordnete Körpergewebe ist die Körperoberfläche mit Haut, Poren, Schweißdrüsen und Körperbehaarung. Befindet sich das Lungen-Qi in Harmonie und freiem Fluss, ist die Haut rosig und glatt ohne Zeichen von Trockenheit oder Verunreinigungen. Sie ist widerstandsfähig, heilt bei Verletzungen gut und schnell, öffnet und schließt ihre Poren regelrecht. Sie hat damit eine enge Verbindung zum Abwehr-Wei-Qi.

Öffner

Der Öffner der Lunge ist die Nase einschließlich der oberen Luftwege mit Nebenhöhlen und Kehlkopf. Ein gesundes Lungen-Qi sorgt für einen sensiblen Geruchssinn und eine klare Stimme mit guter Stimmbandfunktion. Bei Lungen-Qi-Mangel ist die Stimme leise oder Patient mag nicht sprechen. Beschwerden wie Rhinitis, Halsentzündungen etc. werden daher der Lunge zugeordnet.

Emotion

Die der Lunge zugeordnete Emotion ist Trauer, Traurigkeit und Kummer. Ein Übermaß an diesen Emotionen blockiert das Lungen-Qi und führt zu Atembeschwerden.

Sekret

Die der Lunge zugeordneten Sekrete sind die Sekrete der oberen Luftwege, z. B. das Nasensekret. Ihre Qualität und Quantität geben Auskunft über den Zustand der Lunge. Bei Lungenfunktionsstörungen kann es zu Sekretstau in der Nase und in den Nasennebenhöhlen kommen.

Pathogener Klimafaktor

Als pathogener Klimafaktor ist dem Funktionskreis Lunge die Trockenheit zugeordnet. Allerdings schädigen auch andere Klimafaktoren wie Kälte, Wind und Hitze die Lunge (die Lunge als „zartes" Organ mit dem Kontakt nach außen über die Körperoberfläche). Die Trockenheit bewirkt, dass die Lungen vermehrt angreifbar sind durch äußere Faktoren, z. B. der Zusammenhang zwischen trockener Heizungsluft im Winter und Erkältungskrankheiten.

Partner-Fu-Organ (Yang-Organ): Dickdarm (Da Chang)

Gekoppeltes Fu-Organ ist der Dickdarm (Da Chang).

Funktion: Der Dickdarm empfängt die flüssigen und festen Bestandteile des „Trüben" und scheidet sie mit dem Stuhl aus.

Beziehung Lunge-Dickdarm: Innerlich-äußerliche Koppelung. Sie sind beide wichtige Eliminationsorgane. Das absteigende Lungen-Qi unterstützt den Dickdarm bei der Defäkation. Die Störungen in diesem System können zur Obstipation, aber auch zu Atemproblemen führen.

Niere (Shen)

Die Niere ist Wurzel des Lebens und Bewahrerin der vorgeburtlichen Essenz-Jing.

Funktion

Speichert die Essenz, dominiert Entwicklung, Reproduktion und Altern: Die Essenz Jing ist die Grundlage der Entstehung Reifung von Eizellen bzw. Spermien. Bei einer Nieren-Schwäche kommt es zu Amenorrhö, Sterilität, Impotenz und Schwangerschaftsproblemen.

Regiert Wasser: Die Niere funktioniert wie ein Drainagesystem im unteren der San Jiao und regiert über die gesamte Produktion und Bewegung der Körperflüssigkeiten. Sie sammelt die Flüssigkeiten aus Darm, Lunge und Milz. Sie verdampft „klare" Flüssigkeit wieder zurück, leitet sie zur Lunge hinauf und leitet „trübe" und überschüssige Flüssigkeiten an die Blase zur Ausscheidung weiter.

Empfängt das Qi: In dieser Funktion hilft sie der Lunge in ihrer Respirationsfunktion, indem sie das von der Lunge herabgeführte Qi in Empfang nimmt und „festhält". Eine gleichmäßige Atmung ist also auch abhängig von dieser Nieren-Funktion. Ist diese gestört, steigt das Qi wieder nach oben und führt zu Atembeschwerden.

Regiert die Willenskraft (Durchhaltewillen Zhi): Willenskraft ist in diesem Zusammenhang der Durchhaltewillen. Eine chronische Überarbeitung kann Nierenstörungen auslösen, wobei physische Überarbeitung eher das Nieren-Yang, geistige Überarbeitung eher das Nieren-Yin schwächen soll.

Körpergewebe

Der Niere als Körpergewebe zugeordnet werden das Mark, die Knochen und das Kopfhaar. Pathologische Zeichen sind Erkrankungen im Bereich des Gebisses, des Skelettsystems und viele neurologische Störungen sowie auch frühzeitiges Ergrauen des Kopfhaares. Haarausfall oder dünnes, sprödes Haar sind Zeichen eines Nieren-Mangel-Syndroms.

Öffner

Die der Niere zugeordneten Öffner sind die Ohren. Otitiden, Gehörprobleme, Ohrgeräusche und Gleichgewichtsstörungen können über die Nieren behandelt werden. Darüber hinaus kontrahiert die Niere die unteren Körperöffnungen und reguliert übergeordnet die Blasen- und Darmentleerung sowie den Samenerguss beim Mann.

Emotion

Die dem Funktionskreis Niere zugeordnete Emotionen sind Angst und Schrecken (Erschrecken). Bei einer Nieren-Schwäche zeigen sich häufig Angstgefühle und mangelndes Selbstvertrauen.

Sekret

Das der Niere zugeordnete Sekret ist der Urin. Menge, Geruch und Farbe des Urins und Häufigkeit des Harnflusses geben Aufschluss über den Zustand der Nieren.

Pathogener Klimafaktor

Als pathogener Klimafaktor wird der Niere die Kälte zugeordnet. Ebenso kann aber auch Trockenheit und Hitze (außen wie innen) die Niere schädigen, da sie die Körperflüssigkeiten verbrauchen.

Partner-Fu-Organ (Yang-Organ): Harnblase (Pang Guang)

Funktion: Die Blase nimmt die „trüben" Flüssigkeiten aus Dünndarm und Niere auf, scheidet sie als Urin aus und hält die unteren Wasserwege frei und offen (pathologische Syndrome). Ihre Funktion ist abhängig von der Unterstützung durch das Nieren-Yang.

Beziehung Niere-Harnblase: Innerliche und äußerlich Koppelung. Die Blase kann als Yang-Aspekt der Niere betrachtet werden und ist abhängig von einem starken *Mingmen*-Feuer (Nieren-Yang-Feuer).

1.4.2 Fünf Fu-Yang-Organe und San Jiao (sechs Fu-Organe)

Die fünf Fu-Yang-Organe wurden bei Fünf Zang-Yin-Organen (▶ 1.4.1) als deren Partner-Yang-Organe erklärt.

Fu-Organ (Yang-Organ) San Jiao

Meist übersetzt als Dreifacher Erwärmer, Dreifacher Brenner, Dreierwärmer; entspricht keiner spezifischen Organstruktur, sondern einer Funktion.

Dem Aufgabenbereich des San Jiao entspricht im Feudalstaat am ehesten der Beamte für Bewässerung und Kontrolle der Wasserwege. Der San Jiao nimmt die Körperflüssigkeiten auf, transportiert und transformiert sie und scheidet Abfälle aus. Er hat eine Koordinationsfunktion im Metabolismus sowie bei der Bewegung der Körperflüssigkeiten und des Qi.

San Jiao als Dreiteilung des Körpers

In dieser Vorstellung entspricht der San Jiao einem großen Gefäß, welches alle inneren Organe enthält und untereinander in ihrer Funktion koordiniert.

Oberer der San Jiao (Zungenspitze): Der obere der San Jiao liegt oberhalb des Zwerchfells. Er enthält das Herz und die Lunge und verteilt Flüssigkeiten in Form von feinem Dampf im ganzen Körper, um ihn zu befeuchten.

Mittlerer der San Jiao (Zungenmitte): Der mittlere San Jiao liegt zwischen Zwerchfell und Bauchnabel, enthält den Magen und die Milz. Hier wird die Nahrung aufgenommen und der San Jiao verteilt sie als Nahrungsessenz im gesamten Körper. Hier hat er den Charakter eines „großen Kochtopfs".

Unterer der San Jiao (Zungenwurzel): Der untere der San Jiao liegt unterhalb des Bauchnabels. Er enthält Dünndarm und Dickdarm, die Nieren und die Harnblase. Die Leber wird physiologisch ebenfalls dazu gerechnet. Seine Funktion in diesem Bereich ist die Trennung „klar" von „unklar", „Nützlichem" von „Unnützem" und hier werden die Abfälle über die Blase und den Dickdarm ausgeschieden. Hier entspricht er der „Kläranlage des Körpers".

San Jiao als Straße des Yuan-Qi

Über das Wegenetz des San Jiao wird es dem Ursprungs-Yuan-Qi ermöglicht, durch den Körper zu den anderen Organen und an die Körperoberfläche in die Meridiane zu gelangen.

1.4.3 Außerordentliche Hohl-Fu-Organe (Qi Heng Zhi Fu)

Die sechs außerordentlichen Fu-Organe haben sowohl Yin-Charakter, d. h. sie speichern Essenz, als auch Yang-Charakter: sie sind hohl. Sie sind: Gehirn, (Nao), Mark, (Sui), Knochen, (Gu), Blutgefäße (Xue Mai) und Gallenblase (Gan) und Uterus (Nü Zi Bao).

2 Diagnostische Kriterien

Heping Yuan und Andreas Höll

2.1 Pathogene Faktoren

Pathogene Faktoren sind alle Einflüsse, die das aufrechte Zheng-Qi in Ausmaß und Verteilung beeinträchtigen. Dabei gibt es nicht nur äußere pathogene Faktoren, sondern auch emotionale und andere im Organismus selbst entstehende Einflüsse.

2.1.1 Sechs klimatische Faktoren (Liu Yin)

- Eintrittspforten: Haut, Nase, Mund.
- Häufige Transformation: Äußere Kälte (Erkältung) verwandelt sich in Hitze, Feuer und Wärme (Fieber). Treten selten einzeln als pathogene Faktoren auf, häufig in Kombination mit Wind, der als Träger fungiert, z. B. Wind-Hitze, Wind-Kälte.
- Befall durch einen klimatischen Faktor ist ein Fülle-Syndrom.
- Die meisten klimatischen Faktoren schädigen spezifisch eines der Speicher-Zang-Organe bzw. man wird bei der Störung des betreffenden Organs anfälliger für den zugehörigen klimatischen Einfluss.

Wind

Symptome: Plötzliche, neuralgiforme Schmerzen, Hautjuckreiz, Urtikaria, Schwindelgefühl, Nackensteifigkeit, Niesen, Lähmungen (bei Befall von Meridianen, z. B. periphere Fazialisparese), Spasmen, leichtes Schwitzen.

Pathomechanismus: Yang-Pathogen, daher Befall vor allem der oberen Körperregionen und des oberflächlichsten Organs (Lunge), sowie der äußeren Schichten: Muskulatur, Subkutis und Haut (z. B. Hauteffloreszenzen).

Anmerkung: Typischerweise plötzlicher Beginn, rascher Wechsel von Ort und Intensität der Beschwerden. Moderne Äquivalente: Zugluft, Klimaanlagen, Bildschirmarbeit, Reisen mit Klima- und Zeitzonenwechsel. Häufige Kombination von Wind mit Kälte, Hitze und Feuchtigkeit (klinisch: respiratorische Infekte, Gelenkbeschwerden). Organe: Leber. Innerer Wind: Leber-Wind.

Therapieprinzipien: Körperoberfläche befreien, Wind zerstreuen, vertreiben.

Kälte

Symptome: Kälteaversion, kalte Extremitäten, Lumbalregion und Abdomen, wässrige Absonderungen, Rhinitis (Fließschnupfen), Polyurie, wässrige Diarrhö, starke, lokalisierte, in der Tiefe empfundene Schmerzen; harte Verspannung der Muskulatur, kein Schwitzen, kein Durst.

Pathomechanismus: Yin-Pathogen. Attackiert werden entweder die Körperoberfläche (Frösteln, vor allem im Verlauf des Blasen-Meridians) oder das Innere (vor allem Milz und Magen sowie Niere). Schädigung des Yang Qi: Bedeutendster pathogener Yin-Faktor. Kälte kann im Körper durch die Abwehrkraft des Aufrechten Zheng-Qi in Hitze umwandelt werden (Fieber bei Erkältung, hochentzündliche Veränderungen beim durch Kälte getriggerten Rheumaschub).

Anmerkungen: Moderne Äquivalente – Einnahme von zu viel Rohkost, kalten Getränken, Zitrussäften oder Zucker. Organe: Niere (sekundär auch Schädigung von Magen und Milz). Innere Kälte: Yang-Mangel von Milz, Niere und Herz.

Therapieprinzipen: Kälte vertreiben und zerstreuen, Schweißbildung fördern.

Sommer-Hitze

Symptome: Hohes Fieber, Schwitzen, Hitzeaversion, Durst, Unruhe, Reizbarkeit, trockene Schleimhäute, Oligurie, Kopfschmerzen, Schwindelgefühl.

Pathomechanismus: Yang-Pathogen, befällt obere und oberflächliche Körperregionen, schädigt Körperflüssigkeiten und Qi.

Anmerkungen: Tritt nur während des Sommers auf; Kombination mit Feuchtigkeit möglich; dann Fieber, Appetitmangel, Schwergefühl allgemein, Völlegefühl im Thorax, Übelkeit.

Therapieprinzipien: Sommer-Hitze beseitigen und ausleiten.

Nässe (Feuchtigkeit, Feuchte)

Symptome: Erschöpfung, Schweregefühl von Extremitäten und Kopf, dumpfe Schmerzen in Gelenken und im Kopf, Völlegefühl in Abdomen und Thorax, trübe Körperabsonderungen, klebriger Stuhl, nässende Hautveränderungen, Schwellungen, v. a. der unteren Extremitäten.

Pathomechanismus: Yin-Pathogen. Feuchtigkeit hat absinkende Tendenz, daher Konzentration in den unteren Körperteilen, z. B. Beinödeme, Fluor vaginalis (Bai Dai), klebriger Stuhl. Feuchtigkeit ist von trüber und zäher Natur, daher trübe Körperabsonderungen, visköse Sekrete; zäher, also chronischer Krankheitsverlauf.

Anmerkungen: Häufige Kombinationen: Nässe-Hitze und Nässe-Kälte. Ernährungsfaktoren: Zucker und Milchprodukte führen häufig zur Feuchtigkeitsbelastung, vor allem der Milz. Feuchtigkeitsbelastung im Körper: Häufiger Restzustand nach schlecht ausgeheilten oder unterdrückten Infekten. Innere Feuchtigkeit: Syndrom von Milz, Gallenblase, Blase; unterstützende phytotherapeutische und Ernährungsmaßnahmen meist erforderlich.

Therapieprinzipien: Nässe (Feuchtigkeit) transformieren und ausleiten.

Trockenheit

Symptome: Trockene Haut und Schleimhäute, Nasenblutung, Halskratzen, trockener Husten ohne oder mit spärlichem, mitunter auch blutigem Auswurf.

Pathomechanismus: Yang-Pathogen. Lunge und Körperflüssigkeiten sind die Hauptangriffspunkte. Endogene Trockenheit (Flüssigkeitsmangel): Entsteht bei Blut- und Essenz-Jing-Mangel bzw. Verlust.

Anmerkungen: Moderne Äquivalente: Zentralheizungen, Klimaanlagen, Bildschirme, elektromagnetische Felder, Hochspannungen, Ozon, Rauchen.

Therapieprinzipien: Körperfläche befreien, Lunge befeuchten und Trockenheit beseitigen.

Hitze (Feuer, Wärme)

Symptome: (Hohes) Fieber, Hitzeaversion, Gesichtsrötung, gerötete Augen, Mundschleimhaut- und Zungenulzerationen, Halsschmerzen, Unruhezustände bis zur

Manie, gelbliche Körperabsonderungen; rote, heiße Hautschwellungen; dunkler Harn; stinkender, brennender Stuhl, evtl. mit Eiterbeimengungen; bei längerem Bestehen und Schädigung der Körperflüssigkeiten auch trockener Stuhl. Feuer (starke Hitze): Krämpfe, Koma, Purpura, innere Blutungen.

Pathomechanismus: Yang-Pathogen, daher Tendenz zum Aufsteigen. Organe: Herz (psychische Symptome, Koma), Perikard (hohes Fieber, mentale Beschwerden).

Anmerkungen: Häufige Wind-Hitze (z. B. Halsschmerzen), Nässe-Hitze (z. B. Zystitis, akute Enteritis). Ernährungsfaktoren: scharfe Gewürze, Fleisch (v. a. Lammfleisch), Alkohol. Innere Hitze: Symptome von Herz, Lunge, Leber, Magen, Blut. „Leer-Hitze" bedeutet hier „Unechte Hitze", ist eine durch Yin-Mangel verursachende Hitze. Organe: Leber, Niere usw.

Therapieprinzipien: Hitze ausleiten; Bei Leer-Hitze (unechter Hitze) Yin ernähren und verstärken.

2.1.2 Sieben emotionale Faktoren (Qi Qing)

Die sieben Emotionen und ihre Organassoziationen sind:
- Xi-Freude: Herz
- Nu-Zorn, Wut, Ärger: Leber
- You-Sorge: Milz
- Si-Grübeln: Milz
- Bei-Trauer, Kummer: Lunge
- Kong-Angst: Niere
- Jing-Erschrecken, Schock: Niere

Die Emotionen sind die Antworten der Psyche auf die Stimulation der Umwelt. Persistierende und übermäßige Emotionen können als pathogene Faktoren funktionelle Störungen des Qi, Blut (Xue) und der Zang-(Speicher) sowie der Fu-(Hohl-)Organe verursachen.

2.2 Allgemeine TCM-Begriffe

Die folgenden Begriffe wurden vom Autor nach seinem eigenen Verständnis der Traditionellen Chinesischen Medizin geschrieben.

- **Ashi-Punkte (A Shi Xue):** Punkte außerhalb des Leitbahnsystems der Akupunktur. Sie befinden sich im Bereich erkrankter Körperregionen, haben keinen eigenen Namen. Sie werden genadelt, wenn der Patient verstärkte Empfindlichkeit oder Schmerzen an diesen Punkten angibt.
- **Äußeres Syndrom (Biao Zheng):** Oberflächliche und milde Symptomenkomplexe, gekennzeichnet durch Schüttelfrost, Fieber, Kopfschmerzen, Schmerzen im Bereich des ganzen Körpers, laufende oder verstopfte Nase, oberflächlicher Puls, dünner und weißer Zungenbelag. Diese Symptome werden häufig im Frühstadium einer Erkältung oder anderen Infektionskrankheiten beobachtet.
- **Blut-Mangel, Blut-Schwäche (Xue Xu):** Durch übermäßigen Blutverlust, Überanstrengung, Parasitenbefall oder die Dysfunktion innerer Organe, Nahrung in Lebensessenz umzuwandeln, verursachter Blut-Mangel. Symptome sind blasse Gesichtsfarbe, blasse Lippen, Schwindel, Palpitationen, Schlaflosigkeit, Taubheitsgefühl in den Gliedmaßen, schmaler und schwacher Puls.
- **Blut-Stauung, Blut-Stagnation, Blut-Stase (Xue Yu):** Krankhafter Zustand in einem bestimmten Körperbereich, der durch Qi-Stagnation (Stase, Stauung), Mangel an Qi und Blut, Trauma oder Yin-Kälte verursacht ist.

- **Blutung infolge von Hitze im Blut (Xue Re Wang Xing):** Alle durch Hitze verursachten Blutungen.
- **Fülle-Syndrom (Shi Zheng):** Faktoren intensive Körperreaktion oder Einfluss von pathogenen Faktoren bei Dysfunktion innerer Organe. Symptome sind Unwohlsein, Fieber, Blutstauung, Verdauungsstörungen bei sonst kräftiger Konstitution des Patienten.
- **Hitze-Syndrom (Re Zheng):** Krankhafter Zustand, hervorgerufen durch pathogene Hitze oder Hyperaktivität des Yang-Qi, auch bei Infektionskrankheiten und krankhafte Zustände, die durch übermäßige Aktivität des Körpers verursacht sind. Symptome sind Fieber, Unruhe, gerötetes Gesicht und Augen, trockener Mund und Kehle, rote und trockene Lippen, Durst mit Verlangen nach kalten Getränken, Obstipation, spärlicher und dunkler Urin, rote Zunge mit braunem oder schwarzem trockenen Zungenbelag, schneller Puls.
- **Inneres Syndrom (Li Zheng):** Gegenteil des äußeren Syndroms: Durch endogene Faktoren verursachte Krankheiten einschließlich ernsthafter Schädigung innerer Organe.
- **Kälte-Syndrom (Han Zheng):** Bedingt durch Invasion pathogener Faktoren, durch Mangel an Yang-Qi oder Überschuss von Yin-Qi. Führt zur Verlangsamung des Stoffwechsels und zur Schwächung der Körperabwehr. Symptome sind: Kälteaversion (und Bevorzugung von Wärme), kalte Extremitäten, blasses Gesicht, Trägheit, Kälte-Schmerzen im Bauch (die durch Wärme gelindert werden), Durstlosigkeit oder Präferenz heißer Getränke, breiiger Stuhl, reichlich klarer Urin, helle blasse Zunge mit feuchtem Belag, tiefer und verlangsamter Puls. Das Syndrom kommt häufig bei chronischen Krankheiten und Krankheiten mit Funktionsdefizit vor.
- **Leere-Syndrom (Xu Zheng):** Schwäche-Krankheit mit Qi-Mangel und reduzierter Widerstandskraft, einschließlich Yang- und Yin-Mangel.
- **Moxibustion, Moxatherapie (Ai Jiu Fa):** Stimulation der betroffenen Körperregion oder Akupunkturpunktes mittels Moxarolle aus Beifußblättern oder anderen Kräutern, die entzündet wird. Durch Moxibustion wird der Fluss von Qi und Blut gefördert. Der Patient verspürt dabei Wärme an der betroffenen Körperstelle oder im ganzen Körper.
- **Nässe-Hitze-Syndrom (Shi Re Zheng):** a) Feuchtigkeit in Kombination mit Hitze als pathogener Faktor und b) Feuchtigkeits-Hitze-Syndrom als Krankheit mit Fieber, Kopfschmerz, Schweregefühl und Schmerzen im ganzen Körper, Völlegefühl im Oberbauch, Anorexie, dunkler Urin, gelber und schmieriger Zungenbelag, glatter und schnellender Puls.
- Das **Schleim-Syndrom** (Tan Zheng) hat zwei Bedeutungen: Allgemeiner Begriff für Krankheiten, verursacht durch Retention von Schleim, was gewöhnlich auf eine Dysfunktion innerer Organe, insbesondere der Milz und Lunge beruht. Durch Schleim verursachter Apoplex, Sonderform des Apoplex, gekennzeichnet durch plötzliche Synkope, voller und schlüpfriger Puls, weißer und feuchter glatter Zungenbelag.
- **Schröpfen (Ba Guan):** Setzen von Schröpfgläsern auf betroffene Akupunkturpunkte oder gestörte Körperregionen (Störfelder) zu therapeutischen Zwecken.
- **Sedierung** bei Fülle-Krankheiten (Shi Ze Xie Zhi): Krankheiten vom Exzess-Typ mit ausleitenden und reduzierenden Verfahren behandeln.
- **Shu-Punkte am Rücken (Bei Shu Xue):** Am Rücken liegende Akupunkturpunkte, die in enger Verbindung zu den Punkten der viszeralen Organe stehen (Zustimmungspunkte), z. B. Lunge → Bl 13, Herz → Bl 15, Niere → Bl 23, Dickdarm → Bl 25, Harnblase Bl → 28 etc.

- **Sommerhitze-Syndrom (Shu Re Zheng):** Sommerhitze, fieberhafte Krankheit im Sommer, Sommerfieber bei Kindern.
- **Tonisierung** bei Schwäche-Krankheiten (Xu Ze Bu Zhi): Krankheiten vom Leere-Typ mit stärkenden Verfahren (einschließlich Arzneien und Akupunktur) behandeln.
- **Unechte Hitze (Xu Huo, Xu Re):** Durch Yin-Mangel verursachte Hyperaktivität von Feuer bzw. Hitze. Feuer (Hitze) vom Yin-Mangel-Typ: Krankheit verursacht durch Mangel an echtem Yin, oft im letzten Stadium einer Fieber- oder Hitze-Krankheit. Symptome sind rote Wangen, leichtes Fieber am Nachmittag, Wärmegefühl im Bereich von Handflächen/Fußsohlen und Thorax, innere Unruhe, Schlaflosigkeit, Nachtschweiß, spärlicher und dunkler Urin, trockener Mund und Kehle, rote und trockene Zunge, manchmal mit Rissen und Furchen, wenig bis kein Zungenbelag, dünner und schneller Puls.
- **Wind-Feuchtigkeits-Syndrom (Feng Shi Zheng):** z. B. Rheumatismus. Krankheit durch Invasion von Wind-Feuchtigkeit. Symptome sind Schmerzen und Einschränkung der Beweglichkeit von Gelenken, Muskeln und Knochen.
- **Wind-Hitze-Syndrom (Feng Re Zheng):** Durch Invasion von pathogenem Wind verursachtes Syndrom. Symptome sind hohes Fieber, leichter Schüttelfrost, Durst, roter Zungenrand, dünner und gelblicher Zungenbelag, oberflächlicher und schneller Puls.
- **Wind-Kälte-Syndrom (Feng Han Zheng):** Durch pathogene Wind-Kälte verursachtes Syndrom. Symptome sind ausgeprägte Kältescheu, leichtes Fieber, Kopfschmerzen, Schmerzen am ganzen Körper, verstopfte Nase mit wässrigem Sekret, dünner und weißer Zungenbelag, oberflächlicher und straffer Puls.
- **Yang-Krankheiten (Yang Bing):** Oberbegriff für Fülle- und Hitze-Syndrom.
- **Yang-Syndrom (Yang Zheng):** Äußere Hitze- und Exzess-Syndrom (Fülle-Syndrom), Diagnose nach den acht Krankheitskriterien.
- **Yin-Krankheiten (Yin Bing):** Oberbegriff für Mangel-Syndrom (Leere-Krankheit) und Kälte-Syndrom
- **Yin-Mangel, Yin-Schwäche (Yin Xu):** Krankhafter Zustand durch Mangel an Yin-Essenz, gekennzeichnet durch mäßiges oder am Nachmittag auftretendes leichtes Fieber, gerötete Wangen, Wärme im Bereich von Handflächen/Fußsohlen und Thorax, Nachtschweiß, trockener Mund, gerötete Lippen, spärlicher und dunkler Urin, rote und trockene Zunge, manchmal mit Furchen und Rissen, wenig oder kein Zungenbelag, schneller und dünner Puls.
- **Yin-Syndrom (Yin Zheng):** Innere Kälte- und Leere-Syndrom, Diagnose nach den acht Krankheitskriterien

2.3 Organe und Pathologien

2.3.1 Leber

- **Hitze-Feuchtigkeit in Leber und Gallenblase (Gan Dan Shi Re):** Stagnation von Feuchtigkeit und Hitze in Leber und Gallenblase, Oberbauchschmerzen, Übelkeit und Erbrechen, Anorexie, Abneigung gegen Fett, Blähungen, Oberbauchschmerzen, gelber Urin, wässriger Stuhl, gelber und schmieriger Zungenbelag, rote Zungenränder, saitenförmiger und schneller Puls.

- **Ausbruch von innerem Wind der Leber (Gan Feng Nei Dong):** Nach der TCM gehören diese Krankheiten zu den Leberkrankheiten. Symptome sind Konvulsionen, Tremor, Spasmen, die stark, plötzlich und wechselhaft auftreten wie der Wind.
- **Leber-Feuer, Leber-Hitze (Gan Huo):** Hitze-Syndrom mit verstärktem Qi-Strom durch Hitze-Retention im Leber-Meridian und emotionale Aufregungen. Symptome sind Kopfschmerzen, Schwindel, gerötete Augen, Taubheit, Druckgefühl und Schmerzen der Augen, Reizbarkeit, bitterer Geschmack im Mund, Dysphorie oder sogar Manie, Hämatemesis, Hämoptysis, Epistaxis, saitenförmiger und schneller, kräfiger Puls, roter Zungenrand mit gelbem Zungenbelag.
- **Leber-Qi greift den Magen/die Milz an (Gan Qi Fan Wei/Pi):** Hyperaktivität von Leber-Qi, das Milz und Magen angreift. Symptome sind Schwindel, Brustbeklemmung, Schmerzen im Hypochondrium, Unruhe, Reizbarkeit, Völlegefühl und Blähungen im Magen, Anorexie, Übelkeit und Erbrechen, Sodbrennen, roter Zungenrand, saitenförmiger Puls.
- **Stagnation von Leber-Qi (Gan Qi Yu Jie):** Führt zu Völlegefühl im Hypochondrium und Aufstoßen.
- **Leber und Nieren aus der gleichen Abstammung/Quelle (Gan Shen Tong Yuan):** Gegenseitige Abhängigkeit von Leber und Nieren. Nach der TCM speichert die Leber Blut und die Nieren vitale Essenz. Gemeinsam sind dies die Ursprünge der Lebenskraft. Die Essenz von Leber und Nieren stärken sich gegenseitig. Ein Mangel des einen führt zum Mangel des anderen.
- **Schwäche (Mangel) von Leber- und Nieren-Yin (Gan Shen Yin Xu):** Krankhafter Zustand durch innere Hitze und übermäßiges Yang aufgrund von Yin-Mangel. Symptome sind Schwindel, Spannungskopfschmerzen, Nachlassen der Sehkraft, Ohrensausen, trockener Mund und Kehle, Hitzegefühl in den „fünf Zentren" (beide Hand- und Fußflächen sowie Thorax), Spermatorrhö, Schlaflosigkeit, Muskelkatergefühl im Kreuz, kraftlose Knie, rote und trockene Zunge, wenig oder kein Zungenbelag, Risse und Furchen in der Zunge, saitenförmiger und dünner, manchmal schwacher Puls.
- **Hyperaktivität von Leber-Yang (Gan Yang Shang Kang):** Pathologische Veränderungen durch Hyperaktivität von Leber-Yang. Symptome sind Schwindel, Kopfschmerzen, gerötetes Gesicht, Augenflimmern, Ohrensausen, bitterer Mundgeschmack, Hypertonie, schneller und saitenförmiger Puls.

2.3.2 Gallenblase

- **Gallen-Hitze (Gan Re):** Hitze-Syndrom der Gallenblase, das hauptsächlich durch Dyskomfort in Bereich von Brust und Hypochondrim, bitteren Mundgeschmack, trockenen Hals, Gallenregurgitation, Schwindel, Sehschwäche, Taubheit, wiederholte Fieber- und Schüttelfrostattacken und Gelbsucht gekennzeichnet ist.
- **Gallen-Schwäche (Gan Xu):** Schwäche-Syndrom der Gallenblase. Mangel an Gallen-Qi durch Unruhe, Schlaflosigkeit, Herzrasen, Furchtanfälligkeit und Hypochondrie.

2.3.3 Herz

- **Herz-Feuer-Syndrom (Xin Huo Zheng):** Krankheit durch Herz-Hyperaktivität aufgrund von Emotionen, Qi-Depression oder erhöhte Zufuhr von heißen bzw. warmen und scharfen oder stärkenden Nahrungsmitteln. Symptome sind rote

Gesichtsfarbe, Unruhe, Fieber, Schlaflosigkeit, dunkler Urin, Delirium, Bluterbrechen, Nasenbluten.

- **Herz-Qi-Mangel (Xin Qi Xu):** Mangel an Herz-Qi, Unterfunktion des Herzens. Symptome sind Palpitationen, Kurzatmigkeit, Brustbeklemmung, spontanes Schwitzen, schwacher, dünner oder unregelmäßiger Puls.
- **Disharmonie zwischen Herz (Feuer) und Nieren (Wasser) (Xin Shen Bu Jiao):** Zusammenbruch der physiologischen Koordination zwischen Herz und Nieren aufgrund von Disharmonie zwischen Nieren-Yin (Mangel) und Herz-Yang (Exzess). Symptome sind Dysphorie, Schlaflosigkeit, Palpitationen und Spermatorrhö.
- **Herz-Yang-Mangel (Xin Yang Xu):** Fortschreitende Hypofunktion des Herzens. Symptome sind kalte Extremitäten, Kältescheu und andere Symptome des Herz-Qi-Mangels.
- **Herz-Yin-Mangel (Xin Yin Xu):** Krankheit durch Überanstrengung, chronische Krankheiten und Fieber. Symptome sind Dysphorie, Insomnie, Vergesslichkeit, Nachtschweiß, leichtes Fieber, Mundtrockenheit, gerötete und trockene Zunge, wenig oder kein Zungenbelag, mitunter Risse und Furchen an der Zungenspitze, schwacher, dünner und etwas schneller Puls.

2.3.4 Dünndarm

- **Dünndarm-Fülle-Hitze (Xiao Chang Shi Re):** Fülle und Hitze im Dünndarm. Hitze-Stagnation im Dünndarm mit Symptomen wie Dysphorie, Geschwüre im Mund, dunkler Urin, Brennen bei Wasserlassen, Blähung im Unterbauch, gelblicher und trockener Zungenbelag, schlüpfriger und schneller Puls.
- **Dünndarm-Schwäche-Kälte (Xiao Chang Xu Han):** Hypofunktion des Dünndarms mit Kälte-Symptomen. Leichte Schmerzen im Unterbauch, die mit Druck und Wärme gelindert werden können, Borborygmus, Diarrhö, häufige Harnentleerung, weißer und feuchter Zungenbelag, langsamer und schwacher Puls.

2.3.5 Milz

- **Milz-Qi (Pi Qi):** Funktionelle Aktivität der Milz: Transport, Umwandlung und Regulieren der Nährstoffe; hält Blut in den Gefäßen im Fluss. Eine Blutung ist Hinweis auf eine Störung der Milz.
- **Schwäche, Mangel des Milz-Qi (Pi Qi Xu):** Krankheitszustand, der sich in einer Abnahme der Verdauungs- und Absorptionsfunktion äußert.
- **Yang-Schwäche (Mangel) in Milz und Nieren (Pi Sheng Yang Xu):** Gleichzeitiger Yang-Mangel in Milz und Nieren, Milz-Yang kann nicht mehr erwärmen und ernähren mit dem Resultat, dass Ödeme auftreten.
- **Disharmonie zwischen Milz und Magen (Pi Wei Bu He):** Symptome sind Appetitlosigkeit, Diarrhö und weitere Symptome der Verdauungsstörung.
- **Milz-Schwäche (Pi Xu):** Das Syndrom zeigt sich mit Verdauungsstörungen, abdominale Distension, Blähungen und Diarrhö.

2.3.6 Magen

- **Magen-Hitze (Wei Re):** Innere Hitze im Magen, Hitze-Syndrom des Magens. Schädigung des Magens durch pathogene Hitze oder durch Einnahme von trockener oder Hitze produzierender Nahrung. Symptome sind Durst, Mundgeruch, ständiges Hungergefühl, wenig und dunkler Urin, Obstipation, manchmal auch Geschwür im Mundbereich. Gelber und trockener Zungenbelag, schneller Puls.

- **Magen-Kälte (Wei Han):** Kälte-Syndrom des Magens. Das Syndrom ist verursacht durch Yang-Mangel der Milz und des Magens oder durch Essen übermäßige kalter und roter Nahrungsmittel. Symptome sind Magenschmerzen, die durch Wärme gelindert werden können, wässriges Erbrechen, Appetitlosigkeit, breiiger Stuhl, Vorziehen warmer Speisen und Getränke. Weißer und feuchter Zungenbelag, langsamer und schwacher Puls.
- **Magen-Yin-Mangel (Wei Yin Xu):** Mangel an Yin im Magen. Mangel an Magen-Yin-Flüssigkeit, verursacht durch übermäßige Innere Hitze im Magen, hohes Fieber, Symptome sind trockener Mund und trockene Lippen, Vorliebe für kalte Getränke, Appetitmangel, Sodbrennen und Obstipation.

2.3.7 Lunge

- **Lungen-Feuer, Lungen-Hitze (Fei Re):** Tritt in Form von intensiver Hitze in der Lunge als Mangel- oder Exzess-Typ in Erscheinung. Symptome sind trockener und gelber Zungenbelag, rote Zungenspitze, schneller und kräftiger Puls.
- **Lungen-Qi (Fei Qi):** Funktionelle Aktivität der Lunge, auch Luft in der Lunge, d. h. die Inspirationsluft einschließlich Zong-Qi (Brust-Qi).
- **Lungen-Qi-Mangel (Fei Qi Xu):** Funktionelle Störung der Lunge. Symptome sind Kurzatmigkeit, schwache und leise Stimme, Windscheu, spontaner Schweißausbruch, blasses Gesicht, helle und blasse Zunge mit weißem Belag, schwacher Puls.
- **Schwäche von Lunge und Nieren (Fei Shen Liang Xu):** Gleichzeitige Schwäche von Lunge und Nieren, Mangel an Lungen-Qi und Nieren-Yang. Symptome sind Dyspnoe, Tachypnoe, Kurzatmigkeit, spontaner Schweißausbruch, Husten mit viel Schleim. Beim Yin-Mangel der Lunge und Nieren kommt es zu trockenem Husten, Kurzatmigkeit, trockenem Mund und Kehle, leichtem Fieber am Nachmittag, Lumbago, Nachtschweiß und Spermatorrhö.
- **Lungen-Yin-Schwäche, Lungen-Yin-Mangel (Fei Yin Xu):** Krankhafter Zustand der Trockenheit-Hitze durch Verbrauch von Lungen-Yin. Symptome sind trockener Husten, Fieber am Nachmittag, Nachtschweiß, gerötete Wangen und Gesicht, heiße Handflächen und Fußsohlen, trockener Hals, Heiserkeit, rote und trockene Zunge, manchmal Furchen an der Zungenspitze, schneller und dünner Puls.
- **Asthma durch Nieren-Schwäche (Shen Chuan):** Husten und Asthma durch Nieren-Schwäche, insbesondere Nieren-Yang-Mangel.

2.3.8 Dickdarm

- **Hitze-Stagnation im Dickdarm (Da Chang Re Jie):** Hitze-Akkumulation (Hitze-Retention, Stagnation) im Dickdarm. Eine Krankheit, die durch Retention der pathogenen Hitze oder des pathogenen Feuers im Dickedarm verursacht ist. Symptome sind Obstipation, Bauchschmerzen, abdominale Distension und Empfindlichkeit, dicker, gelber und trockener Zungenbelag, tiefer und saitenförmiger Puls.
- **Nässe-Hitze im Dickdarm (Da Chang Shi Re):** Nässe (Feuchtigkeit) und Hitze im Dickdarm. Eine durch Retention von Nässe und Hitze im Dickdarm hervorgerufene Störung. Symptome sind eitriger und blutiger Stuhl, Bauchschmerzen, Tenesmen, Oligurie mit dunklem Urin, gelblicher, schmieriger Zungenbelag, schlüpfriger und schneller Puls; oft auch bakterielle Dysenterie und akute Enteritis.

2.3.9 Niere

- **Tinnitus durch Nieren-Yin-Mangel (Shen Xu Er Ming):** Ohrensausen durch Verbrauch von Nieren-Yin aufgrund von hohem Alter und allgemeiner Schwäche.
- **Kreuzschmerzen, Lumbago aufgrund von Nieren-Schwäche (Shen Xu Yao Tong):** Eine Art Hexenschuss aufgrund von Mangel an Nieren-Essenz und Funktionsstörung der Nieren. Symptome sind Schmerzen in der Lendenregion, Schwäche in Lenden und Beinen, die sich bei Anstrengung verschlimmern und beim Liegen bessern.
- **Nieren-Yang-Mangel (Shen Yang Xu):** Verursacht durch schwache Konstitution, chronische Krankheit, exzessiven Verbrauch von Nieren-Yang oder Altersschwäche. Symptome sind Kältescheu, kalte Extremitäten, Trägheit, Schwäche in der Lendenregion und in den Knien, Impotenz, Spermatorrhö, Nykturie, blasse und große Zunge mit dünnem und weißem Belag, schwacher Puls über der Nieren-Chi-Position.
- **Nieren-Yin-Mangel (Shen Yin Xu):** Verursacht durch exzessiven Verbrauch von Flüssigkeit und Essenz der Niere. Symptome sind Lendenschmerzen, Erschöpfung, Schwindel, Ohrensausen, Spermatorrhö, vorzeitiger Samenerguss, trockener Mund und Kehle, gerötete Wangen und Gesicht, Hitzegefühl an Handflächen und Fußsohlen, Fieber am Nachmittag, Nachtschweiß, rote und trockene Zunge mit wenig oder keinem Belag, schneller und fadenförmiger Puls.
- **Ödem durch Mangel an Nieren-Yang (Shen Xu Shui Zhong):** Alle Ödeme, die durch Nieren-Schwäche verursacht werden.
- **Enuresis infolge von Nieren-Schwäche (Shen Xu Yi Niao):** Der Patient leidet aufgrund der Nieren-Schwäche an Enuresis.
- **Nieren-Qi (Shen Qi):** Qi, das durch Transformation aus der Nieren-Essenz entsteht und funktionelle Aktivität der Niere ist. Kontrolliert Wachstum, Entwicklung und Sexualität.

2.3.10 Harnblase

- **Nässe-Hitze in der Blase (Pang Guang Shi Re):** Nässe und Hitze in der Harnblase. Symptome sindhäufiger Harndrang, Dysurie und Oligurie, gelbroter oder blutiger Urin, Völlegefühl und Blähung im Unterbauch, feuchter, gelblicher und schmieriger Zungenbelag und schneller Puls.
- **Schwäche-Kälte in Blase (Pang Guang Xu Han):** Schwäche (Unterfunktion) und Kälte in derHarnblase. Symptome sind Polyurie, Enuresis, klarer und heller Urin oder Urinträufeln, Kälteempfindlichkeit im Unterbauch, feuchter und weißer Zungenbelag, dünner und schwacher Puls.

3 Die 50 wichtigsten Leitbahnpunkte: Lokalisation, Indikationen und Behandlungsmethoden

Abbildung der 50 wichtigsten Leitbahnpunkte und 10 bedeutendsten Extrapunkte ▶ Abb. A.2

3.1 Lokalisation von Akupunkturpunkten

Jeder Akupunkturpunkt hat eine bestimmte Lokalisation, die genau bestimmt werden muss, damit die Therapie wirkungsvoll ist. Im Folgenden werden drei Methoden dargestellt, die dabei helfen, die Akupunkturpunkte zu lokalisieren.

3.1.1 Anatomische Strukturen

Anatomische Strukturen der Körperoberfläche, wie z. B. Knochenhöcker (Bl 62), Knochenvertiefungen (Ga 12) oder Knochenspalt (Lu 7), Gelenke (Di 5), Sehnen (Pe 6), Muskeln (Mi 10), Hautfalten (Di 11), die Haaransatzlinie (Ma 8), Nägel (Dü 1), Brustwarzen (Ma 17), aber auch der Nabel (KG 8), die Augen (Ma 1) und der Mund (LG 28), sind hilfreiche Angaben, um die Akupunkturpunkte aufzufinden. Wenn sich die Akupunkturpunkte in unmittelbarer Nachbarschaft solcher anatomischer Punkte befinden, können sie direkt bestimmt werden.

3.1.2 Proportionale Messung: Körper-Cun

Auf der Grundlage der anatomischen Strukturen hat sich eine Messmethode etabliert, bei der die Lokalisation der Akupunkturpunkte durch den Abstand von den jeweiligen anatomischen Strukturen bestimmt wird.

- Die Breite und Länge verschiedener Körperteile werden in gleiche Teile eingeteilt, wobei jedes Teil als ein Cun (wie Tzun ausgesprochen) bezeichnet wird (▶ Abb. 3.1 a+b).
- Das Cun dient als Maßeinheit das Auffinden von Akupunkturpunkten. Die Länge eines Cun hängt von dem Körperbau des individuellen Patienten ab.

Diese Messmethode mittels der Körper-Cun oder der Finger-Cun (▶ 2.4.3) ist meiner über 30-jährigen Berufserfahrung zufolge eine äußerst verlässliche und Erfolg versprechende Methode, um die Lokalisation der zu behandelnden Akupunkturpunkte sicher zu bestimmen.

Kopf

- Der Abstand vom Stirnhaaransatz zu Nackenhaaransatzlinie beträgt 12 cun. Falls die anteriore Haaransatzlinie nicht bestimmbar ist, wird von der Glabella aus gemessen, und es werden 3 cun addiert.
- Der Abstand von der Glabella zur posterioren Haaransatzlinie beträgt 15 cun. Falls die posteriore Haaransatzlinie nicht bestimmbar ist, erfolgt die Messung ausgehend vom Punkt Da Zhui (Du 14), und es werden 3 cun addiert. Das heißt, dass der Abstand von der Glabella zum Punkt Da Zhui (Du 14) 18 cun beträgt.

- Der Abstand zwischen dem linken und rechten Processus mastoideus: (Haaransatzecke über Stirn) beträgt 9 cun. Das entspricht genau dem Abstand zwischen dem Punkt Ma 8 rechts und Ma 8 links.

Brust und Bauch

- Der Abstand zwischen Achselhöhle bis zum freien Ende der 11. Rippe (Le 13) beträgt 12 cun.
- Am Oberbauch beträgt der Abstand vom Mittelpunkt der sternoxiphoidalen Symphyse bis zum Bauchnabel 8 cun.
- Am Unterbauch beträgt der Abstand zwischen der Bauchnabelmitte bis zum oberen Symphysenrand 5 cun.
- Der Abstand von der rechten Brustwarzenmitte bis zur linken Brustwarzenmitte beträgt 8 cun.

Rücken

Orientierungshilfen für die Punkte sind die anatomischen Beziehungen zu den Wirbeldornfortsätzen und die Interkostalräume. Orientierungspunkte sind der Dornfortsatz HWK 7, der Ansatz der Spina scapulae am medialen Skapularand in Höhe der Dornfortsatzunterkante von BWK 3 oder BWK 4, der Unterrand der Skapula in Höhe der Dornfortsatzunterkante BWK 7 oder BWK 8, der höchste Punkt der Beckenschaufel (Dornfortsatz LWK 4) und die Spina iliaca posterior superior in Höhe des Dornfortsatzes von S 2 oder zwischen S 1 und S 2.

- Vom Dornfortsatz BWK 1 bis zur Spitze des Os coccygeum: 30 cun.
- Vom medialen Skapularand bis zur Dornfortsatzlinie bei Halten der Arme vor der Brust: 3 cun.

Obere Extremitäten

- **Oberarm:** Der Abstand zwischen der vorderen Achselfalte und Ellenbogenfalte beträgt 9 cun.
- **Unterarm:** Der Abstand zwischen der Ellenbogenfalte und der Handwurzelfalte beträgt 12 cun.

Untere Extremitäten

- **Oberschenkel:**
  - Medialer Teil – Symphysenoberrand bis zur Patellaoberkante: 18 cun
  - Lateraler Teil – Von der Prominenz des Trochanter major bis zur Kniegelenkfalte: 19 cun
- **Unterschenkel:**
  - Medialer Teil – Medialer Condylus tibiae bis zur Spitze des Malleolus medialis: 13 cun
  - Lateraler Teil – Kniebeugenfalte bis zur Prominenz des Malleolus lateralis: 16 cun

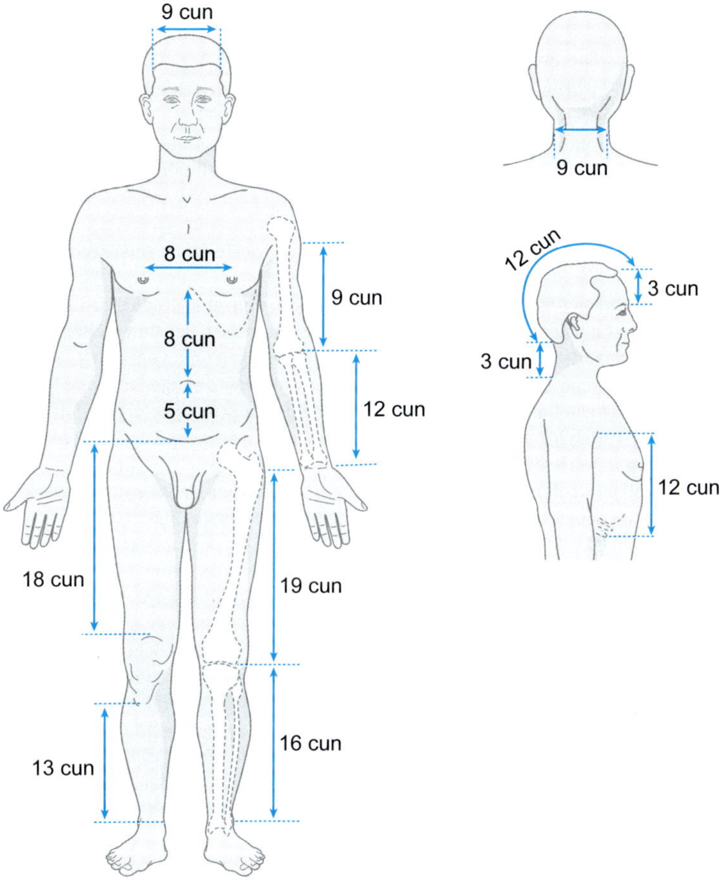

Abb. 3.1a Lokalisation der Akupunkturpunkte mithilfe des Körper-Cun

3.1.3 Fingermessungen: Finger-Cun

Das Fingermaß ist durch charakteristische Distanzen an den Fingern des jeweiligen Patienten festgelegt als Finger-Cun (▶ Abb. 3.1b).

- Bei gebeugtem Mittelfinger beträgt der Abstand zwischen den beiden Enden der Falten des mittleren Fingerglieds 1 cun.
- Die Breite der vier eng aneinandergelegten Finger (Zeigefinger, Mittelfinger, Ringfinger und kleiner Finger) beträgt in Höhe der proximalen Fingermittelgelenke 3 cun.

Die folgenden Hinweise sollen helfen, die Therapiehinweise Erfolg versprechend umzusetzen.

- **Zu Indikationen und Lokalisationen der 60 Punkte:** Cun ist in China eine Längeneinheit (10 Cun sind ein CHI). Allerdings gibt es hinsichtlich des Cun große Unterschiede im modernen und alten China: So ist im heutigen China ein Cun 3, 33 cm lang, während im alten China – die Akupunktur hat bereits einige tausende Jahre Geschichte – ein Cun war 2, 30 cm lang war. Meiner Forschung zufolge bei deutschen Patienten bin ich der Meinung, dass das Längenmaß des Cun in der Akupunktur durchschnittlich ca. 2,35 cm beträgt.
- **Zur Lokalisation der Punkte:** Im Buch wird die Lokalisation der Akupunkturpunkte in Cun angegeben. Meiner Meinung nach ist die Messung der Punkte nach der proportionalen Messungsmethode die optimale Methode, die den Unterschied zwischen dicken und dünnen, kleinen und großen Menschen berücksichtigt. Demnach wird die Lokalisation des Punktes Lu 7 *Lieque* nach der proportionalen Messungsmethode wie folgt angegeben: Über dem Processus styloideus des Radius, 2 cun proximal der transversalen Falte des Handgelenkes. Der Abstand zwischen der transversalen Ellenbogenfalte und der transversalen Handwurzelfalte beträgt 12 cun. Der Abstand von der Handwurzelfalte bis zum Punkt Lu 7 beträgt 2 Teile von 12 cun.
- **Zur Nadelstichtechnik:** (Tiefe des Nadeleinstechens): Im Buch wird die Tiefe der Nadeleinstich in Zentimeter (cm) angegeben. Das hat für den Vorteil, dass diese Angabe präzise und gut umsetzbar ist, während die Angaben in Cun meiner Meinung nach immer eine Umrechnung in Zentimeter erfordern und deswegen wenig praktikabel sind.
- **Zur Indikation der Punkte:** Im Buch wird die Indikation mit den beiden Fachausdrücken vorgestellt:
  - Die aufgeführten medizinischen Fachausdrücke sind für den europäischen Leser einfach und leicht zu verstehen, z. B. sind bei Lu 7 *(Lieque)* die Indikationen Erkältung, Kopfschmerzen, Husten, Asthma genannt.
  - Bei manchen Punkten wird zusätzlich eine Beurteilung gegeben, z. B. ist bei Di 4 *Hegu* aufgeführt, dass dieser Punkt ein sehr wichtiger Punkt für Schmerztherapie ist.
  - Bei der Manipulation sind die Therapieziele in den Termini der Traditionellen Chinesischen Medizin genannt, z. B. äußere Pathogene beseitigen und ableiten, Lunge und Dickdarm regulieren.
- **Zur Bedeutung des Punktnamens:** Unter „Bedeutung des Punktnamens“ wird der chinesische Name eines Punktes und dessen Bedeutung im Deutschen angegeben. Obwohl ein Name des Punktes einige Bedeutungen und Übersetzungen haben kann, möchte ich als chinesischer Fachmann nur die Hauptbedeutung und beste Übersetzung vorstellen, z. B. lautet für Lu 7 der chinesische Name *Lieque*. Dies bedeutet im Deutschen Engpass, Knochenspalt.

- **Zur Moxatherapie:** Im Buch wird unter Moxatherapie aufgeführt, dass sie „anwendbar", „nicht anwendbar" oder „verboten" ist. Hin und wieder führe ich auch an, dass sie „anwendbar ist, aber selten in Praxis zur Anwendung kommt".

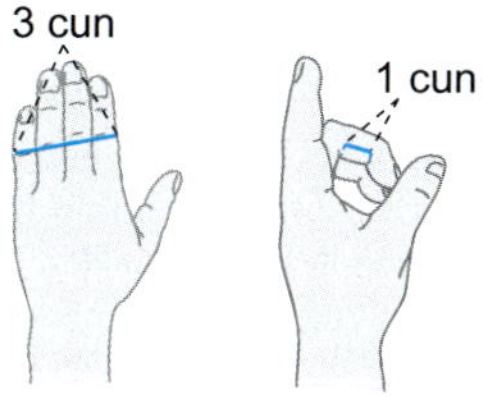

Abb. 3.1b Lokalisation der Akupunkturpunkte mithilfe des Finger-Cun

3.2 Lungen-Leitbahn

3.2.1 *Lieque* Lu 7

Luo-(Passage-)Punkt

Bedeutung des Punktnamens Engpass, Knochenspalt

Lokalisation

Über dem Processus styloideus des Radius, 2 cun proximal der transversalen Falte des Handgelenks. Wenn man die Zeigefinger und Daumen beider Hände ineinander legt und den Zeigefinger der einen Hand auf den Processus styloideus der anderen Hand auflegt, befindet sich der Punkt genau unter der Spitze des Zeigefingers.

Indikationen

- Erkältung, Kopfschmerzen, Husten, Asthma
- Halsschmerzen, Zahnschmerzen, Fazialisparese, Nackensteifheit
- Blasenentzündung, Hämorrhoiden
- HWS-Syndrom

Methode Schräg körperwärts 1–2 cm tief stechen

Moxatherapie Selten anwendbar

Manipulation

Neutral	Wind zerstreuen, Leitbahn freimachen
Tonisierend	Lungen-Qi nähren, Ren Mai (KG) freimachen und regulieren
Sedierend	Äußere Pathogene beseitigen und ableiten, Lunge und Dickdarm regulieren

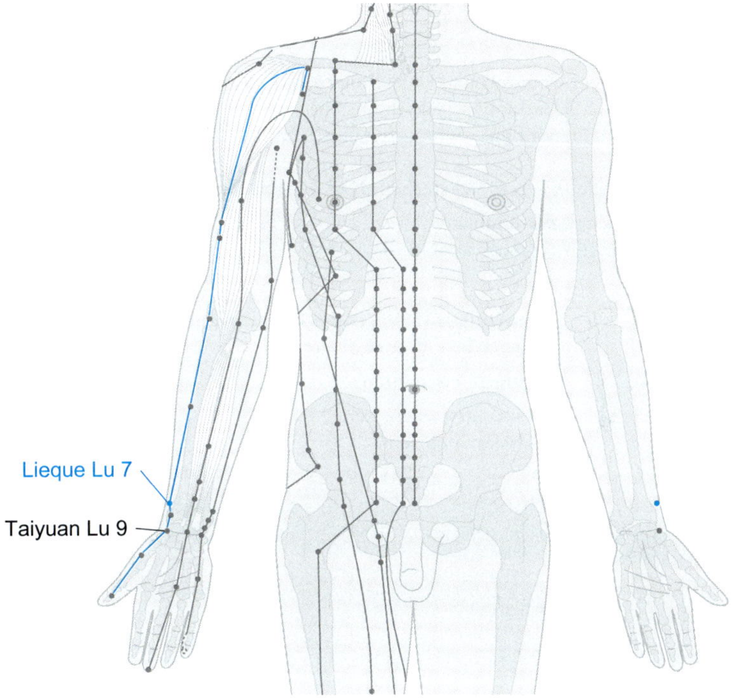
Lieque Lu 7
Taiyuan Lu 9

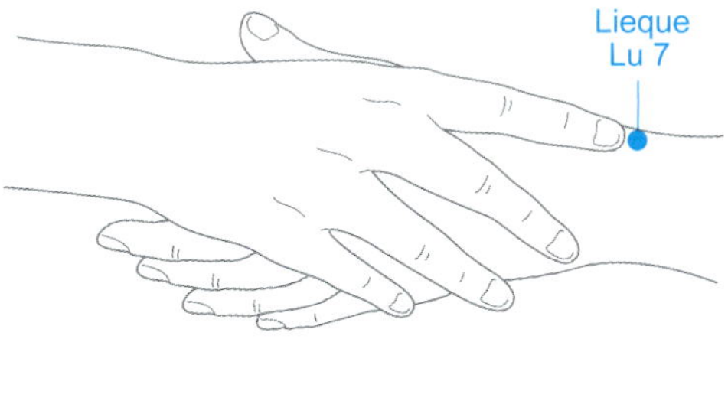
Lieque Lu 7

3.2.2 *Taiyuan* Lu 9

Shu-(Bach-)Punkt/Yuan-(ursprüngliches Qi)Punkt

Bedeutung des Punktnamens Große Quelle

Lokalisation

An der transversalen Falte des Handgelenks in der Mulde der Fossa radialis, an der Stelle des Zeigefingers (Lungen- und Herzposition) bei der Pulsdiagnose

Indikationen

- Asthma, Husten, Hämoptysen, Halsschmerzen
- Brustschmerzen, Herzklopfen, Rhythmusstörungen
- Schmerzen am Handgelenk, Schmerzen und Taubheitsgefühl am medialen Teil des Unterarms

Methode Senkrecht 0,5–1 cm tief stechen, Nadelung neben Arterie

Moxatherapie Selten anwendbar

Manipulation

Neutral	Hustenbeseitigung durch Lungenregulierung, Leitbahn freimachen, Blut aktivieren
Tonisierend	Lungen-Yin nähren
Sedierend	Wind zerstreuen, Lunge reinigen, Husten beseitigen, Schleim auflösen

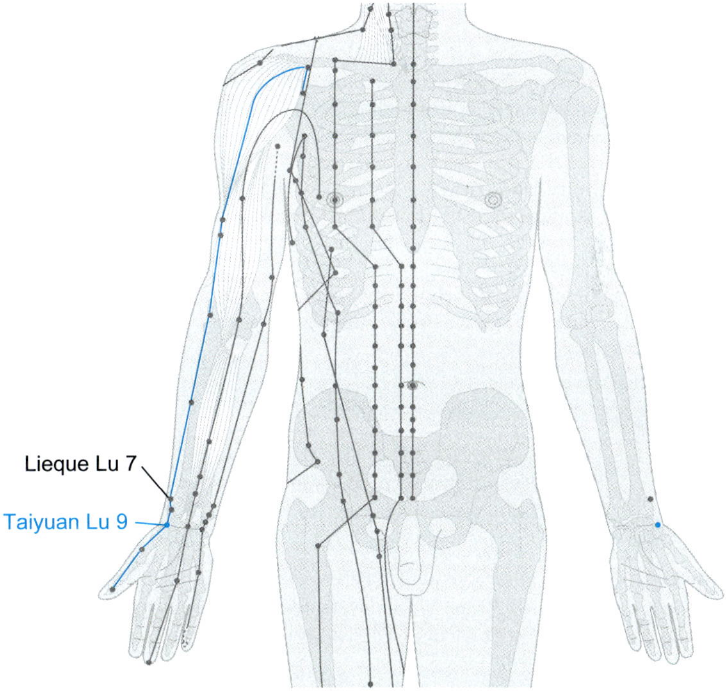
Lieque Lu 7
Taiyuan Lu 9

3.3 Dickdarm-Leitbahn

3.3.1 *Hegu* Di 4

Yuan-(Quell-)Punkt

Bedeutung des Punktnamens Bewegliches Tal

Lokalisation

Zwischen dem 1. und 2. Metakarpalknochen, in der Mitte des 2. Metakarpalknochens auf der Radialisseite. Wenn der Daumen einer Hand mit der transversalen Falte des interphalangealen Gelenks auf den Rand der Schwimmhaut zwischen Daumen und Zeigefinger der anderen Hand gelegt und abgerollt wird, befindet sich der Punkt genau unter der Spitze des Daumens.

Indikationen

- Kopf- und Zahnschmerzen, Rhinitis, Sinusitis, Nasenbluten, Augenrötung, -schwellung und -schmerzen, Kurzsichtigkeit, Sehschwäche, Fazialisparese, Tinnitus, Taubheit, Halsschmerzen, Mumps
- Magenschmerzen, Bauchschmerzen, Diarrhö, Obstipation
- schwierige Geburt, Amenorrhö
- fiebrige Erkrankungen mit Anhidrosis, Hidrosis, Allergie, Hautkrankheiten, Fieberkrämpfe, Malaria
- Handgelenkschmerzen
- sehr wichtiger Punkt für die Schmerztherapie

Methode Senkrecht 1–1,5 cm tief stechen (Durchstechen zu Dü 3 möglich, z. B. bei Patienten mit Schlaganfall)

Moxatherapie Anwendbar

Manipulation

Neutral	Äußere Pathogene ableiten, Wind zerstreuen, Leitbahn freimachen
Tonisierend	Lungen und Darm regulieren, Immunsystem stärken
Sedierend	Hitze und äußere Pathogene ausleiten, Hitze und Feuer im Magen und Dickdarm ausleiten, Leitbahn freimachen, beruhigen und Schmerz stillen

!

Die Akupunktur dieses Punkts ist in der Schwangerschaft verboten (wegen Abortgefahr)!

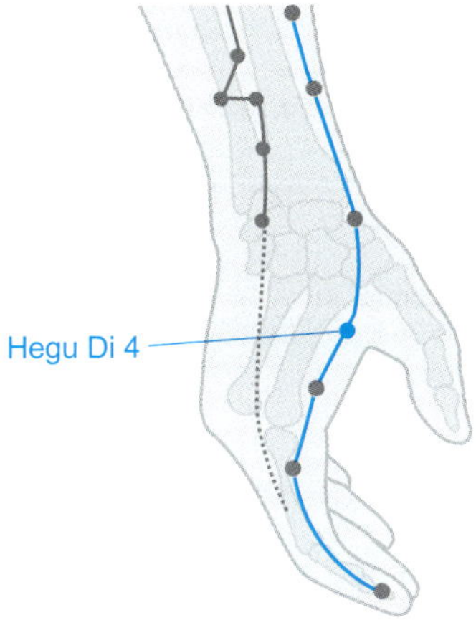
Hegu Di 4

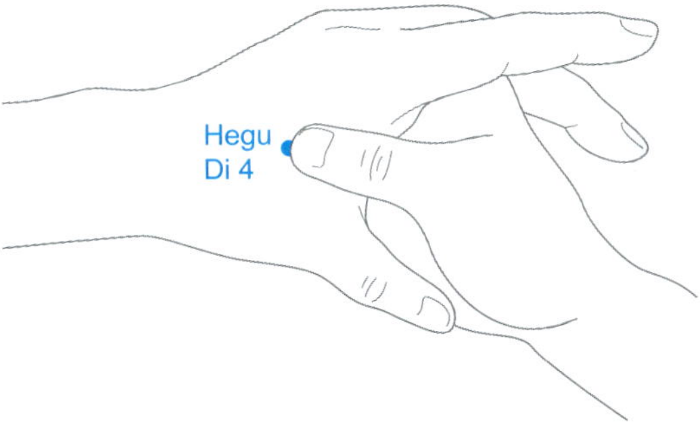
Hegu
Di 4

3.3.2 *Quchi* Di 11

He-(Meer-)Punkt

Bedeutung des Punktnamens Teich am Ellbogen

Lokalisation

Bei gebeugtem Ellbogen in der Mulde am seitlichen Ende der transversalen Ellbogenfalte

Indikationen

- Halsschmerzen, Augenrötung, -schwellung und -schmerzen, Sehschwäche, Zahnschmerzen
- Lähmungen nach Schlaganfall, Schulter-Arm-Syndrom, Parästhesien der Arme, Tennisarm
- Hautkrankheiten, z. B. Psoriasis
- Bauchschmerzen, Diarrhö, Appendizitis
- Menstruationsstörungen
- Hypertonie
- Fieber, Malaria

Methode Senkrecht 1,5–2 cm tief stechen

Moxatherapie Anwendbar

Manipulation

Neutral	Wind zerstreuen, äußere Pathogene ausleiten, Leitbahn freimachen (gegen Hypertonie)
Tonisierend	Ying- und Wei-Qi harmonisieren, Magen und Darm regulieren, Körper-Qi stärken
Sedierend	Hitze ausleiten, Wind zerstreuen, gegen aufsteigendes (pathologisches) Qi (z. B. Husten), Magen- und Darm-Hitze ableiten, gegen Feuchtigkeit

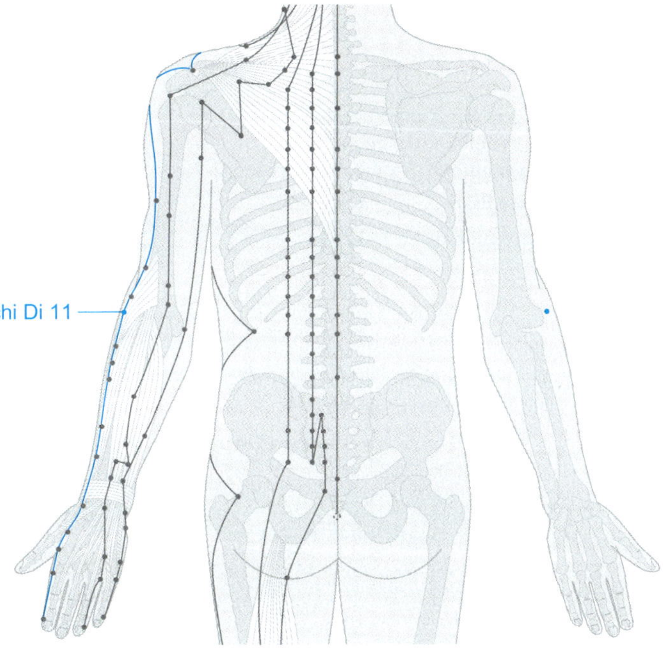
Quchi Di 11

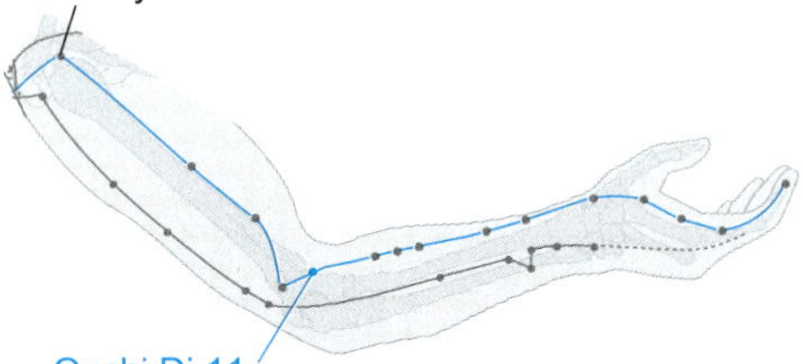
Jianyu Di 15
Quchi Di 11

3.3.3 *Jianyu* Di 15

Bedeutung des Punktnamens Schulterknochen

Lokalisation

Vor und unterhalb des Akromions in der Mitte der oberen Portion des Musculus deltoideus. Wenn der Arm seitlich abgestreckt wird, befindet sich der Punkt in der Mulde an der vorderen Grenze des Gelenks zwischen Akromion und Schlüsselbein.

Indikationen

- Schmerzen in Schulter und Arm
- Lähmungen
- Windpocken wegen Wind und Hitze
- Lymphadenitis (Lymphknotenentzündung)

Methode Schräg nach unten 1,5–2 cm tief stechen

Moxatherapie Anwendbar

Schröpftherapie Anwendbar

Manipulation

Neutral	Wind zerstreuen, Leitbahn freimachen, Gelenksteifigkeit lösen
Tonisierend	Blut und Sehnengewebe nähren
Sedierend	Leitbahn und Nebengefäße (Luo Mai) freimachen.
	Qi regulieren und Klumpen lösen, Blockaden lösen

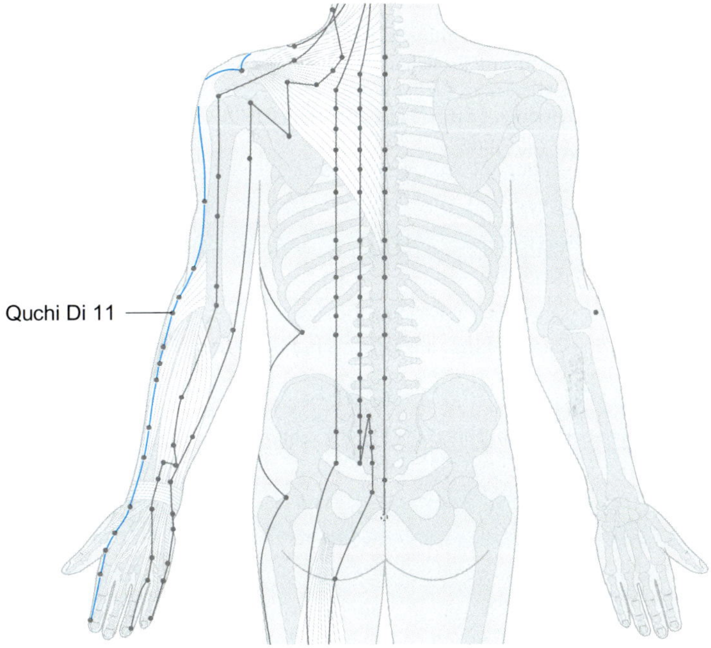
Quchi Di 11

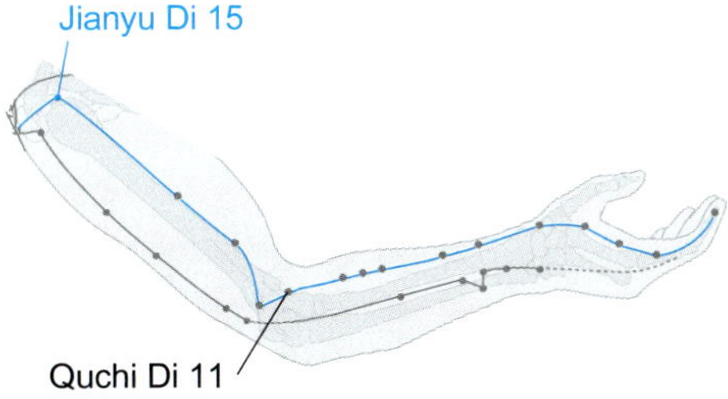
Jianyu Di 15
Quchi Di 11

3.3.4 *Yingxiang* Di 20

Bedeutung des Punktnamens Empfang der Düfte

Lokalisation

In der nasolabialen Grube auf Höhe des Mittelpunkts der seitlichen Begrenzung des Nasenflügels

Indikationen

- Verstopfung der Nase, Nasenbluten, Rhinitis, Sinusitis
- Fazialisparese, Juckreiz im Gesicht
- Spulwürmer im Gallentrakt, Gallenkolik

Methode Schräg nach oben oder in Nasenrichtung 0,5–1,0 cm tief stechen

Moxatherapie Selten anwendbar

Manipulation

Neutral	Verteilungsfunktion der Lunge fördern, Nasenverstopfung beseitigen
Tonisierend	Qi ergänzen, Riechen fördern
Sedierend	Lungen-Hitze ausleiten, Wind zerstreuen, Nase freimachen

!

Beim Entfernen der Nadel auf mögliche Blutung achten!

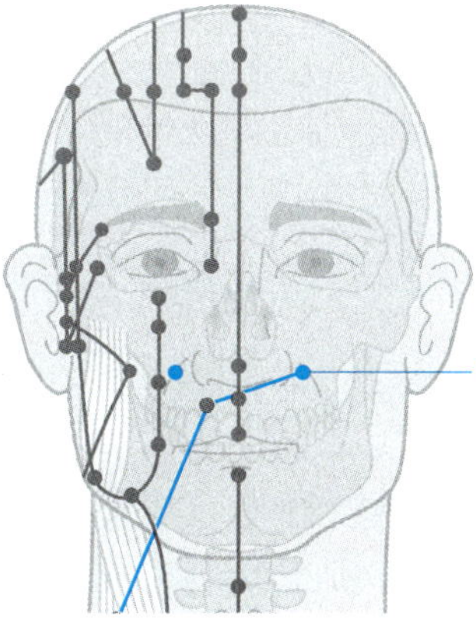
Yingxiang Di 20

3.4 Magen-Leitbahn

3.4.1 *Sibai* Ma 2

Bedeutung des Punktnamens Vierfache Halle

Lokalisation
Unterhalb des Auges in der Mulde des Foramen infraorbitale

Indikationen
- Augenrötung und -schmerzen, Juckreiz im Bereich des Auges, Zucken der Augenlider, Kurzsichtigkeit
- Gesichtsschmerzen, Fazialisparese

Methode Senkrecht 0,5–1 cm tief stechen

Moxatherapie Nicht anwendbar

Manipulation

Neutral	Sehkraft stärken
Tonisierend	Sehkraft stärken, Leber und Milz nähren
Sedierend	Leber-Wind zerstreuen, Augen-Hitze ausleiten

!
Nicht zu tief stechen! Beim Herausziehen der Nadel auf mögliche Blutung achten!

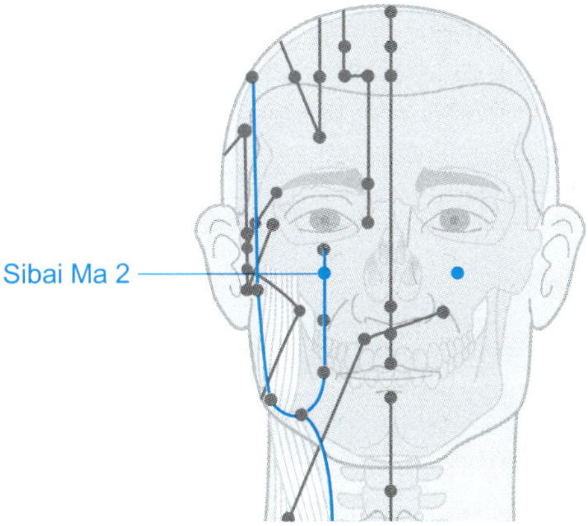
Sibai Ma 2

3.4.2 *Xiaguan* Ma 7

Bedeutung des Punktnamens Unteres Passtor

Lokalisation

In der Mulde an der unteren Grenze des Jochbeinbogens vor dem Processus coronoideus des Unterkiefers. Der Punkt wird bei geschlossenem Mund lokalisiert.

Indikationen

- Zahnschmerzen, Trigeminusneuralgie, Fazialisparese, Bewegungseinschränkung des Unterkiefers
- Tinnitus, Taubheit

Methode Senkrecht 1–2 cm tief stechen

Moxatherapie Nicht oft anwendbar

Manipulation

Neutral	Abschwellung, Schmerzen stillen, Hörkraft stärken
Tonisierend	Qi stärken, Leitbahn freimachen
Sedierend	Hitze ausleiten, Wind zerstreuen, bei Kieferklemme

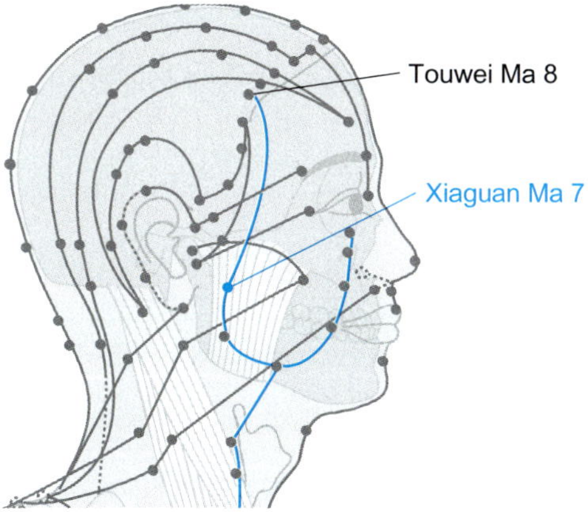
Touwei Ma 8
Xiaguan Ma 7

3.4.3 *Touwei* Ma 8

Bedeutung des Punktnamens Kopfbindung

Lokalisation
0,5 cun innerhalb der vorderen Haaransatzlinie an der Grenze zur Stirn

Indikationen
- Kopfschmerzen, Migräne
- Schwindel, unscharfes Sehen, Tränen der Augen bei Wind, Augenschmerzen, Zucken der Augenlider

Methode Entlang der Kopfhaut (horizontal) mit der Nadel nach hinten oder unten 1–2 cm tief stechen

Moxatherapie Selten anwendbar

Manipulation

Neutral	Kopf-Wind zerstreuen
Tonisierend	Sehkraft stärken
Sedierend	Kopf- und Augenschmerzen stillen, Schwindel beseitigen

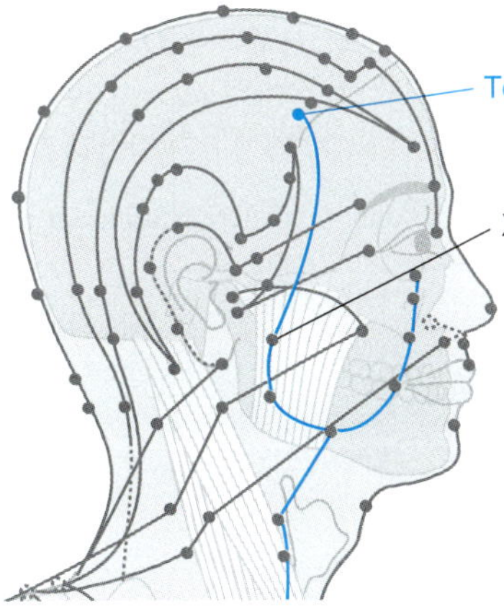
Touwei Ma 8
Xiaguan Ma 7

3.4.4 *Tianshu* Ma 25

Vorderer Mu-(Alarm-)Punkt des Dickdarms

Bedeutung des Punktnamens Himmelssäule (Areal neben Bauchnabel)

Lokalisation

2 cun lateral der Mitte des Nabels

Indikationen

- Bauchschmerzen, Blähungen, Diarrhö, Obstipation, Erbrechen
- Menstruationsbeschwerden, Zyklusunregelmäßigkeiten
- Schwellungen (Ödeme)
- tonisierender Punkt für Milz, Magen und Niere

Methode Senkrecht 1,5–2 cm tief stechen

Moxatherapie Anwendbar

Manipulation

Neutral	Qi nach oben oder unten regulieren, Qi-Fluss und Därme regulieren, Blut aktivieren und stillen
Tonisierend	Fu-Organe und Därme regulieren, Milz stärken, Magen und Milz harmonisieren
Sedierend	Qi nach oben oder unten regulieren, Stauungen beseitigen

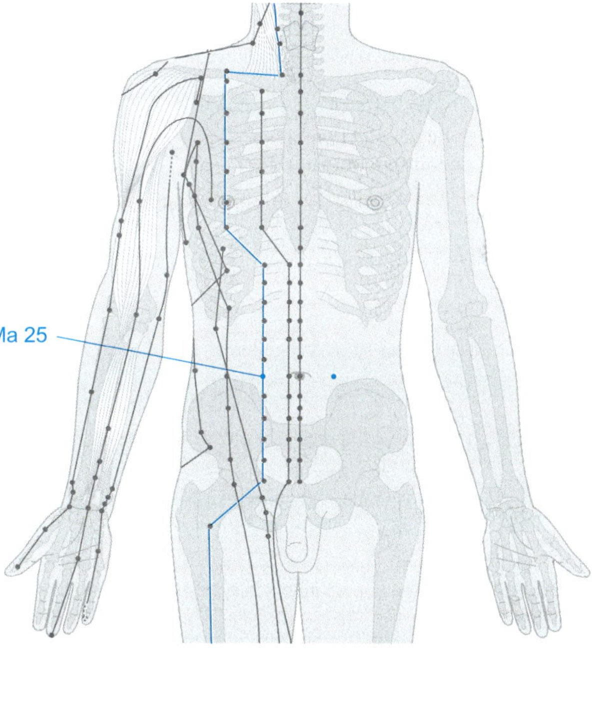
Tianshu Ma 25

3.4.5 *Zusanli* Ma 36

He-(Meer-)Punkt

Bedeutung des Punktnamens 3 cun (Li) unter dem äußeren Knieauge

Lokalisation

4 Finger (3 cun) breit unter dem äußeren Knieauge (Ma 35), 1 Mittelfinger breit vom anterioren Rand der Tibia

Indikationen

- Magenschmerzen, Erbrechen, Diarrhö, Obstipation, Verdauungsstörungen
- Vorbeugung einer Erkältung, Steigerung der Abwehrkräfte und Gesundheitsvorsorge
- Vorbeugung eines Schlaganfalls
- Vorbeugung von Augenkrankheiten
- wichtiger Punkt für tonisierende Behandlungen (z. B. von Immunität, Blut und Qi)
- Koronarerkrankungen
- Schlafstörungen, Schwindel, geistige Störungen
- Blasenschwäche, Bettnässen, Impotenz, vorzeitiger Samenerguss
- allergische Erkrankungen und Fußpilz
- Schmerzen in Kniegelenk und Bein

Methode Senkrecht 1,5–3 cm tief stechen

Moxatherapie Oft anwendbar

Manipulation

Neutral	Milz und Magen regulieren, Leitbahnen freimachen und aktivieren
Tonisierend	Abwehrkraft stärken, um Konstitution zu konsolidieren, Milz stärken, Milz und Magen harmonisieren, Qi stärken und Blut nähren
Sedierend	Qi aktivieren, Verdauungsstörung beseitigen, Blut aktivieren, um Blut-Stagnation zu beseitigen

> Der Punkt *Zusanli* Ma 36 ist der am häufigsten angewendete Punkt in der Akupunkturbehandlung!

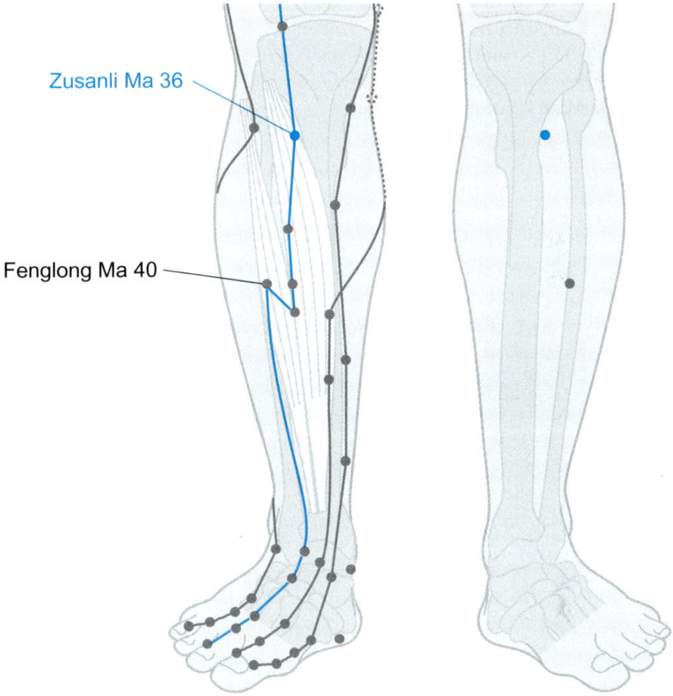
Zusanli Ma 36
Fenglong Ma 40

3.4.6 *Fenglong* Ma 40

Luo-(Passage-)Punkt

Bedeutung des Punktnamens Reiche Fülle

Lokalisation

8 cun über und vor dem äußeren Knöchel, 2 Finger breit vom anterioren Rand der Tibia, in der Mitte zwischen äußerem Knieauge (Ma 35) und Fußgelenksspalt (Ma 41)

Indikationen

- Husten, Asthma, Hypersekretion, Brustschmerzen (Ma 40 ist ein schleimauflösender Punkt)
- Schwindel, Kopfschmerzen, geistige Störungen, Epilepsie
- Muskelatrophie, Schmerzen, Lähmungen oder Schwellungen der unteren Extremitäten

Methode Senkrecht 1,5–2 cm tief stechen

Moxatherapie Anwendbar

Manipulation

Neutral	Magen-Qi aktivieren, um Schleim aufzulösen, Qi-Zirkulation fördern, um Stagnation im Oberen San-Jiao (oberer Dreierwärmer) zu vertreiben
Tonisierend	Milz stärken: Milz und Magen harmonisieren, Schleim im Perikard (KS) auflösen
Sedierend	Schleim auflösen, um Asthma zu stillen, Leitbahn freimachen

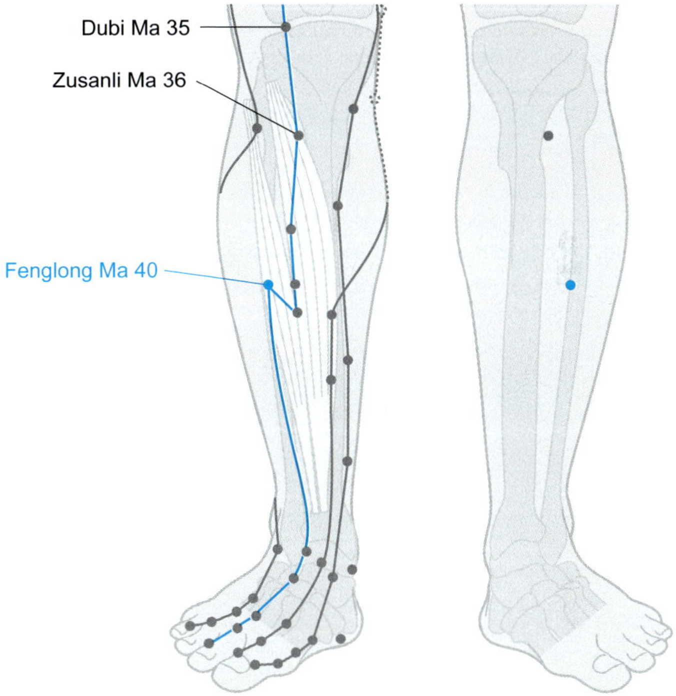
Dubi Ma 35
Zusanli Ma 36
Fenglong Ma 40

3.4.7 *Neiting* **Ma 44**

Ying-(Quell-)Punkt

Bedeutung des Punktnamens Innenhof, Leerplatz vor der Haupthalle

Lokalisation

Proximal des Schwimmhautrandes zwischen der 2. und 3. Zehe, in der Mulde distal und lateral des 2. metatarsophalangealen Gelenks

Indikationen

- Zahnschmerzen, Halsschmerzen, Nasenbluten, fieberhafte Erkrankungen
- Magenschmerzen, Sodbrennen, Bauchschmerzen und Blähungen, Diarrhö, Obstipation
- Schmerzen und Schwellungen des Fußrückens

Methode Senkrecht 1–1,5 cm tief stechen

Moxatherapie Anwendbar

Manipulation

Neutral	Magen harmonisieren und beruhigen, Magenschmerzen stillen, Qi zwischen Fu-Organen fördern
Tonisierend	Milz stärken und Magen harmonisieren
Sedierend	Magen-Hitze ausleiten, Verdauungsstörung beseitigen, um Schmerzen zu stillen

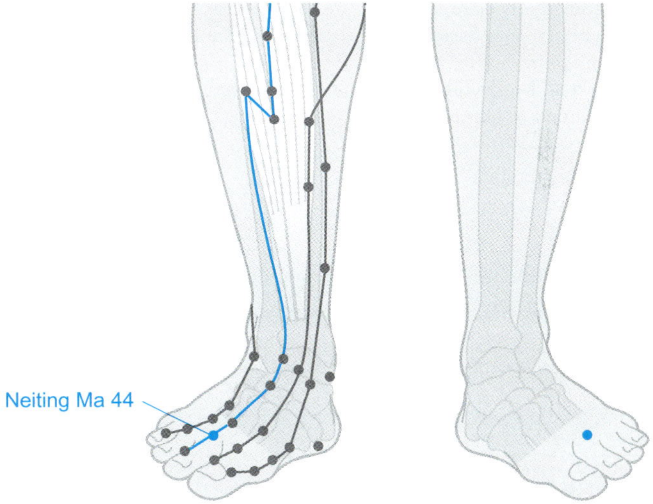
Neiting Ma 44

3.5 Milz-Leitbahn

3.5.1 *Sanyinjiao* Mi 6

Bedeutung des Punktnamens Kreuzung der drei Yin-Leitbahnen

Lokalisation

3 cun oder 4 Finger breit über der Spitze des Innenknöchels

Indikationen

- Zyklusunregelmäßigkeiten, Menstruationsbeschwerden, Amenorrhö, Blutungen ex utero, Fluor albus, schwierige Entbindung, Unfruchtbarkeit
- Impotenz, spontaner Samenerguss, Penisschmerz, Hernien, Ödeme, Bettnässen, Dysurie
- Magenschwäche, Blähungen, Verdauungsstörungen, Appetitlosigkeit, Unterbauchschmerzen, Diarrhö, Obstipation
- Neurodermitis und andere Ekzeme
- Schlaflosigkeit, Kopfschmerzen, Hypertonie, Lähmungen, Schmerzen der unteren Extremitäten
- Halsschmerzen, Kloßgefühl im Hals, Zungenschmerzen, Sehstörungen
- Diabetes, Klimakterium

Methode Senkrecht 1,5–2 cm tief stechen

Moxatherapie Anwendbar

Manipulation

Neutral	Leitbahnen freimachen, Qi und Blut regulieren
Tonisierend	Milz stärken und Magen harmonisieren, Leber und Niere nähren
Sedierend	Nässe beseitigen, Verdauungsstörungen beseitigen, Qi nach unten leiten, z. B. bei schwerer Geburt

!

Der Punkt *Sanyinjiao* Mi 6 ist Kreuzungspunkt der drei Yin-Leitbahnen des Fußes (Milz-, Nieren- und Leber-Leitbahn). Die Anwendung dieses Punkts ist in der Schwangerschaft verboten!

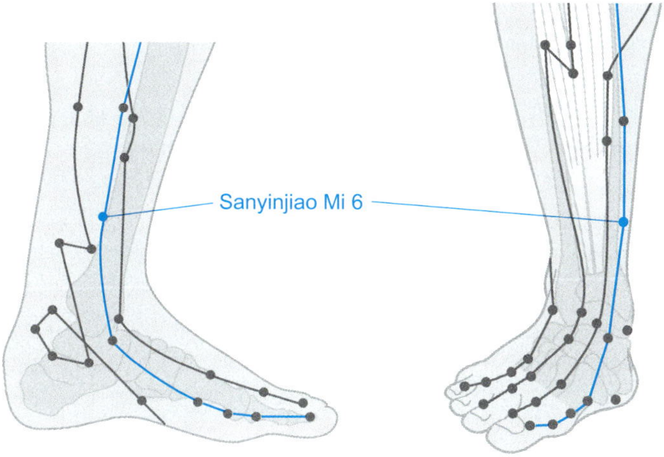
Sanyinjiao Mi 6

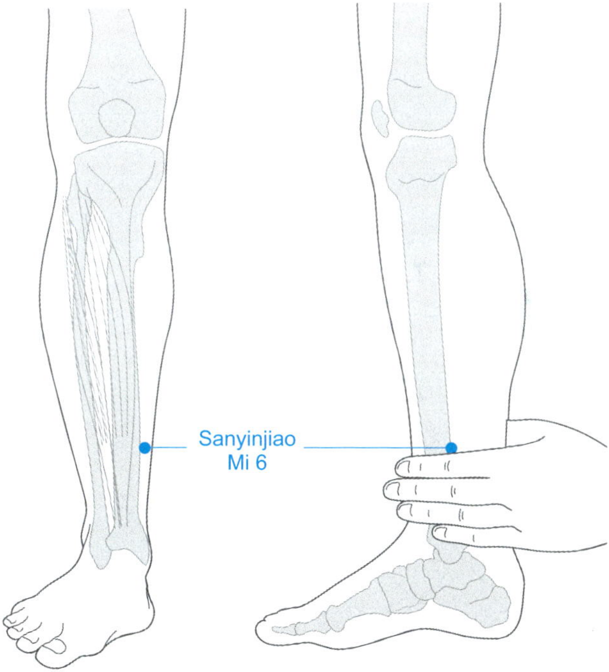
Sanyinjiao
Mi 6

3.5.2 *Yinlingquan* Mi 9

He-(Meer-)Punkt

Bedeutung des Punktnamens Hügelquelle des Yin (Innen)

Lokalisation

An der inneren Grenze des medialen Gelenkkopfs der Tibia, in der Mulde zwischen der hinteren Grenze der Tibia und dem Musculus gastrocnemius

Indikationen

- Blähungen, Diarrhö, Ödeme, Ikterus
- Zyklusunregelmäßigkeiten, Dysurie, tröpfelnder Urin, spontaner Samenerguss, Schmerzen der äußeren Geschlechtsorgane
- Schmerzen im Knie

Methode Senkrecht 1,5–2,5 cm tief stechen

Moxatherapie Anwendbar

Manipulation

Neutral	Leitbahnen freimachen, San-Jiao (Dreierwärmer) freimachen, Feuchtigkeit beseitigen und Diurese fördern
Tonisierend	Milz stärken und Niere nähren
Sedierend	Diurese fördern, um Ödeme zu lindern

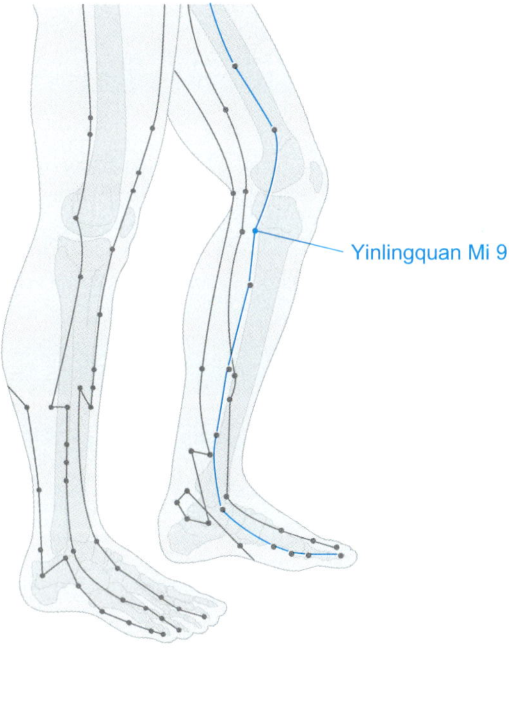
Yinlingquan Mi 9

3.5.3 *Xuehai* Mi 10

Bedeutung des Punktnamens Meer des Bluts

Lokalisation

Der Behandler legt seine rechte Handfläche auf die linke Kniescheibe des Patienten, der Daumen zeigt nach medial, die vier Finger sind zum Oberschenkel ausgestreckt. Der Punkt befindet sich dann unter der Daumenspitze des Behandlers.

Indikationen

- Zyklusunregelmäßigkeiten, Menstruationsbeschwerden, Amenorrhö, Blutungen ex utero, Hämorrhoiden
- Psoriasis, Neurodermitis, allergische Erkrankungen
- Schmerzen im medialen Teil des Oberschenkels
- Anämie

Methode Senkrecht 1,5–2,5 cm tief stechen

Moxatherapie Anwendbar

Manipulation

Neutral	Leitbahnen freimachen, Blut regulieren und aktivieren, um Menstruation zu regulieren
Tonisierend	Blut nähren
Sedierend	Blut aktivieren, Blutkreislauf fördern, Wind zerstreuen und vertreiben

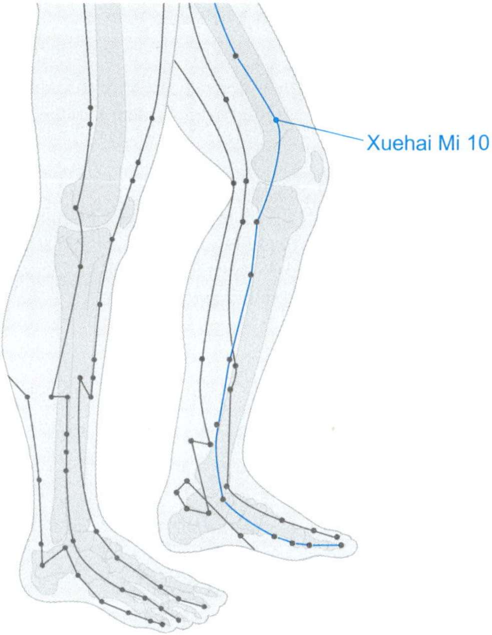
Xuehai Mi 10

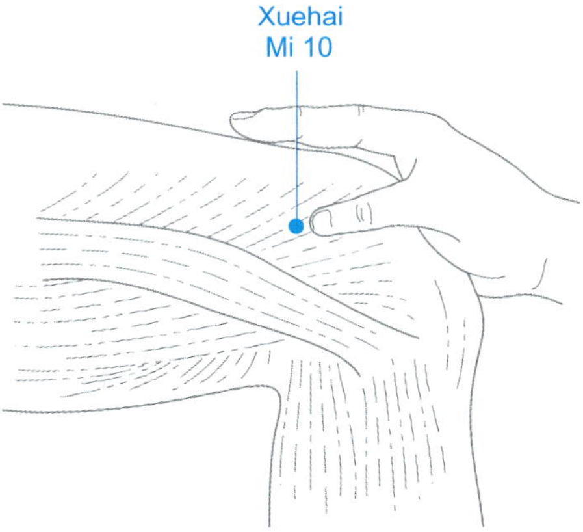
Xuehai
Mi 10

3.6 Herz-Leitbahn

3.6.1 *Shaohai* He 3

He-(Meer-)Punkt

Bedeutung des Punktnamens Geringes Meer

Lokalisation

Bei gebeugtem Ellbogen befindet sich der Punkt am medialen Ende der transversalen Ellbogenfalte in der Mulde vor dem medialen Gelenkkopf des Humerus.

Indikationen

- Herzschmerzen, Angina pectoris
- Taubheitsgefühl in den Armen, Zittern der Hände, Tennisarm, Schmerzen im Bereich der Axilla und am Hypochondrium (am Rippenbogen)
- Kopfschmerzen, Epilepsie, geistige Störungen, Depressionen

Methode Senkrecht 1–1,5 cm tief stechen

Moxatherapie Anwendbar

Manipulation

Neutral	Linderung des geistigen Stresses
Tonisierend	Herz nähren und tonisieren
Sedierend	Herzschmerzen stillen, Herz-Hitze oder Herz-Feuer ableiten und ausleiten

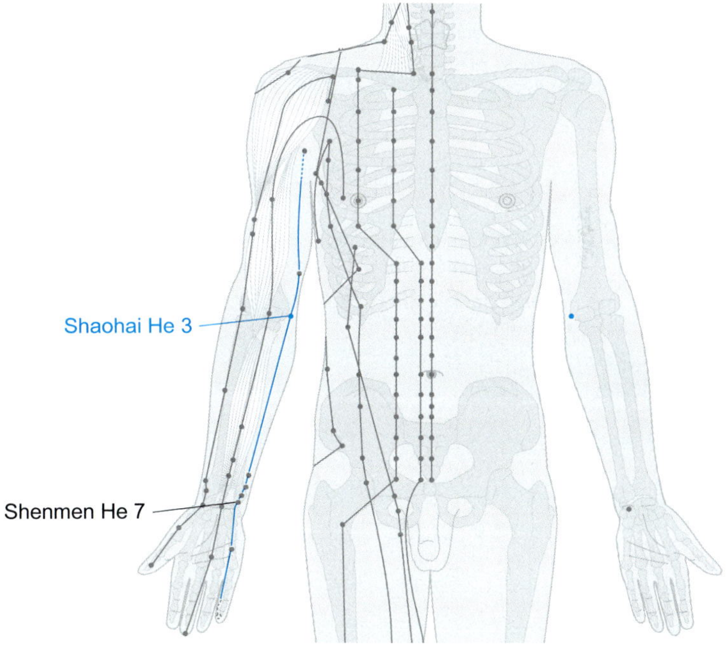
Shaohai He 3
Shenmen He 7

3.6.2 *Shenmen* He 7

Shu-(Bach-)Punkt, Yuan-(Quell-)Punkt

Bedeutung des Punktnamens Göttliches Tor

Lokalisation

In der Mulde auf der Radialseite der Sehne des Musculus flexor carpi ulnaris

Indikationen

- Reizbarkeit, Unruhe, geistige Störungen, Vergesslichkeit, Schlafstörungen, Kopfschmerzen, Schwindel
- Herzschmerzen, Brustschmerzen, Angina pectoris, Herzklopfen
- Nasenbluten, Blut im Stuhl, blutiges Erbrechen

Methode Senkrecht 1 cm tief stechen

Moxatherapie Anwendbar

Manipulation

Neutral	Leitbahnen freimachen, Herz beruhigen und geistigen Stress lindern
Tonisierend	Qi ergänzen und Blut nähren, Leitbahnen freimachen und Blutkreislauf fördern, Herz nähren
Sedierend	Herz reinigen, um Herz-Hitze oder -Feuer abzuleiten oder auszuleiten

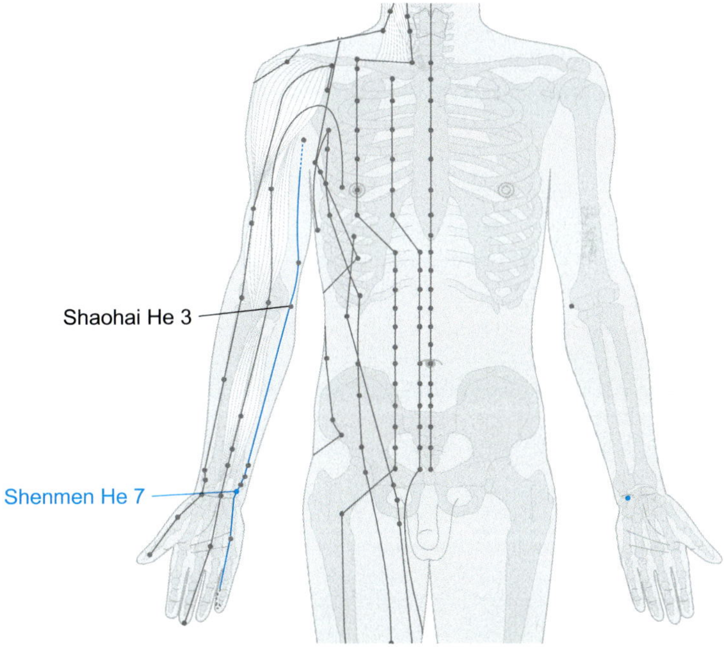
Shaohai He 3
Shenmen He 7

3.7 Dünndarm-Leitbahn

3.7.1 *Jianzhen* Dü 9

Bedeutung des Punktnamens Hauptgang der Schulter

Lokalisation

Liegt der Arm am Körper an, befindet sich der Punkt posterior und inferior des Schultergelenkes 1 cun über dem posterioren Ende der Achselfalte.

Indikationen

- Schulter-Arm-Syndrom, Schmerzen in der Schulterblattregion, Schmerzen und Taubheitsgefühl in Händen und Armen, Lähmungen der oberen Extremitäten
- Tinnitus, Taubheit

Methode Senkrecht 1,5–2,5 cm tief stechen

Moxatherapie Anwendbar

Schröpftherapie Anwendbar

Manipulation

Neutral	Leitbahnen durchgängig machen und aktivieren
Tonisierend	Leber und Sehnen nähren
Sedierend	Hörkraft stärken durch Hitze-Ausleitung, Schmerzen stillen, Gelenkbewegung erleichtern

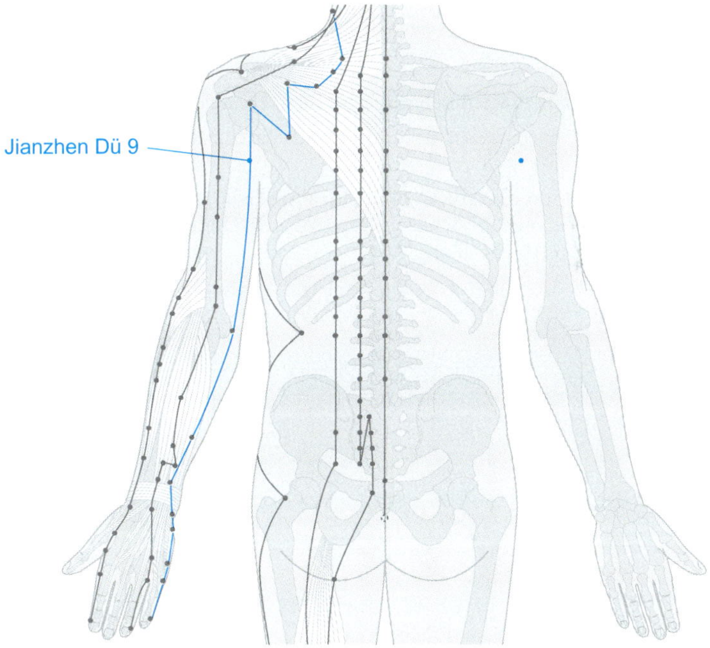
Jianzhen Dü 9

3.7.2 *Tinggong* Dü 19

Bedeutung des Punktnamens Palast des Gehörs

Lokalisation

Zwischen Tragus und Kiefergelenk, wo sich bei leicht geöffnetem Mund eine Mulde bildet.

Indikationen

- Taubheit, Tinnitus
- Zahnschmerzen
- geistige Störungen

Methode Senkrecht 0,5–1,5 cm tief stechen

Moxatherapie Anwendbar

Manipulation

Neutral	Leitbahnen durchgängig machen, Qi und Blut regulieren
Tonisierend	Sehnen nähren, Sehkraft stärken durch Nähren von Niere und Leber
Sedierend	Hörkraft stärken durch Hitze-Ausleitung, gegen Epilepsie durch Auflösen des Schleims (im Perikard), Ohrschmerzen stillen und zur Abschwellung

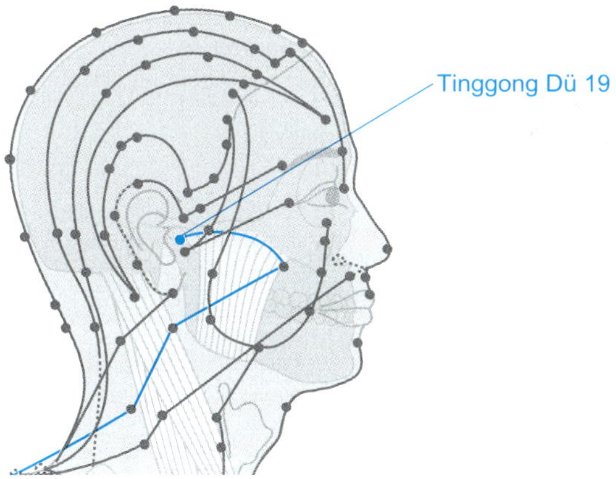
Tinggong Dü 19

3.8 Blasen-Leitbahn

3.8.1 *Zanzhu* Bl 2

Bedeutung des Punktnamens Wurzel der Augenbrauen

Lokalisation
Auf der Extremitas medialis der Augenbrauen

Indikationen
- Kopfschmerzen, Schwindel
- Tränenfluss bei Wind, Augenrötung, -Schwellung und -schmerzen, Zucken der Augenlider, Kurzsichtigkeit, Nachtblindheit
- Fazialisparese

Methode
- Zur Behandlung von Augenbeschwerden entlang dem Knochen 0,5–1 cm tief nach unten stechen.
- Zur Behandlung von Kopfschmerzen und Fazialisparese horizontal nach lateral ca. 1 cm tief in Richtung der Augenbrauen stechen.
- Akupressur ist wirksam zur Behandlung von Kopfschmerzen und zur Vorbeugung von Augenerkrankungen.
- Mit Blutlanzette stechen zum Blutenlassen.

Moxatherapie Nicht anwendbar

Manipulation

Neutral	Leitbahnen durchgängig machen, Qi und Blut regulieren
Tonisierend	Sehkraft stärken
Sedierend	Sehkraft stärken durch Hitze-Ausleitung, Innenwind zerstreuen, um Gesichtszucken (Spasmus) zu beseitigen, Sehnen nähren, Leitbahnen aktivieren

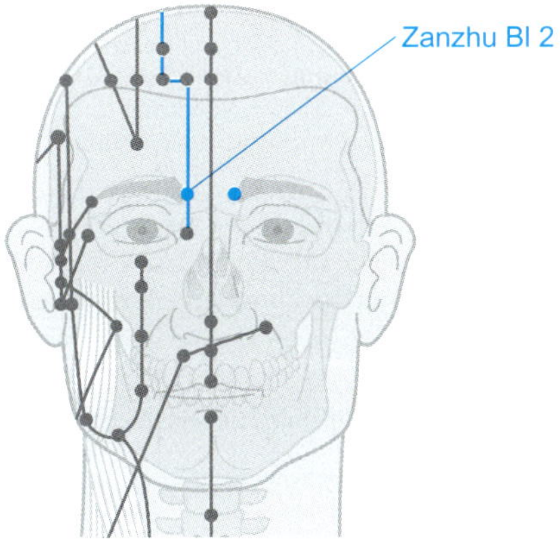
Zanzhu Bl 2

3.8.2 *Feishu* Bl 13

Shu-(Rücken-)Punkt der Lunge

Bedeutung des Punktnamens Zustimmungspunkt der Lunge

Lokalisation

1,5 cun seitlich der unteren Grenze des Processus spinosus des 3. Brustwirbels

Indikationen

- Husten, Asthma, Hämoptysen
- Fieber am Nachmittag, Nachtschweiß
- Brustbeklemmung, Rückenschmerzen

Methode Schräg zum Wirbelkörper 1–1,5 cm tief stechen

Moxatherapie Anwendbar

Schröpftherapie Anwendbar, auch blutiges Schröpfen

Manipulation

Neutral	Leitbahnen durchgängig machen, Qi und Blut regulieren
Tonisierend	Qi ergänzen, um Lungen zu stärken, Moxibustion zum Erwärmen des Yang, zur Abwehrstärkung und zur Körperkraftstärkung
Sedierend	Verteilungsfunktion der Lunge fördern, äußeres Syndrom auflösen, Wind und Hitze zerstreuen und reinigen, Husten und Asthma beseitigen, mit Blutenlassen und blutigem Schröpfen zur Hitze-Ausleitung der Lunge und Asthmalinderung

!

Nadel schräg zum Wirbelkörper und nicht zu tief einstechen, sonst besteht die Gefahr der Lungenverletzung!

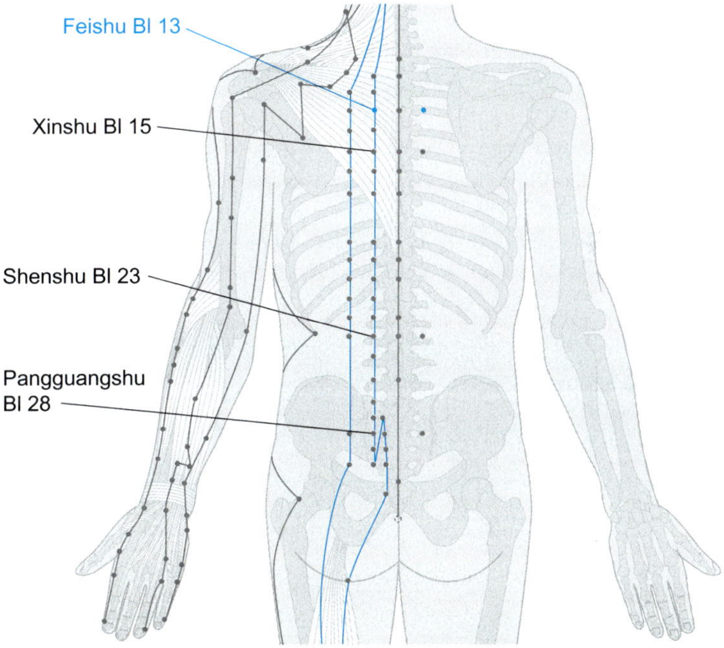
Feishu Bl 13
Xinshu Bl 15
Shenshu Bl 23
Pangguangshu
Bl 28

3.8.3 *Xinshu* Bl 15

Shu-(Rücken-)Punkt des Herzens

Bedeutung des Punktnamens Zustimmungspunkt des Herzens

Lokalisation

1,5 cun seitlich der unteren Grenze des Processus spinosus des 5. Brustwirbels

Indikationen

- Herzklopfen, Herzschmerzen, Angina pectoris
- Husten, Hämoptysen
- Schlaflosigkeit, Vergesslichkeit, Reizbarkeit, Epilepsie, Nachtschweiß

Methode Schräg zum Wirbelkörper 1–1,5 cm tief stechen

Moxatherapie Anwendbar

Schröpftherapie Anwendbar, auch blutiges Schröpfen

Manipulation

Neutral	Qi und Blut regulieren, Leitbahnen durchgängig machen
Tonisierend	Herz-Qi tonisieren und Herz-Yang stärken, geistigen Stress lindern
Sedierend	Blut und Leitbahnen aktivieren, Blut-Stauung auflösen durch Blut-Aktivierung, Belebung des Blutkreislaufs und Schmerzstillung

!

Nadel schräg zum Wirbelkörper und nicht zu tief einstechen, sonst besteht die Gefahr der Lungenverletzung!

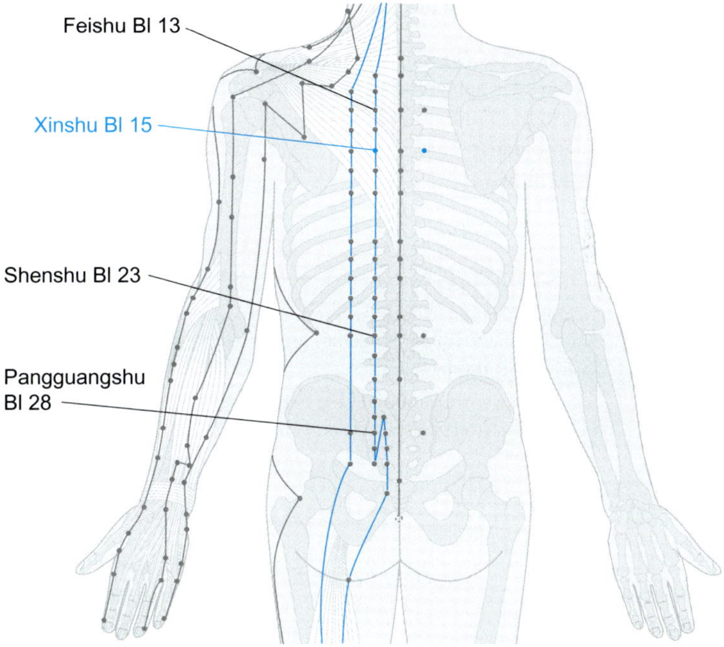
Feishu Bl 13
Xinshu Bl 15
Shenshu Bl 23
Pangguangshu Bl 28

3.8.4 *Shenshu* Bl 23

Shu-(Rücken-)Punkt der Niere

Bedeutung des Punktnamens Zustimmungspunkt der Niere

Lokalisation

1,5 cun seitlich der unteren Grenze des Processus spinosus des 2. Lendenwirbels

Indikationen

- Impotenz, spontaner Samenerguss, Dysmenorrhö, Unfruchtbarkeit
- Bettnässen, Nephritis, Ödeme, Diabetes
- Rückenschmerzen, Schwäche in den Knien, kalte Hände und Füße, Schwindel
- Haarausfall, trockene Haare
- Schlaflosigkeit, intensives Träumen, ständiges Angstgefühl
- Tinnitus, Taubheit
- Asthma cardiale durch Herzinsuffizienz bei Nierenenergieschwäche
- Punkt zur Steigerung der Immunität besonders durch Moxatherapie

Methode Senkrecht 1,5–3 cm tief stechen

Moxatherapie Oft anwendbar

Schröpftherapie Anwendbar

Manipulation

Neutral	Leitbahnen durchgängig machen, Qi und Blut regulieren
Tonisierend	Nieren-Qi ergänzen und stärken, Nieren-Essenz und Knochenmark füllen, Knochen und Muskeln kräftigen, Seh- und Hörkraft stärken
Sedierend	Sehnen aktivieren und nähren, Leitbahnen freimachen, Feuchtigkeit vertreiben, Abschwellung

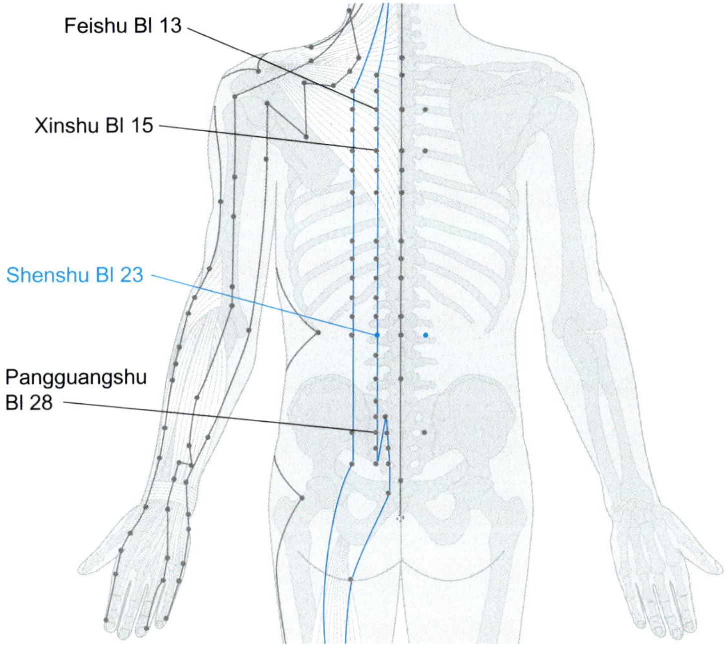
Feishu Bl 13
Xinshu Bl 15
Shenshu Bl 23
Pangguangshu
Bl 28

3.8.5 *Pangguangshu* Bl 28

Shu-(Rücken-)Punkt der Blase

Bedeutung des Punktnamens Zustimmungspunkt der Blase

Lokalisation

Auf Höhe des 2. Foramen sacrale posterior, 1,5 cun lateral des Lenkergefäß-Meridians, in der Mulde zwischen der medialen Grenze der Spina iliaca superior posterior und dem Kreuzbein

Indikationen

- Anurie, Bettnässen, Harnwegsinfekt
- Bauchschmerzen, Obstipation, Diarrhö
- Schmerzen und Steifheit i. B. der Lendenwirbelsäule

Methode Senkrecht 1,5–2,5 cm tief stechen

Moxatherapie Anwendbar

Manipulation

Neutral	Diurese fördern
Tonisierend	Nieren tonisieren, Abwehrkraft stärken
Sedierend	Nässe und Hitze im unteren Dreierwärmer beseitigen und ableiten

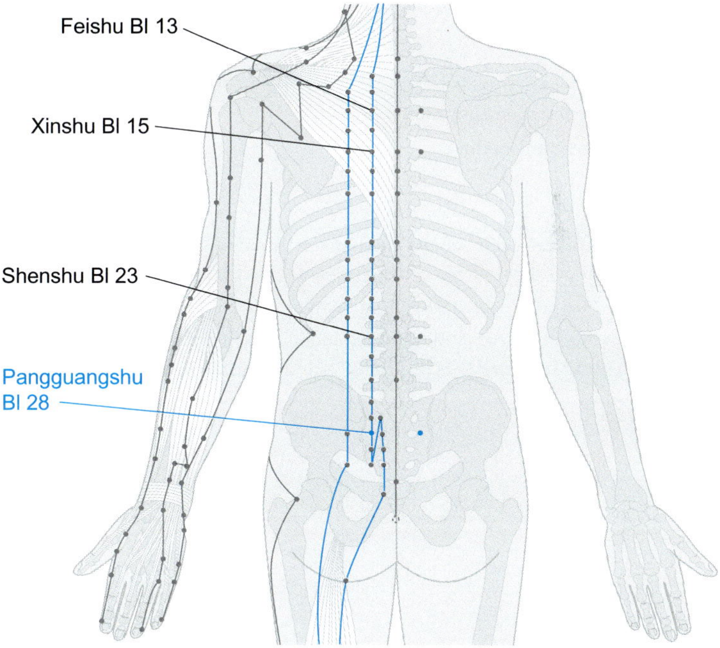
Feishu Bl 13
Xinshu Bl 15
Shenshu Bl 23
Pangguangshu
Bl 28

3.8.6 *Weizhong* Bl 40

He-(Meer-)Punkt

Bedeutung des Punktnamens Mitte in der Beuge (Mitte in der Kniekehle)

Lokalisation

In der Mitte der transversalen Falte in der Fossa poplitea, zwischen den Sehnen von Musculus biceps femoris und Musculus semitendinosus

Indikationen

- Lumbalgie, Hüftschmerzen, Rückenschmerzen
- Schmerzen der unteren Extremitäten
- Bauchschmerzen, Erbrechen, Diarrhö
- Anurie, Bettnässen

Methode

- Senkrecht 1–1,5 cm tief stechen
- Mit Blutlanzette stechen zum Blutenlassen

Moxatherapie Kaum anwendbar

Manipulation

Neutral	Muskeln und Sehnen entspannen und den Fluss von Qi und Blut in den Leitbahnen anregen, Qi und Blut regulieren
Tonisierend	Niere (Kreuz) stärken und Sehnen nähren
Sedierend	Hitze ausleiten, Blut abkühlen, entfernen der toxischen Substanz und lindern der Schwellung, Wind zerstreuen, Nässe vertreiben

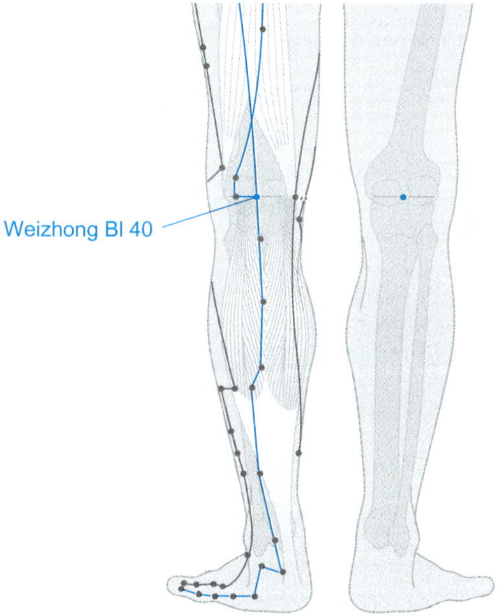
Weizhong Bl 40

3.8.7 *Kunlun* Bl 60

Jing-(Fluss-)Punkt

Bedeutung des Punktnamens Gebirge (*Kunlun*gebirge in West-China)

Lokalisation

In der Mulde zwischen äußerem Malleolus und Achillessehne

Indikationen

- Kopfschmerzen, Nackenschmerzen, Schwindel, Zahnschmerzen
- Lumbalgie, Rückenschmerzen, Fersenschmerzen
- Nasenbluten
- Epilepsie
- Arbeitsunlust
- schwierige Entbindung

Methode Senkrecht 1–1,5 cm tief stechen

Moxatherapie Anwendbar

Manipulation

Neutral	Muskeln und Sehnen entspannen und Leitbahn durchgängig machen
Tonisierend	Sehnen nähren, Yang ergänzen und aktivieren
Sedierend	Pathogene vertreiben, gegen Epilepsie durch Beruhigung des Shen (Geist) beruhigen, Kopf klar machen und Sehkraft stärken, Gebärmutter regulieren

!

In der Schwangerschaft nicht anwenden!

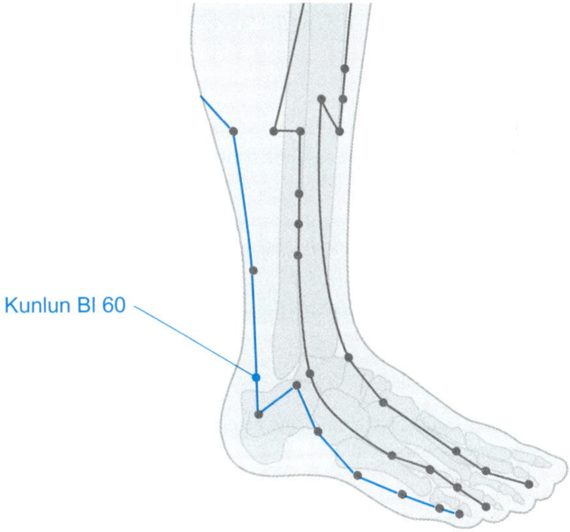
Kunlun Bl 60

3.8.8 *Zhiyin* Bl 67

Jing-(Brunnen-)Punkt

Bedeutung des Punktnamens Führen zu Yin (Ende der Yang-Blase-Leitbahn)

Lokalisation

Auf der äußeren Seite der Kleinzehe, ca. 0,1 cun proximal und lateral der Ecke des Nagels

Indikationen

- starke Kopfschmerzen
- Verstopfung der Nase, Nasenbluten
- Augenschmerzen
- Schwierige Geburt
- Steißlage (nur Moxatherapie: anwenden!)
- Hitzegefühl an der Fußsohle

Methode Schräg zum Knochen 0,2–0,5 cm tief stechen

Moxatherapie Anwendbar

Manipulation

Neutral	Leitbahnen und Nebengefäße freimachen, Qi und Blut regulieren, Yin und Yang ausgleichen (regulieren)
Tonisierend	Nieren-Qi auffüllen, tonisieren und stärken, um Menstruation zu regulieren, Behandlung bei Steißlage des Fetus und schwerer Geburt
Sedierend	Wind zerstreuen, Hitze im Bereich des Kopfes ableiten, Sehkraft stärken

!

Eine Akupunktur dieses Punkts ist in der Schwangerschaft verboten! Bei Steißlage des Kindes wird nur mit Moxa behandelt!

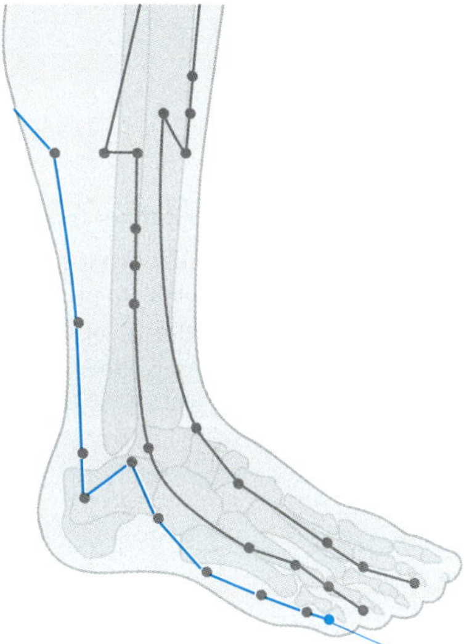
Zhiyin Bl 67

3.9 Nieren-Leitbahn

3.9.1 *Rangu* Ni 2

Ying-(Quell-)Punkt

Bedeutung des Punktnamens Natürliches Tal

Lokalisation
Anterior und inferior des inneren Malleolus, in der Mulde an der unteren Grenze der Tuberositas des Kahnbeins

Indikationen
- Zyklusunregelmäßigkeiten, spontaner Samenerguss, Uterusprolaps, Juckreiz i.B. der Vulva
- Husten und Hämoptysen wegen Lungen-Yin-Schwäche
- Schmerzen in Fußrücken und Fußgelenk

Methode Senkrecht 0,5–1 cm tief stechen

Moxatherapie Anwendbar

Manipulation

Neutral	Leitbahnen freimachen, Dreifach-Erwärmer freimachen
Tonisierend	Nieren-Yin nähren, unechte Hitze oder Feuer (durch Yin-Mangel verursachte Hitze oder Feuer), Körpersäfte produzieren
Sedierend	Ni 2 ist der einzige Punkt, der eine Ableitungsfunktion der Niere hat (Unechte Hitze oder Feuer aus Niere ableiten [Xie Xiang Huo])

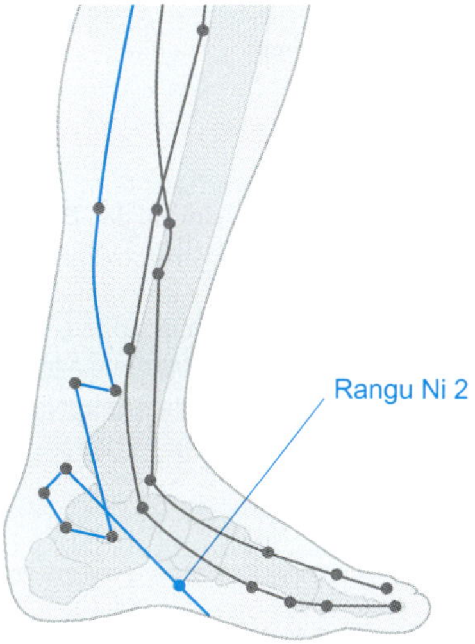
Rangu Ni 2

3.9.2 *Taixi* Ni 3

Shu-(Bach-)Punkt und Yuan-(ursprüngliches Qi-)Punkt

Bedeutung des Punktnamens Höchste Schlucht

Lokalisation

In der Mulde zwischen innerem Malleolus und Achillessehne

Indikationen

- Zyklusunregelmäßigkeiten, Menstruationsbeschwerden
- Impotenz, spontaner Samenerguss
- Bettnässen, häufiger Harndrang, Obstipation
- Schmerzen der Lendenwirbelsäule, Schmerzen der Ferse, Zahnschmerzen
- Asthma, Hämoptysen, Halsentzündung
- Diabetes
- Tinnitus, Taubheit
- Schlaflosigkeit

Methode Senkrecht 1–1,5 cm tief stechen

Moxatherapie Anwendbar

Manipulation

Neutral	Stauung der Leitbahnen beseitigen, den Fluss von Qi und Blut durch die Leitbahnen sicherstellen, Dreifach-Erwärmer durchgängig machen
Tonisierend	Nieren-Qi tonisieren, Nieren-Yin nähren, Gedächtnis fördern und Knochenmark unterstützen, Kreuz und Knie kräftigen
Sedierend	Unechte Hitze oder Feuer der Niere und Nieren-Leitbahnen ableiten

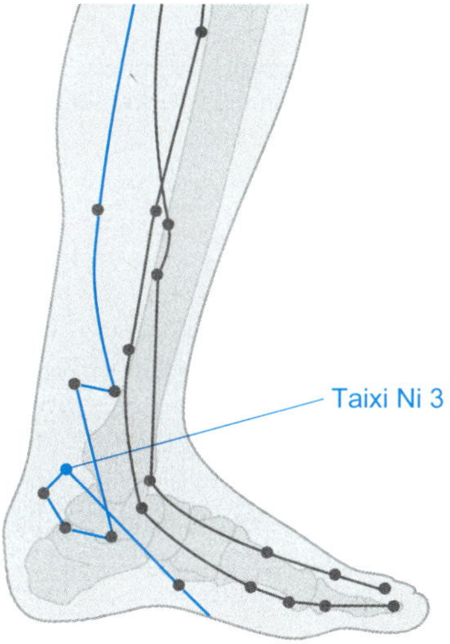
Taixi Ni 3

3

3.10 Perikard-Leitbahn (KS = Kreislauf-Sexualität-Leitbahn)

3.10.1 *Neiguan* Pe 6

Luo-(Passage-)Punkt

Bedeutung des Punktnamens Innerer Pass

Lokalisation

2 cun proximal der transversalen Handgelenkfalte, zwischen den Sehnen von Musculus palmaris longus und Musculus flexor carpi radialis

Indikationen

- Herzschmerzen, Angina pectoris, Herzklopfen, Rhythmusstörungen
- Magenschmerzen, Erbrechen, Übelkeit, Schluckauf
- Brustschmerzen, Beklemmungsgefühl i. B. der Brust, Husten, Asthma
- Steigerung der Immunität
- Depressionen, Schlafstörungen, geistige Störungen
- Schlaganfall, Lähmungen, Schwindel, Fieberkrankheiten, Arm- und Ellbogenschmerzen
- Menstruationsbeschwerden

Behandlungsoptionen

Methode Senkrecht 1–1,5 cm tief stechen

Moxatherapie Selten anwendbar

Manipulation

Neutral	Leitbahnen freimachen, Qi und Blut regulieren
Tonisierend	Sehnen nähren, Herz-Qi tonisieren, innere Unruhe beseitigen
Sedierend	Brustbeklemmung und Schluckauf beseitigen, Magen harmonisieren, um Magen-Qi nach unten abzuführen, Blut aktivieren, um Blut-Stagnation zu beseitigen, Unruhe beseitigen, Schmerzen stillen

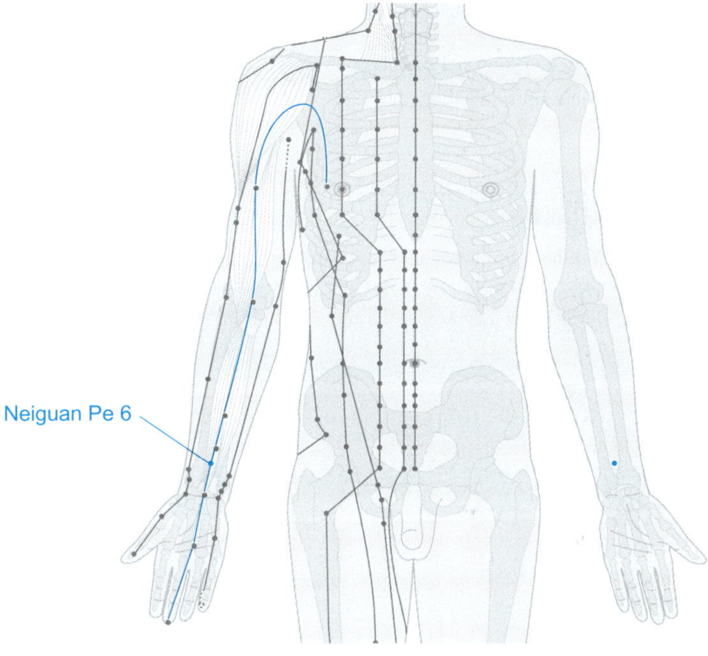
Neiguan Pe 6

3.11 Dreifacher-Erwärmer-Leitbahn

3.11.1 *Zhongzhu* 3E 3

Shu-(Bach-)Punkt

Bedeutung des Punktnamens Mittlere Insel

Lokalisation

Auf dem Handrücken zwischen dem 4. und 5. Metakarpalknochen, in der Mulde proximal des metakarpophalangealen Gelenks

Indikationen

- Schulter-Arm-Syndrom, Tennisellbogen, Bewegungseinschränkungen der Finger
- Tinnitus, Taubheit, Halsentzündung, fiebrige Erkrankungen, Kopfschmerzen, Rötung der Augen

Methode Senkrecht 1–1,5 cm tief stechen

Moxatherapie Nicht oft anwendbar

Manipulation

Neutral	Leitbahnen durchgängig machen, funktionelle Aktivität des Qi regulieren
Tonisierend	Yin nähren, um Sehnen zu kräftigen
Sedierend	Hitze und Feuer ausleiten, Qi- und Blut-Stagnation lösen, Qi von Dreifacher-Erwärmer-Leitbahn (San-Jiao) regulieren

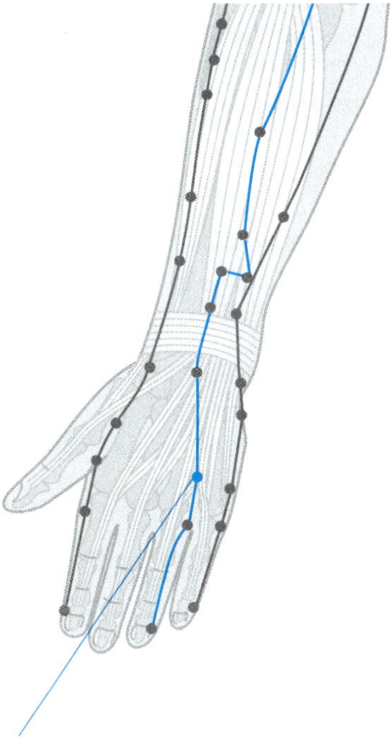
Zhongzhu 3E 3

3.11.2 *Waiguan* 3E 5

Luo-(Passage-)Punkt

Bedeutung des Punktnamens Äußerer Pass

Lokalisation

2 cun über dem Mittelpunkt der äußeren Handgelenkfalte zwischen Radius und Ulna

Indikationen

- Fieber wegen Erkältung, Kopfschmerzen, Migräne, Rötung der Augen
- Tinnitus, Taubheit
- Schmerzen in Lunge, Ellbogen, Arm, Finger, Zittern der Hände, Lähmungen
- Obstipation

Methode Senkrecht 1–2 cm tief stechen

Moxatherapie Anwendbar

Manipulation

Neutral	Leitbahnen durchgängig machen
Tonisierend	Yin nähren, um Sehnen zu kräftigen
Sedierend	Wind zerstreuen, äußere Pathogene austreiben, Dreifacher-Erwärmer-Leitbahn durchgängig machen, Hitze ausleiten

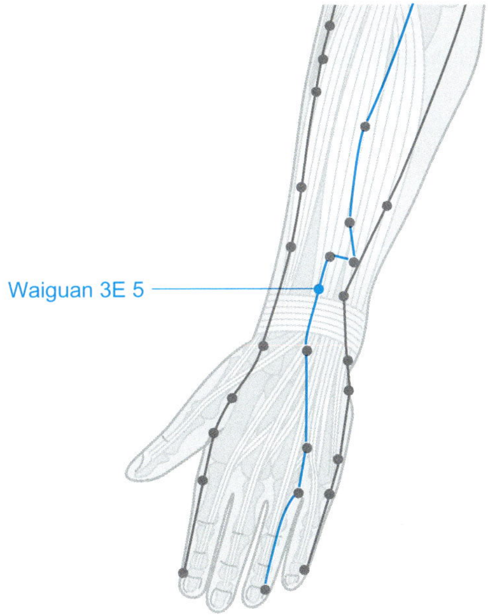
Waiguan 3E 5

3.11.3 Yifeng 3E 17

Bedeutung des Punktnamens Windschirm

Lokalisation

Posterior des Ohrläppchens in der Mulde zwischen Unterkiefer und Processus mastoideus

Indikationen

- Tinnitus, Taubheit
- Fazialisparese, Schwellungen der Wange, Schmerzen im Kiefergelenk

Methode Senkrecht 1–1,5 cm tief stechen

Moxatherapie Nicht oft anwendbar

Manipulation

Neutral	Leitbahnen durchgängig machen
Tonisierend	Leitbahnen und Nebengefäße nähren, um Hörkraft zu stärken
Sedierend	Äußeren Gehörgang freimachen und reinigen, Hitze ausleiten und abschwellen

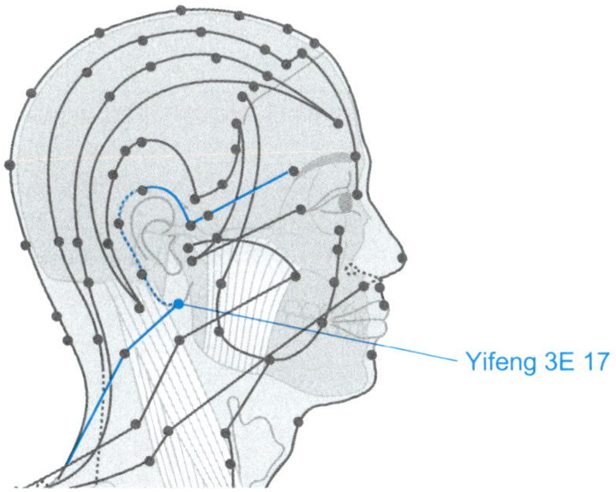
Yifeng 3E 17

3.12 Gallenblasen-Leitbahn

3.12.1 *Fengchi* Gb 20

Bedeutung des Punktnamens Windteich

Lokalisation

Im Nacken unter dem Okzipitalknochen, in der Mulde zwischen oberem Anteil des M. sternocleidomastoideus und des M. trapezius

Indikationen

- Kopfschmerzen, Schwindel, Hypertonie, Lähmungen, Fazialisparese, Erkältung, fieberhafte Erkrankungen
- Schulterschmerzen, Nackensteifheit
- Augenerkrankungen, Rhinitis
- Schlaflosigkeit

Methode Senkrecht 1,5–2 cm in Richtung auf das gegenüber liegende Auge stechen

Moxatherapie Anwendbar

Manipulation

Neutral	Obstruktion der Leitbahnen beseitigen, Blockierungen der sieben Öffnungen lösen
Tonisierend	Gehirn tonisieren, Sehkraft stärken, Yin nähren und Sehnen stärken
Sedierend	Wind zerstreuen, Hitze ableiten und reinigen, Sehkraft und Hörkraft stärken, Leber-Yang nach unten leiten, Bewusstsein wiedererlangen und wiederbeleben, innere Unruhe beseitigen

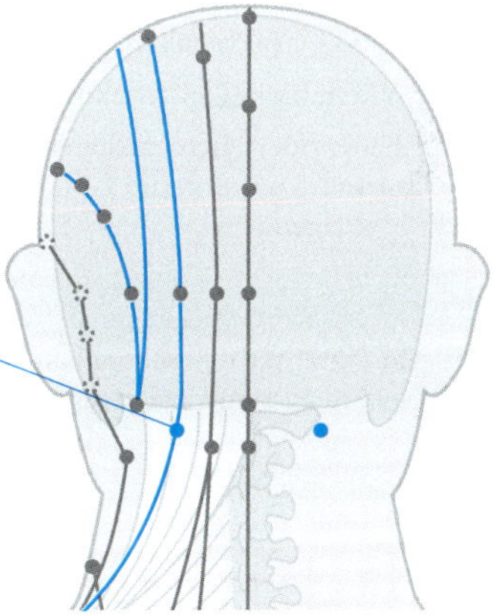
Fengchi Gb 20

3.12.2 *Riyue* Gb 24

Mu-(Alarm-)Punkt der Gallenblase

Bedeutung des Punktnamens Sonne und Mond

Lokalisation

Unterhalb der Mamille, zwischen dem Knorpel der 7. und 8. Rippe, eine Rippe unter dem Punkt *Qimen* Le 14

Indikationen

- Gallensteine, Gallenblasenentzündung, Neuralgien im Rippenbereich
- Ikterus
- Erbrechen, Aufstoßen, Schluckauf
- Leber-Galle-Energiestauung

Methode Schräg oder flach 1–2 cm in Richtung nach außen stechen

Moxatherapie Anwendbar

Manipulation

Neutral	Magen und Darm regulieren
Tonisierend	Leber-Yin nähren, Gallensekretion fördern
Sedierend	Leber-Feuer oder Hitze ausleiten, Nässe-Hitze im mittleren Erwärmer ableiten, Funktion der Gallenblase normalisieren und Gelbsucht beseitigen

!

Dies ist der wichtigste Punkt für die Behandlung von Gallensteinen und Gallenbeschwerden. Auf keinen Fall zu senkrecht stechen, es besteht Verletzungsgefahr der Lunge!

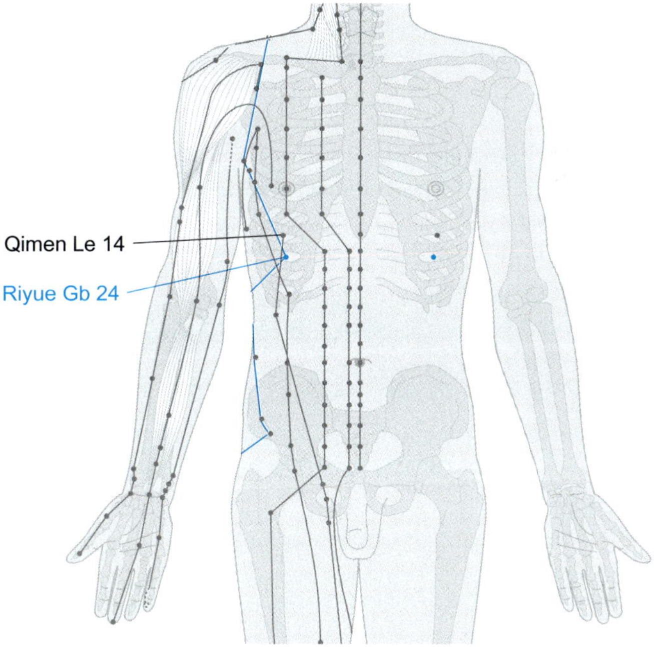
Qimen Le 14
Riyue Gb 24

3.12.3 *Huantiao* Gb 30

Bedeutung des Punktnamens Hüftgelenkpunkt

Lokalisation

Zwischen dem äußeren und mittleren Drittel einer Linie vom Trochanter major zum Hiatus sacralis. Man findet diesen Punkt in Seitenlage bei abgewinkeltem Bein.

Indikationen

- Ischialgie, Hüftschmerzen, Hemiplegie, Lumbalgie, Schmerzen der unteren Extremitäten, Muskelatrophie
- allgemeiner Juckreiz
- Knie- und Knöchelschmerzen

Methode In Seitenlage mit abgewinkeltem Bein senkrecht 2–5 cm tief stechen; stimulieren, bis das Nadelgefühl bis zu den Zehen geht

Moxatherapie Anwendbar

Manipulation

Neutral	Leitbahnen durchgängig machen, Leitbahn-Qi regulieren
Tonisierend	Leitbahnen freimachen, durch Wärme
Sedierend	Wind zerstreuen, Vertreiben von Kälte und Nässe durch Wärme (z. B. Moxibustion), Blut aktivieren, um Stagnation zu lösen

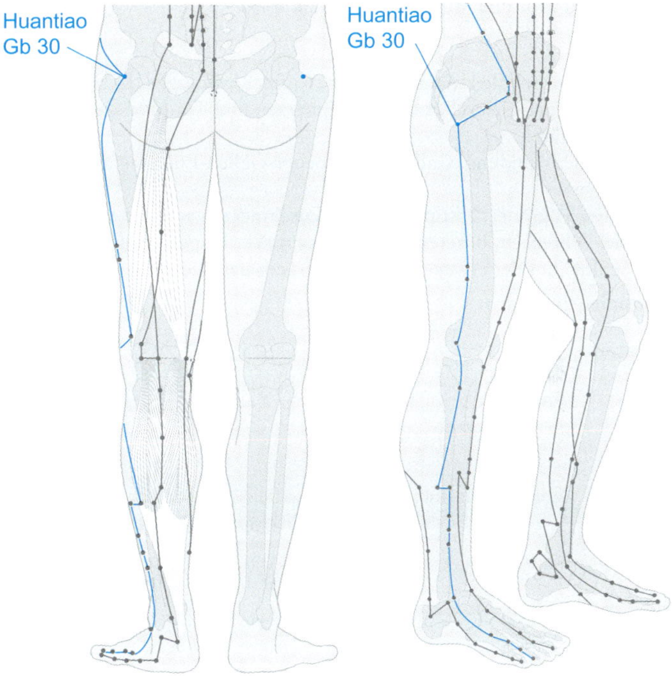
Huantiao
Gb 30
Huantiao
Gb 30

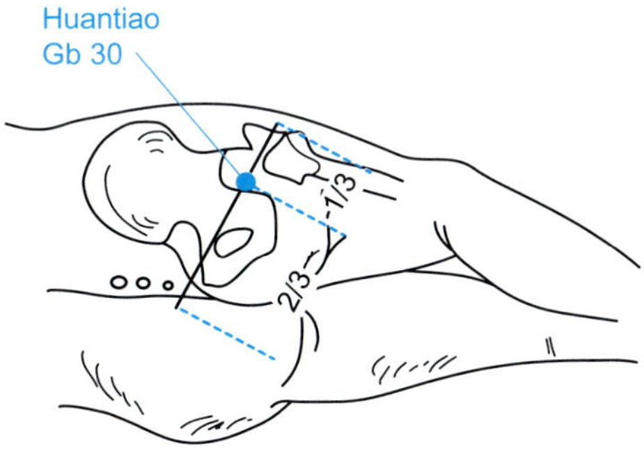
Huantiao
Gb 30
1/3
2/3

3.12.4 *Yanglingquan* Gb 34

He-(Meer-)Punkt

Bedeutung des Punktnamens Hügelquelle des Yang (außen)

Lokalisation

In der Mulde anterior und inferior des Fibulakopfs

Indikationen

- Knieschmerzen, Schulter-Arm-Syndrom, Knieschwellungen, Ischialgie, Muskelatrophie, Bewegungseinschränkung, Schmerzen und Taubheitsgefühl in den unteren Extremitäten
- Gallenblasenentzündung, Gallensteine, Leber-Gallen-Energiestauung, Oberbauchschmerzen
- Hypertonie, Migräne, Obstipation, Magenschmerzen wegen Leber-Magen-Disharmonie, Erbrechen, bitterer Zungengeschmack, Hypermenorrhö

Methode Senkrecht oder etwas nach unten 1–2 cm tief stechen

Moxatherapie Anwendbar

Manipulation

Neutral	Leitbahnen freimachen, Yin und Yang der Gallenblasen-Leitbahn harmonisieren
Tonisierend	Kreuz und Knie tonisieren, Yin nähren, um Sehnen zu stärken
Sedierend	Leber-Stagnation beseitigen, Gallensekretion fördern, Nässe und Hitze ableiten und reinigen, Leitbahnen freimachen

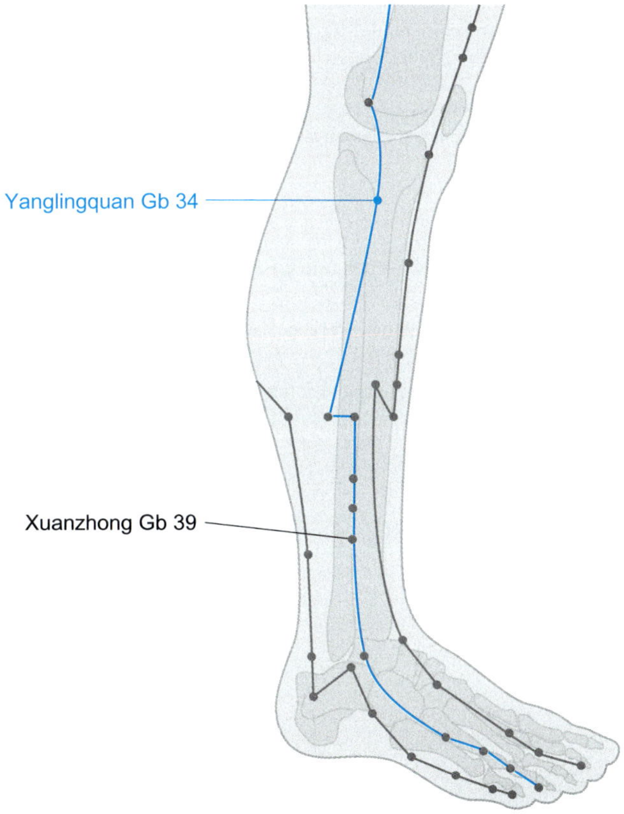
Yanglingquan Gb 34
Xuanzhong Gb 39

3.12.5 *Xuanzhong* Gb 39 (auch bekannt als *Juegu*)

Bedeutung des Punktnamens Hängende Glocke

Lokalisation

3 cun über der Spitze des äußeren Malleolus, in der Mulde zwischen hinterem Rand der Fibula und den Sehnen von Musculus peronaeus longus und Musculus peronaeus brevis

Indikationen

- Körperlähmung, Knie- und Beinschmerzen
- Nackensteifheit, Kopfschmerzen, Migräne
- Völlegefühl in der Brust, Spannungsschmerz im Bauch, Schmerzen im Hypochondrium
- Fußpilz, Hämorrhoiden

Methode Senkrecht 1–1,5 cm tief stechen

Moxatherapie Anwendbar

Manipulation

Neutral	Leitbahnen freimachen, um Qi-Fluss in der Gallenblasen-Leitbahn zu fördern
Tonisierend	Knochen und Sehnen stärken, Knochenmark und Essenz unterstützen und tonisieren
Sedierend	Hitze ableiten, Qi-Stagnation beseitigen, um Schmerzen zu stillen

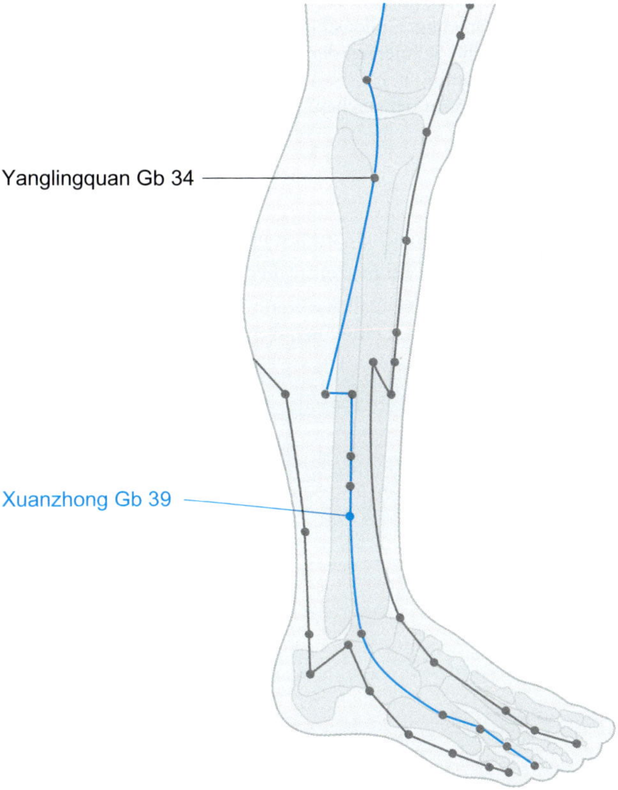
Yanglingquan Gb 34
Xuanzhong Gb 39

3.12.6 *Qiuxu* Gb 40

Yuan-(Quell-)Punkt

Bedeutung des Punktnamens Feld am Hügel

Lokalisation

Anterior und inferior des äußeren Malleolus, in der Mulde auf der äußeren Seite des Musculus extensor digitorum longus

Indikationen

- Schmerzen im Hypochondrium (am Rippenbogen), Brustschmerzen
- saures Aufstoßen, Erbrechen, Gallensteine, Cholezystitis
- Ischialgie, Schwäche und Schmerzen der unteren Extremitäten, Fußgelenkschmerzen, Muskelatrophie

Methode Senkrecht 0,5–1,5 cm tief stechen

Moxatherapie Anwendbar

Manipulation

Neutral	Leitbahnen freimachen, insbesondere die Gallenblasen-Leitbahn
Tonisierend	Yin nähren, um Sehnen zu stärken
Sedierend	Leber besänftigen, Gallensekretion fördern, Hitze ableiten, Stagnation beseitigen, Leitbahnen freimachen

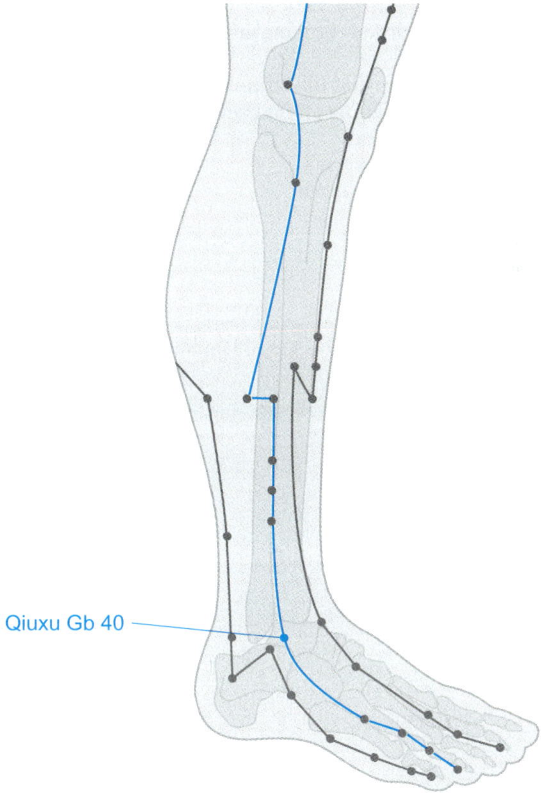
Qiuxu Gb 40

3.13 Leber-Leitbahn

3.13.1 *Taichong* Le 3

Shu-(Bach-)Punkt/Yuan-(ursprüngliches Qi-)Punkt

Bedeutung des Punktnamens Höchster Angriffspunkt

Lokalisation

In der Mulde distal des Übergangs vom 1. zum 2. Metatarsalknochen

Indikationen

- Kopfschmerzen, Schwindel, Augenrötung und -schmerzen, Halsschmerzen, Hypertonie, Schlaflosigkeit
- Bauchschmerzen, Blähungen, Ikterus, Erbrechen, Aufstoßen, Diarrhö
- Hernien, Bettnässen, Blutungen ex utero, Harnverhaltung
- Krämpfe bei Kindern, Epilepsie
- Beinschmerzen, Fußgelenkschmerzen

Methode Senkrecht 1–1,5 cm tief stechen

Moxatherapie Anwendbar

Manipulation

Neutral	Obstruktion der Leitbahnen beseitigen, den Fluss von Qi und Blut durch die Leitbahnen sicherstellen, funktionelle Aktivität des Qi regulieren
Tonisierend	Blut nähren, Leber regulieren, mit Moxibustion: Leber wärmen, Kälte vertreiben
Sedierend	Leber besänftigen, Qi regulieren, Hitze oder Feuer ableiten, um Leber zu beruhigen, inneren Wind zerstreuen, um Leber-Yang zu unterdrücken

!

In der Schwangerschaft nicht anwenden!

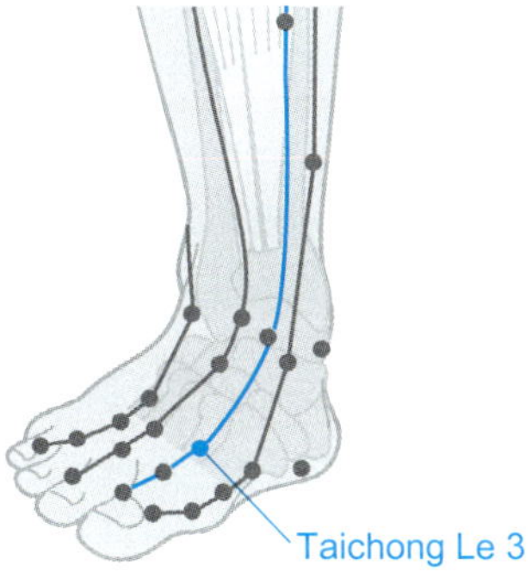
Taichong Le 3

3.13.2 *Qimen* Le 14

Mu-(Alarm-)Punkt der Leber

Bedeutung des Punktnamens Tor der Zeit (Tor der Hoffnung)

Lokalisation

Auf der Linea mamillaris im 6. Interkostalraum, 2 Rippen unterhalb der Brustwarze

Indikationen

- Schmerzen in Brust und Hypochondrium (am Rippenbogen), z. B. bei Gallensteinen, chronischer Hepatitis u. a.
- Erbrechen, Schluckauf, Blähungen, Beklemmungsgefühl in der Brust
- psychische Beschwerden, Menstruationsschmerzen

Methode Schräg oder flach entlang der Rippe 1–2 cm tief nach hinten stechen

Moxatherapie Anwendbar

Manipulation

Neutral	Obstruktion der Leitbahnen beseitigen, den Fluss von Qi und Blut durch die Leitbahnen sicherstellen, Leber besänftigen, Qi-Stagnation der Leber beseitigen
Tonisierend	–
Sedierend	Leber-Hitze ableiten, Leber kühlen, Qi regulieren, um Leber, Magen und Milz zu harmonisieren, Blut-Stauung auflösen, gegen Verdauungsstörung

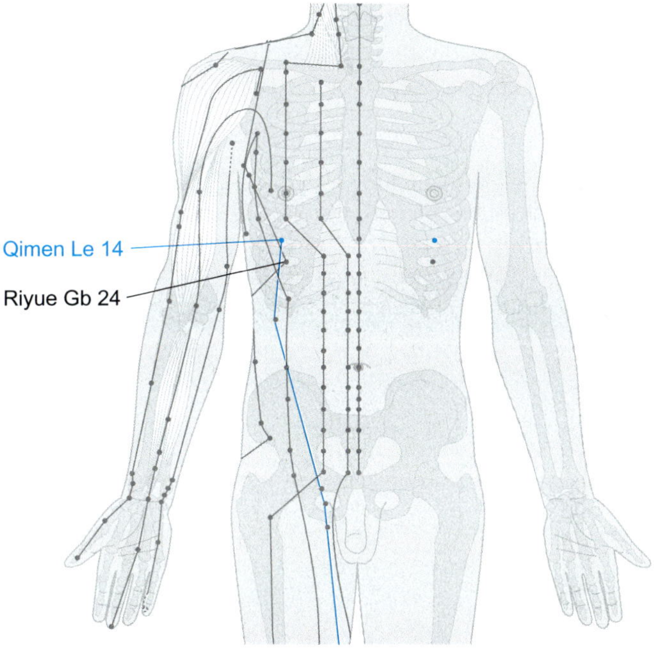
Qimen Le 14
Riyue Gb 24

3.14 Lenkergefäß (Du Mai)

3.14.1 *Mingmen* LG 4

Bedeutung des Punktnamens Tor des Lebens

Lokalisation
Unterhalb des Processus spinosus des 2. Lendenwirbels

Indikationen
- Lumbago durch Nieren-Energieschwäche, Steifheit im Rücken
- Fluor albus, Impotenz, spontaner Samenerguss, Bettnässen
- Schwindel und Tinnitus
- kalte Hände und Füße
- Immunschwäche

Methode Senkrecht oder leicht schräg nach oben 1–2 cm tief stechen

Moxatherapie Wichtiger Punkt zur Moxatherapie

Manipulation

Neutral	Obstruktion der Leitbahnen beseitigen, den Fluss von Qi und Blut durch die Leitbahnen sicherstellen, Qi und Blut regulieren
Tonisierend	Nieren-Yang stärken und tonisieren, Abwehrsteigerung, Milz-Yang stärken, Milz wärmen (z. B. mit Moxibustion)
Sedierend	Leitbahn-Qi regulieren, Blockade und Stagnation auflösen

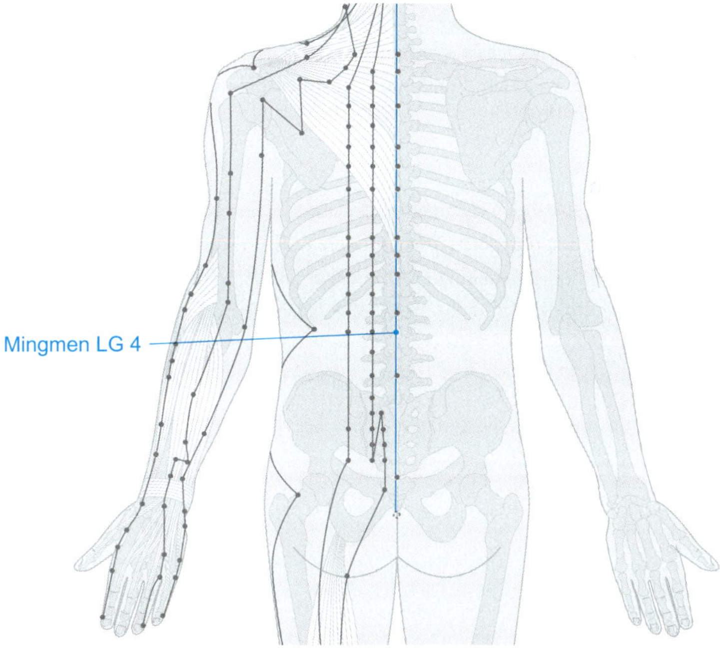
Mingmen LG 4

3.14.2 *Dazhui* LG 14

Bedeutung des Punktnamens Großer Wirbel

Lokalisation

Mittelpunkt auf einer Geraden zwischen Processus spinosus des 7. Halswirbels und des 1. Brustwirbels, ungefähr auf Höhe der Schulter

Indikationen

- fieberhafte Erkrankungen inkl. Malaria, Erkältungen, Fieber am Nachmittag, Asthma bronchiale, Krämpfe bei Kindern, Hitzschlag
- Steifheit in Nacken und Rücken, Kopfschmerzen, Epilepsie, Nasenbluten, Hautkrankheiten, Allergien
- Immunschwäche, Schwäche nach Chemo- und Radiotherapie, kalte Hände und Füße, Yang-Energieschwäche

Methode Senkrecht oder leicht schräg nach oben 1–2 cm tief stechen

Moxatherapie Sehr wichtiger Punkt zur Moxatherapie und auch zum Blutenlassen oder zu blutigem Schröpfen

Manipulation

Neutral	Leitbahnen durchgängig machen, Schmerzen stillen
Tonisierend	Yang tonisieren (insbesondere Lungen-Yang) und festigen
Sedierend	Hitze ableiten, Du Mai (Lenkergefäße, LG) freimachen, Spasmus und Rigidität des Halses und Rückens lindern oder auflösen

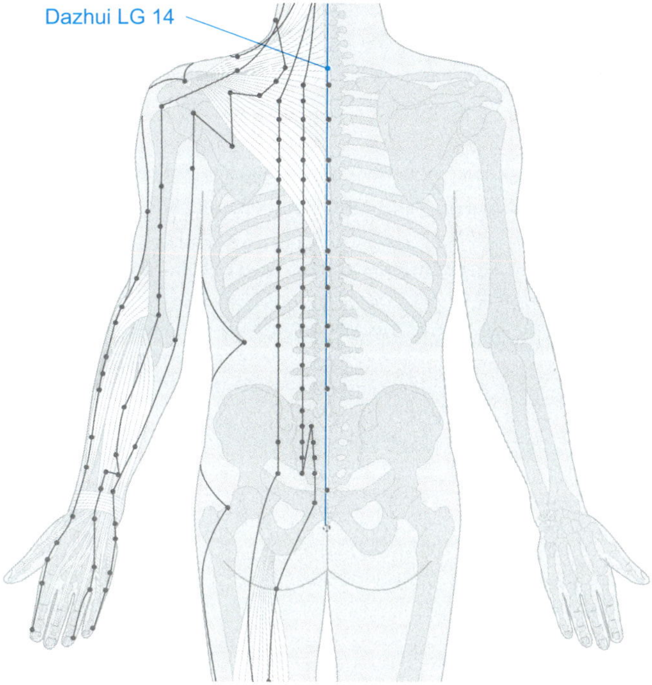
Dazhui LG 14

3.14.3 *Baihui* LG 20

Bedeutung des Punktnamens Treffpunkt aller Yang-Energien

Lokalisation

In der Mitte auf einer Verbindungslinie zwischen den beiden Ohrmuschelwurzeln, 7 cun über der posterioren Haaransatzlinie

Indikationen

- Kopfschmerzen, Schwindel, Epilepsie, Schlaganfall, Ohnmacht, Schlaflosigkeit, Sprachstörungen
- Bettnässen, Diarrhö
- Rektumprolaps, Uterusprolaps
- Tinnitus, Verstopfung der Nase

Methode Flach nach hinten oder vorn 1–2 cm entlang dem Schädelknochen stechen

Moxatherapie Anwendbar (meistens mit Unterlage von Ingwerscheibe)

Manipulation

Neutral	Blut aktivieren, Leitbahnen freimachen, Schmerzen stillen
Tonisierend	Qi tonisieren, Yang aufrichten, z. B. mit Moxibustion
Sedierend	Inneren Wind zerstreuen, Yang nach unten regulieren, Bewusstsein wiedererlangen, Du Mai (LG-Leitbahn) freimachen

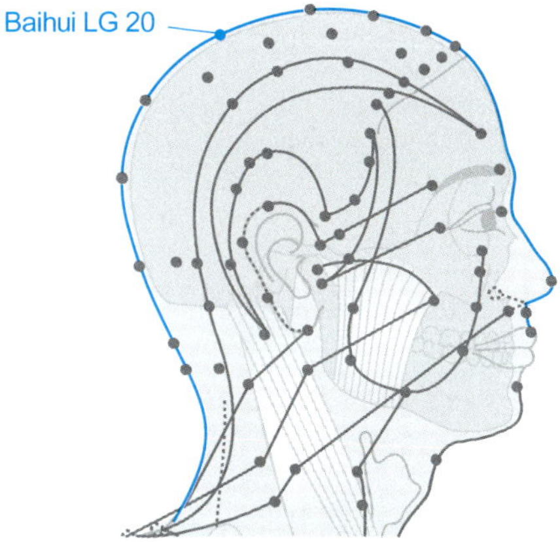
Baihui LG 20

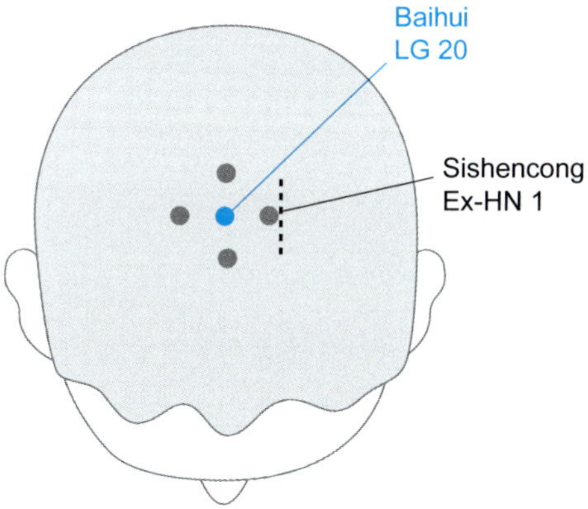
Baihui
LG 20
Sishencong
Ex-HN 1

3.14.4 *Renzhong* LG 26 (auch bekannt als *Shuigou*)

Bedeutung des Punktnamens Wichtigster Punkt des Menschen, Wassergraben

Lokalisation

Unterhalb der Nase, etwas über dem Mittelpunkt des Philtrum (die mediane Rinne der Oberlippe), oberes Drittel

Indikationen

- Koma, Ohnmacht, Epilepsie, Hysterie, Hitzschlag, Schlaganfall, Fieberkrampf
- Fazialisparese, Zahnschmerzen, Gesichtsschwellungen
- Nasenbluten, Verstopfung der Nase
- Lumbalgie, Ischialgie, Wirbelschmerzen

Methode Schräg nach oben 0,5–1 cm tief stechen

Moxatherapie Nicht anwendbar

Manipulation

Neutral	Du Mai(LG-Leitbahn)-Qi aktivieren und regulieren
Tonisierend	Kaum
Sedierend	Bewusstsein nach Kollaps oder Scheintod wiedererlangen, Leitbahnen und Nebengefäße am Gesicht freimachen

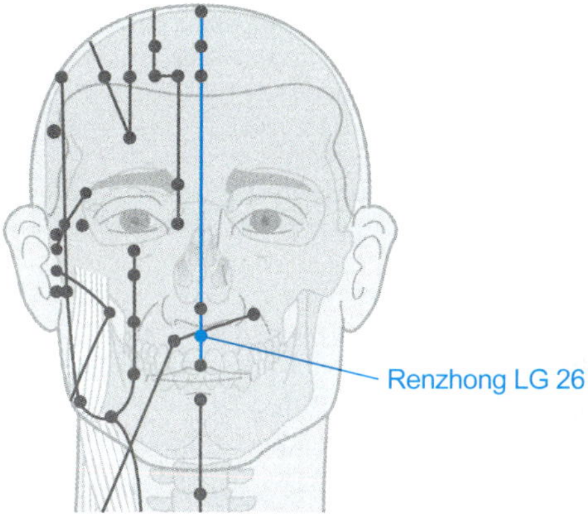
Renzhong LG 26

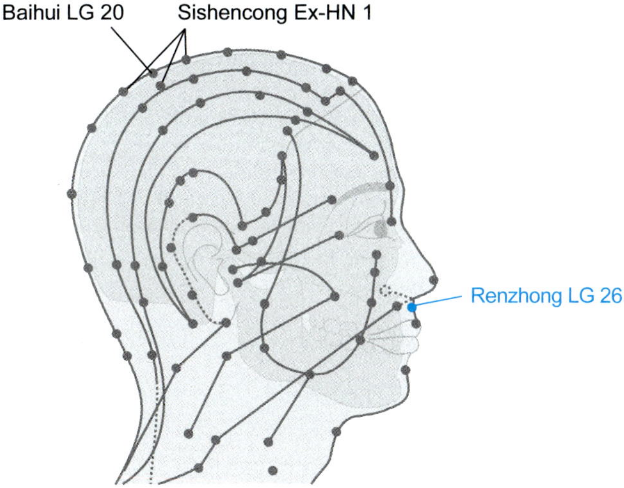
Baihui LG 20
Sishencong Ex-HN 1
Renzhong LG 26

3.15 Konzeptionsgefäß (Ren Mai)

3.15.1 *Guanyuan* KG 4

Mu-(Alarm-)Punkt des Dünndarms

Bedeutung des Punktnamens Grenze der Lebenskraft

Lokalisation

Auf der Mittellinie des Abdomens (Linea mediana anterior). Wird diese vom Nabel bis zur Symphyse in 5 Teile geteilt, so liegt er ⅗ unterhalb des Nabels.

Indikationen

- häufiger Harndrang
- spontaner Samenerguss, Impotenz
- Zyklusunregelmäßigkeiten, Dysmenorrhö, Amenorrhö, Fluor albus, Blutung ex utero, Unfruchtbarkeit
- Rektumprolaps, Uterusprolaps
- chronische Diarrhö, Blähungen, Bauchschmerzen
- Immunschwäche, Müdigkeit, kalte Hände und Füße, Schlaflosigkeit

Methode Senkrecht 1,5–3 cm tief stechen

Moxatherapie Einer der wichtigsten Punkte zur Moxatherapie, kann lang und häufig angewendet werden.

Manipulation

Neutral	Du Mai (LG-Leitbahn) und Ren Mai (KG-Leitbahn) durchgängig machen und regulieren, Qi und Blut aktivieren und regulieren
Tonisierend	Chong Mai (eine der acht außerordentlichen Leitbahnen) und Ren Mai (KG-Leitbahn) tonisieren und regulieren, Nieren-Qi und Nierenfunktion stärken, mit Moxibustion: Nieren-Yang (Yuan Qi) stärken, tonisieren, Yang revitalisieren und stärken, um Kollaps zu verhindern, Chong Mai und Ren Mai (KG-Leitbahn) wärmen und tonisieren, Kälte beseitigen, um Schmerzen zu stillen
Sedierend	Menstruation fördern, Blutkreislauf fördern, lokale Blockade im Unterbauch lösen

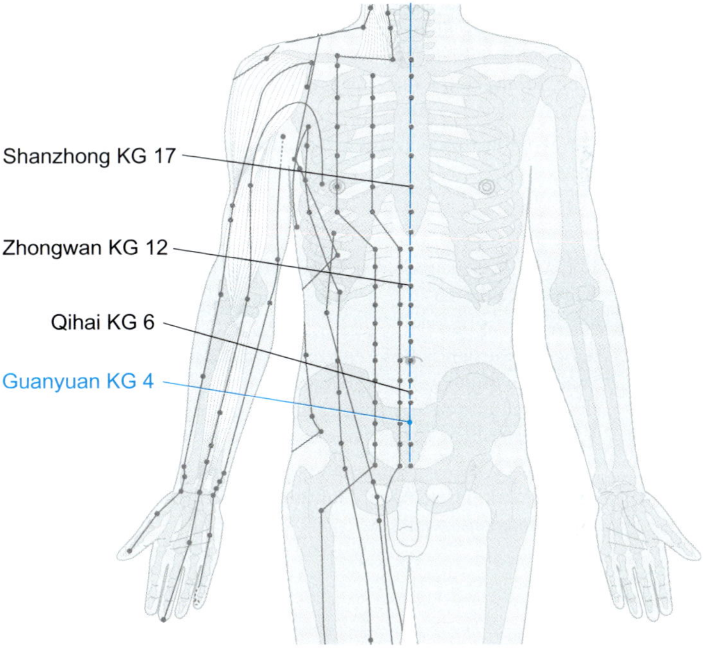
Shanzhong KG 17
Zhongwan KG 12
Qihai KG 6
Guanyuan KG 4

3

3.15.2 *Qihai* KG 6

Bedeutung des Punktnamens Meer der Energieproduktion (Meer des Qi)

Lokalisation

Auf der Mittellinie des Abdomens (Linea mediana anterior), in der Mitte zwischen Nabel und KG 4, 1,5 cun unter dem Bauchnabel

Indikationen

- Bauchschmerzen (besonders unteres Abdomen), Obstipation, Bettnässen, Ödeme, Hernien
- Impotenz, spontaner Samenerguss
- Zyklusunregelmäßigkeiten, Fluor albus, Blutung ex utero
- Schlaganfall, Bewusstlosigkeit, Ohnmacht
- Immunschwäche, Müdigkeit, kalte Hände und Füße

Methode Senkrecht 1,5–2 cm tief stechen

Moxatherapie Zur Moxibustion sehr gut geeignet, kann lang und häufig angewendet werden.

Manipulation

Neutral	Ren Mai (KG-Leitbahn) freimachen und regulieren, Qi im ganzen Körper regulieren
Tonisierend	Nieren-Qi (Yuan Qi) ergänzen, stärken, Chong Mai (einer von acht außerordentlichen Leitbahnen) und Ren Mai (KG-Meridian) tonisieren und regulieren, Nieren-Qi und Nierenfunktion stärken, um Samenfluss zu verbessern, mit Moxibustion: Yang wärmen, Kälte vertreiben, Yang revitalisieren und stärken, um Kollaps zu verhindern
Sedierend	Qi-Stagnation beseitigen, funktionelle Aktivität des Qi regulieren, um Schmerzen zu stillen

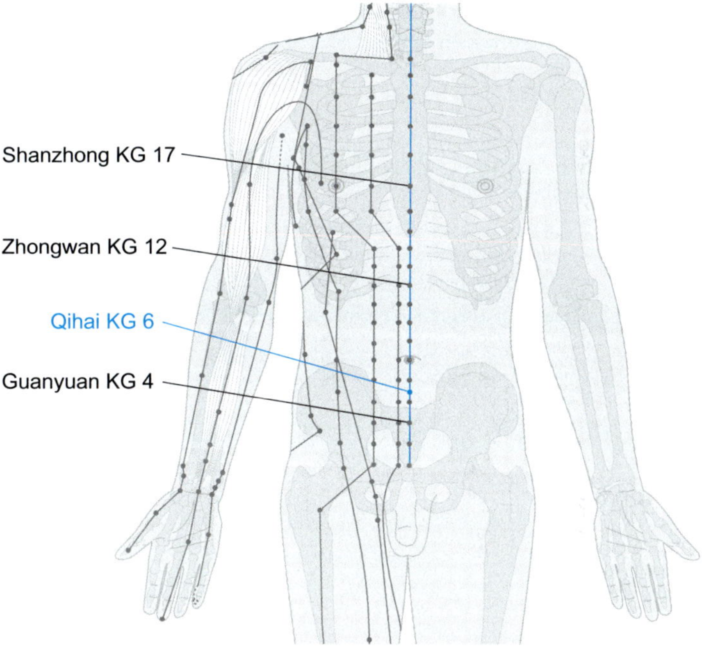
Shanzhong KG 17
Zhongwan KG 12
Qihai KG 6
Guanyuan KG 4

3.15.3 *Zhongwan* KG 12

Mu-(Alarm-)Punkt des Magens

Bedeutung des Punktnamens Mitte des Magens

Lokalisation

Auf der Mittellinie des Abdomens (Linea mediana anterior), genau in der Mitte zwischen Nabel und Schwertfortsatzspitze

Indikationen

- Magenschmerzen, Magengeschwür, chronische Gastritis, unverdaute Nahrung im Stuhl, Erbrechen, Blähungen, Diarrhö
- Hypertonie, manische Störungen, Schlaflosigkeit, Unruhe

Methode Senkrecht 1,5–3 cm tief stechen

Moxatherapie Zur Moxibustion sehr gut geeignet, kann lang und häufig angewendet werden.

Manipulation

Neutral	Ren Mai (KG-Leitbahn) freimachen und regulieren, Magen-Qi regulieren
Tonisierend	Magen-Qi tonisieren und regulieren, Magen und Milz stärken, um Verdauung anzuregen, mit Moxibustion: Magen wärmen, Kälte vertreiben, Schmerzen stillen
Sedierend	Magen-Qi ableiten, Verdauung anregen, Magen Hitze ableiten und reinigen

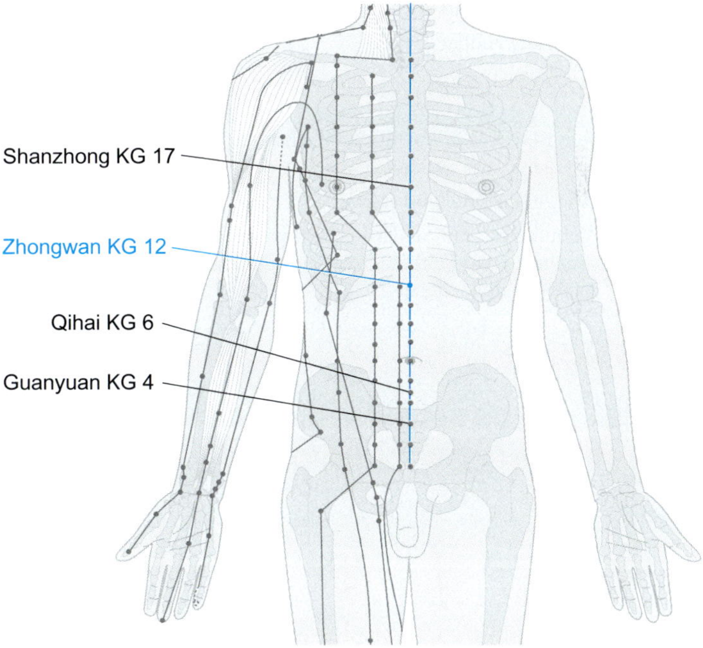
Shanzhong KG 17
Zhongwan KG 12
Qihai KG 6
Guanyuan KG 4

3.15.4 *Shanzhong* KG 17

Mu-(Alarm-)Punkt des Perikards

Bedeutung des Punktnamens Mitte der Brust

Lokalisation

Auf der Mittellinie des Brustbeins zwischen den Mamillen, in Höhe des 4. Rippenzwischenraums

Indikationen

- Husten, Asthma, Brustbeklemmung, Schluckauf
- Herzklopfen, Schmerzen in der Brust, koronare Erkrankungen
- Kloßgefühl im Hals, Schlafstörungen, Muttermilchmangel

Methode Tangential 1–3 cm entlang dem Sternum nach unten stechen

Moxatherapie Selten anwendbar

Manipulation

Neutral	Ren Mai (KG-Leitbahn) freimachen und regulieren, Qi und Blut regulieren und durchgängig machen
Tonisierend	Zong-Qi nähren und stärken
Sedierend	Verteilungsfunktion der Lunge fördern, Lungen-Qi unterleiten, Qi regulieren und Leitbahn freimachen, Brustbeklemmung lindern, Schluckauf beseitigen

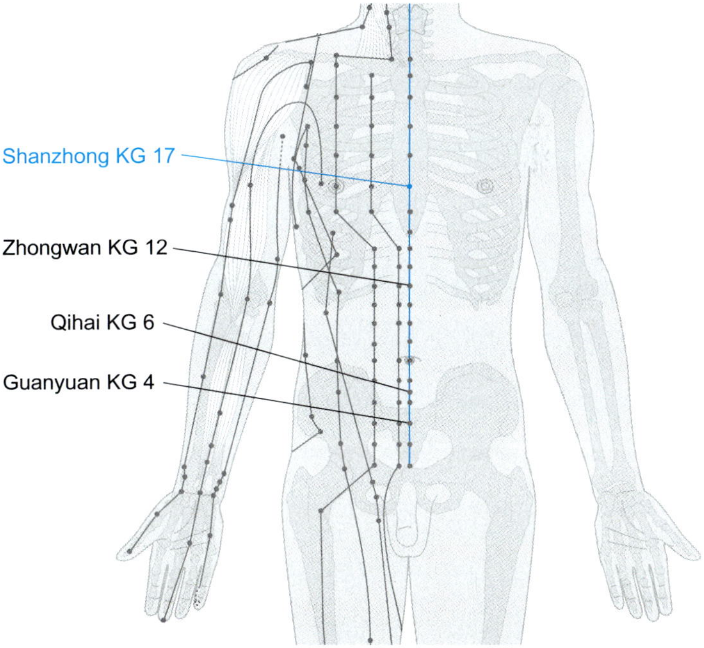
Shanzhong KG 17
Zhongwan KG 12
Qihai KG 6
Guanyuan KG 4

3.16 Lokalisation der 10 bedeutendsten Extrapunkte, Indikationen und Behandlungsmethoden

Abbildung der 50 wichtigsten Leitbahnpunkte und 10 bedeutendsten Extrapunkte
▶ Abb. A.2

3.16.1 *Bafeng* Ex-LE 10

Bedeutung des Punktnamens Acht Punkte zwischen den Schwimmhäuten der Füße

Lokalisation

Auf dem Fußrücken am Ende der Schwimmhautfalte zwischen den 5 Zehen; an jedem Fuß 4 Punkte

Indikationen

- Parästhesien und Schmerzen der Füße
- Rötung und Schwellung des Fußrückens
- Krämpfe und Spasmen der Füße
- Fußpilz

Methode Schräg ca. 0,5–1cm in Richtung auf die Fußwurzel stechen

Moxatherapie Anwendbar

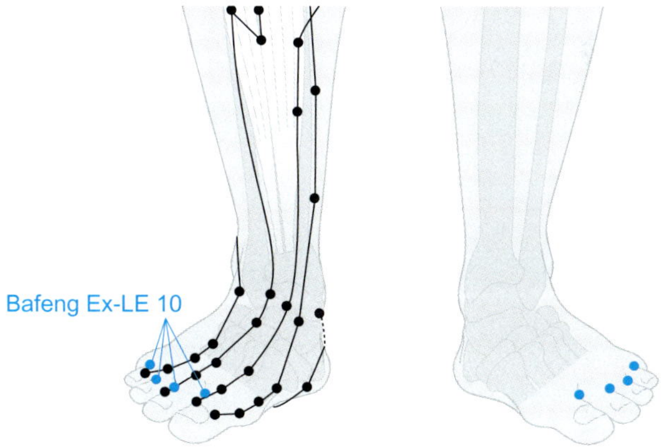
Bafeng Ex-LE 10

3.16.2 *Baxie* Ex-UE 9

Bedeutung des Punktnamens Acht Punkte zwischen den Schwimmhäuten der Hände

Lokalisation

Auf dem Handrücken am Ende der Schwimmhautfalte zwischen den 5 Fingern; an jeder Hand 4 Punkte.

Indikationen

- Parästhesien der Hände, Schmerzen an den Handgelenken
- Rötung und Schwellung des Handrückens
- Krämpfe und Spasmen der Finger

Methode Schräg ca. 0,5–1 cm in Richtung auf die Handwurzel stechen

Moxatherapie Anwendbar

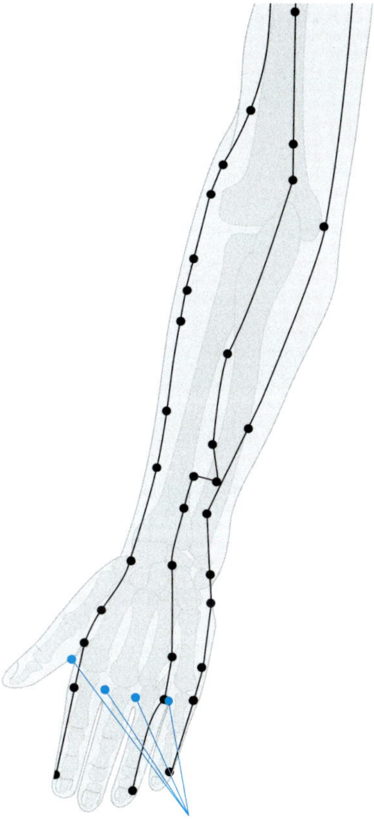
Baxie Ex-UE 9

3.16.3 *Dingchuan* **Ex-B 1**

Bedeutung des Punktnamens Asthmastillen

Lokalisation

0,5 cun lateral von *Dazhui* LG 14

Indikationen

- Asthma, Husten
- Nackensteifheit, Schmerzen in Schulter und Rücken

Methode Schräg 1 cm in Richtung Wirbelkörper stechen

Moxatherapie Anwendbar

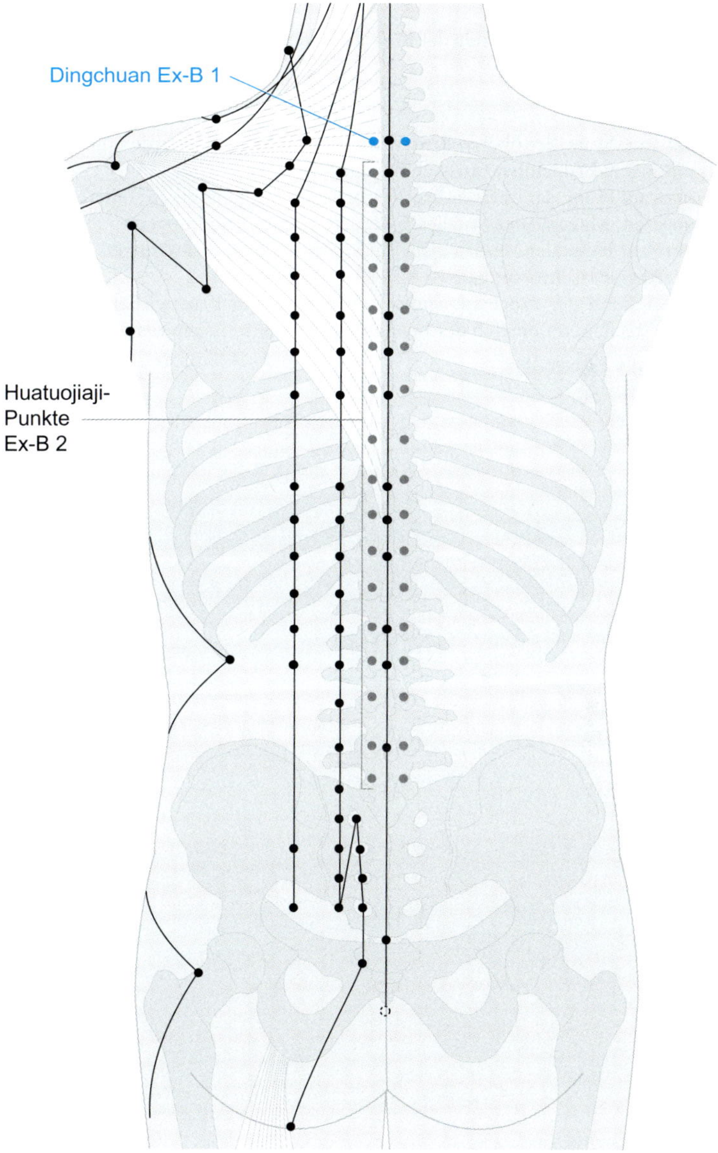
Dingchuan Ex-B 1
Huatuojiaji-
Punkte
Ex-B 2

3.16.4 *Huatuojiaji*-Punkte Ex-B 2 (17 Punkte)

Bedeutung des Punktnamens Dr. Hua Tuos Punkte am Rücken

Lokalisation

Paravertebral am äußeren Ende der Processus spinosi von 1. Brustwirbel bis 5. Lendenwirbel

Indikationen

- Punkte auf Höhe der oberen Brustwirbelsäule: Herzbeschwerden, Lungenerkrankungen, Bronchitis, Brustschmerzen
- Punkte auf Höhe der unteren Brustwirbelsäule: Gallenkoliken, Oberbauchschmerzen, Magen- und Milzbeschwerden, Lebererkrankungen
- Punkte auf Höhe der Lendenwirbelsäule: Abdominalerkrankungen, Nierenbeschwerden, Blasenstörungen

Methode Lateral der Processus spinosi im Bereich der Brustwirbelsäule 1 cm tief senkrecht stechen, im Bereich der Lendenwirbelsäule 1–1,5 cm tief

Moxatherapie Anwendbar

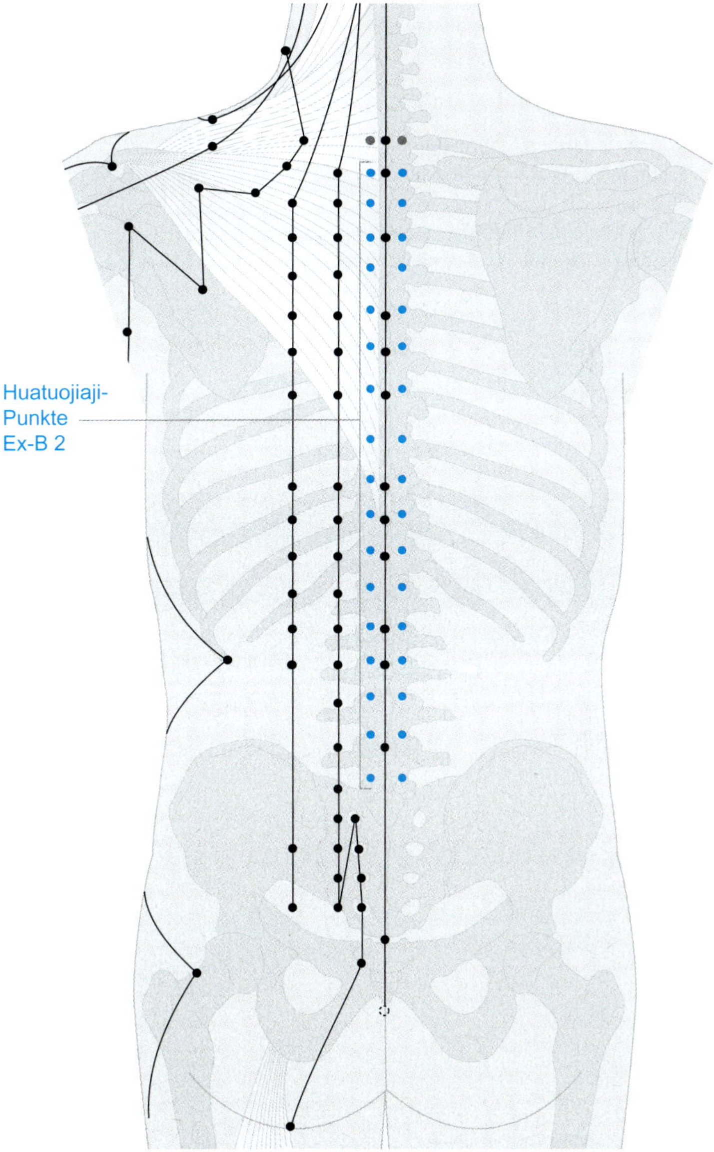
Huatuojiaji-
Punkte
Ex-B 2

3.16.5 *Shangyingxiang* Ex-HN 8

Bedeutung des Punktnamens Oberer Empfang der Düfte (Di 20)

Lokalisation

Am oberen Ende der Nasolabialgrube, 1 cun oberhalb und 0,3 cun medial von *Yingxiang* Di 20

3

Indikationen

- Verstopfung der Nase, Nasenbluten, Rhinorrhö
- Heuschnupfen, Juckreiz und Schwellung des Gesichts, allergische Rhinitis
- Erkältung

Methode Schräg 1–1,5 cm medial schräg nach innen oder oben stechen

Moxatherapie Anwendbar, aber nicht üblich

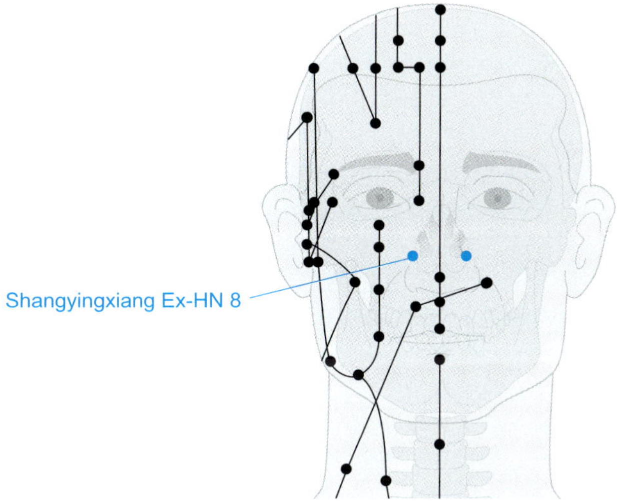
Shangyingxiang Ex-HN 8

3.16.6 *Sifeng* Ex-UE 10

Bedeutung des Punktnamens Vier Punkte zwischen den mittleren Fingergelenken

Lokalisation

Auf den Innenseiten der Finger, in der Faltenmitte der mittleren Fingergelenke

Indikationen

- Verdauungsstörungen bei Kindern
- rheumatische Fingergelenksbeschwerden

Methode Mit Blutlanzette stechen und etwas Körperflüssigkeit ausdrücken

Moxatherapie Anwendbar

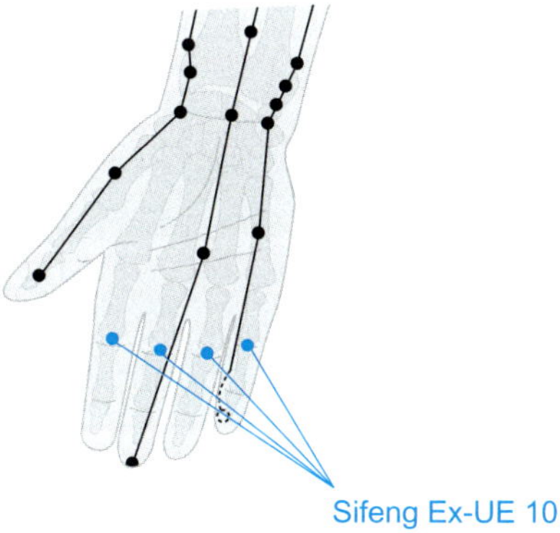
Sifeng Ex-UE 10

3.16.7 *Sishencong* Ex-HN 1

Bedeutung des Punktnamens Vier Punkte zum Klug- und Bewusstwerden

Lokalisation

Eine Gruppe von 4 Punkten auf dem Scheitel, je 1 cun posterior, anterior und lateral von Bahui LG 20, sie sind also in einem Quadrat angeordnet.

Indikationen

- Kopfschmerzen, Schwindel, Schlaflosigkeit
- manische Störung, Koma, Epilepsie
- schwaches Gedächtnis, Konzentrationsschwäche, Gehirnentwicklungsstörungen

Methode Schräg 1–2 cm in Richtung *Baihui* LG 20 stechen

Moxatherapie Anwendbar

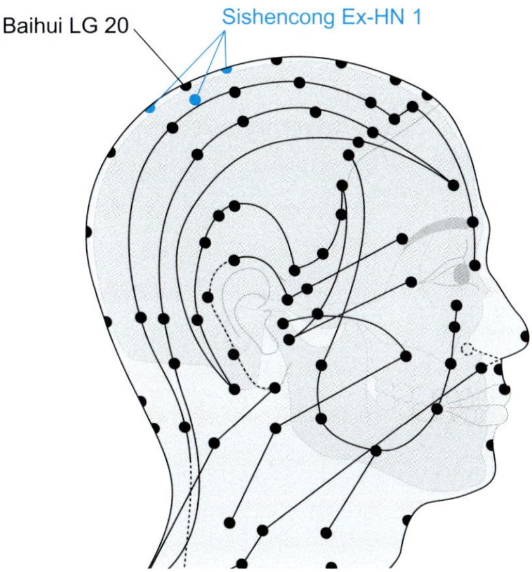
Baihui LG 20
Sishencong Ex-HN 1

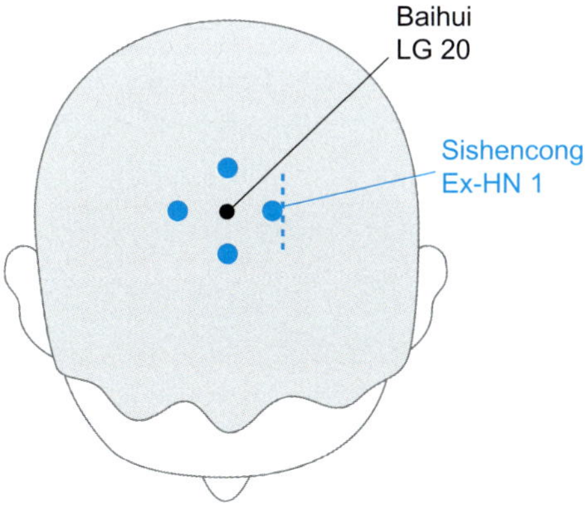
Baihui
LG 20
Sishencong
Ex-HN 1

3.16.8 *Taiyang* Ex-HN 5 (Schläfe)

Bedeutung des Punktnamens Sonne

Lokalisation
In einer kleinen Mulde an der Schläfe

Indikationen
- Kopfschmerzen, Migräne, Trigeminusneuralgie, Zahnschmerzen, Augenrötung, -schwellung und -schmerzen
- Hypertonie, Gedächtnisschwäche

Methode Senkrecht oder schräg 1–1,5 cm tief nach unten stechen oder mit Lanzette stechen und bluten lassen

Moxatherapie Nicht anwendbar

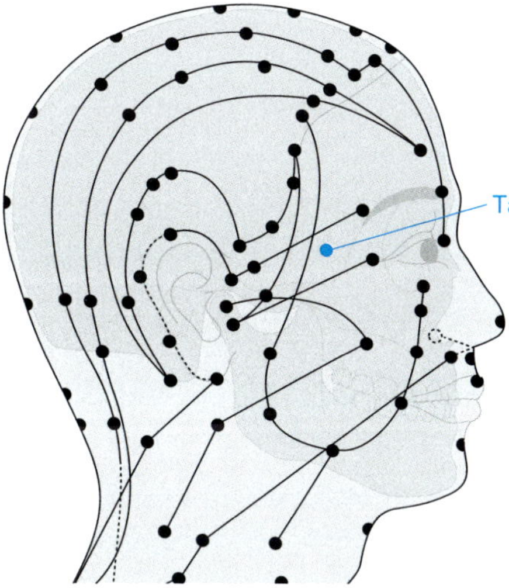
Taiyang Ex-HN 5

3.16.9 *Xiyan* Ex-LE 4 (auch bekannt als *Neixiyan*)

Bedeutung des Punktnamens Inneres Knieauge

Lokalisation

2 paarweise Punkte in den beiden Mulden medial und lateral des Ligamentum patellae. Sie werden bei gebeugtem Knie lokalisiert.

Indikationen

- Schmerzen und Kältegefühl im Kniegelenk
- Schwäche der unteren Extremitäten

Methode Schräg 1–1,5 cm in Richtung auf die Kniescheiben

Moxatherapie Anwendbar

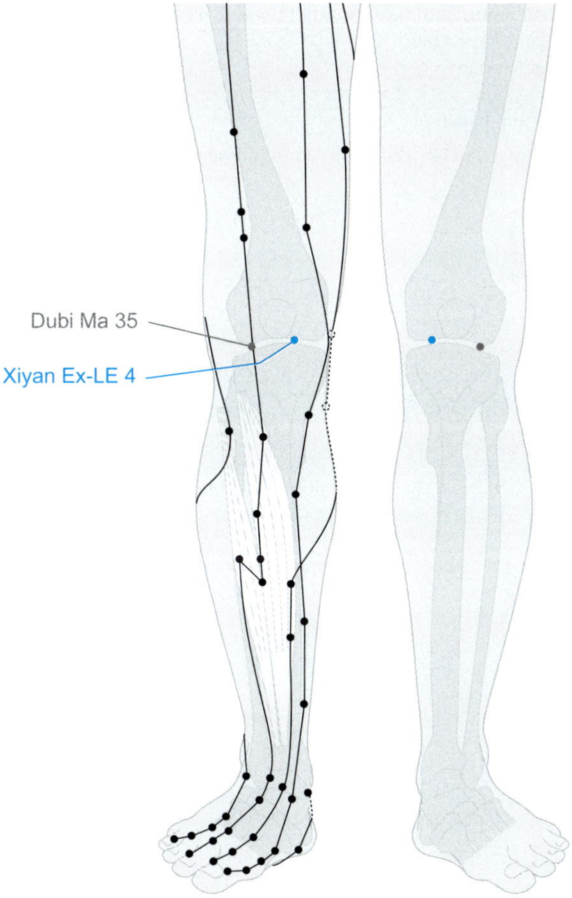
Dubi Ma 35
Xiyan Ex-LE 4

3.16.10 *Yintang* Ex-HN 3

Bedeutung des Punktnamens Mittlere Halle

Lokalisation

In der Mitte zwischen den medialen Enden der beiden Augenbrauen (Glabella)

Indikationen

- Kopfschmerzen, besonders Stirnkopfschmerzen, Schwindel
- Nasenbluten, Sinusitis maxillaris, allergische Rhinitis
- Schlaflosigkeit, Erbrechen
- Krämpfe bei Kindern

Methode Schräg oder flach 0,5–1 cm tief von oben nach unten oder mit Lanzette stechen und bluten lassen

Moxatherapie Anwendbar, aber nicht zu oft anwenden!

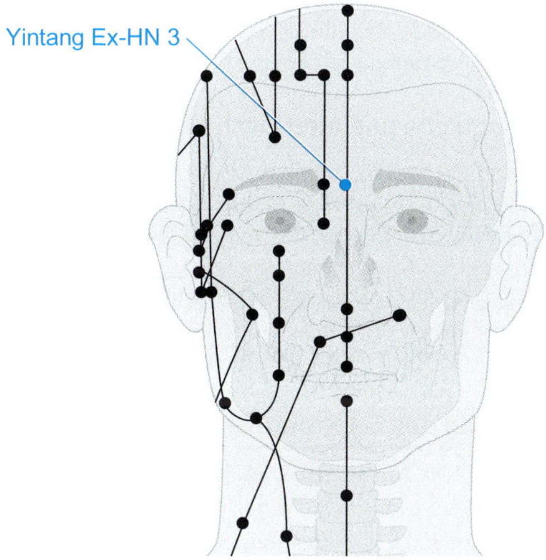
Yintang Ex-HN 3

3.17 Die 60 Punkte nach Indikationen der Punkte sortiert

3.17.1 Erkrankungen der Atmungsorgane

Lu 7, Lu 9, Di 4, Di 11, Di 20, 3-E 5, Pe 6, Ma 40, Ma 36, KG 17, KG 6, KG 12, Bl 13, Bl 15, Bl 23, Ga 20, Ex-B 1(Asthmapunkt), LG 14, Ex-HN 3 (Yin Tang).

Methoden Akupunkturnadel, Hautnadel (Pflaumenblüten-Nadel), Schröpfen und blutiges Schröpfen, auf Punkte oder an Ohrspitze Blutlassen, Moxibustion etc.

3.17.2 Erkrankungen des Bewegungsapparats

Lu 9, Di 4, Di 11, Di 15, Ex-LE 10 (Schwimmhäute der Füße), Ex-UE 9 (Schwimmhäute der Hände), Dü 9, Dü 10, 3-E 3, 3-E 5, 3E 17, He 3, LG 4, LG 14, Ga 20, Ga 24, Ga 30, Ga 34, Ga 39, Ga 40, Le 3, Pe 6, LG 4, LG 14, Bl 23, Bl 25, Bl 28, Bl 40, Bl 60, Bl 67, Ex-LE 4 (inneres Knieauge)

Methoden Akupunkturnadel, Moxibustion, Hautnadel (Pflaumenblüten-Nadel), Schröpfen und blutiges Schröpfen, auf Punkte oder an Ohrspitze Blutlassen etc.

3.17.3 Dermatologische und allergische Erkrankungen

Lu 7, Lu 9, DI 4, Di 11, Di 15, Di 20, Ma 36 Ma 44, Mi 10, Bl 2, Bl 13, Bl 15, Bl 23, Bl 40, Bl 60, 3E 5, Ga 20, Ga 34, Le 3, LG 14, LG 26, KG 12, Ex-LE 10 (Ba Feng, acht Punkte auf Schwimmhäuten der Füße), Ex-UE 9 (Ba Xie, acht Punkte auf Schwimmhäuten der Hände), Ex-HN 3 (Yin Tang)

Methoden Akupunkturnadel, Hautnadel (Pflaumenblüten-Nadel), Schröpfen und blutiges Schröpfen, auf Punkte (z. B. LG 14) oder an Ohrspitze Blutlassen, Moxibustion etc.

3.17.3 Erkrankungen des Gastrointestinaltrakts

Di 4, Ma. 25, Ma 36, Ma 40, Ma 44, Mi 6, Mi 9, Bl 23, Bl 40, Bl 60, Ni 3, Pe 6, 3E 5, Ga 24, Ga 34, Le 3, Le 14, LG 4, KG 4, Kg 6, Kg 12, Kg 17.

Methoden Akupunkturnadel, Moxibustion, Schröpfen und blutiges Schröpfen, Blutlassen auf Punkte oder an Ohrspitze Blutlassen etc.

3.17.4 Herz- und Kreislauferkrankungen

Lu 7, Lu 9, Ma 36, Mi 6, Mi 10, He 3, He 7, Bl 13, Bl 15, Ni 3, Pe 6, Ga 20, Le 3, LG 4, LG 6, LG 20, LG 26, KG 12, KG 17, Ex-HN 1 (Si Shen Cong), Ex-HN 3 (Yin Tang), Ex-HN 5 (Tai Yang)

Methoden Akupunkturnadel, Moxibustion, Schröpfen und blutiges Schröpfen, bei Bedarf wird Blutlassen auf Punkte oder an Ohrspitze durchgeführt.

3.17.5 Psychische Erkrankungen

Pe 6, Mi 6, He 7, Le 3, He 3, Di 4, Di 20, Ma 8, Ma 25, Ma 36, Ma 40, Ma 44, Bl 2, Bl 15, Bl, 23, Bl 67, Ni 2, Ni 3, Ga 20, Ga 24, Le 14.

Methoden Akupunkturnadel, Moxibustion, Schröpfen oder blutiges Schröpfen, Blutlassen auf Punkte.

3.17.6 Gynäkologische Erkrankungen, Schwangerschaft und Geburt

Di 4 (nicht bei Schwangerschaft), Di 11, Ma 25 (nicht bei Schwangerschaft), Ma 36, Ma 40, Mi 6 (nicht bei Schwangerschaft), LG 4, Bl 23, LG 14, Ga 20, Ga 34, KG 4, KG 6, Bauchnabeln (KG 8, nur Moxatherapie), Pe 6, KG 17, Mi 9, Mi 10, Bl 60, Bl 67(diese zwei Punkte nicht bei Schwangerschaft, Bl 67 nur mit Moxatherapie), die Punkte am Unterbauch.

Methoden Moxatherapie dient als Hauptmethode, Akupunkturnadel, Schröpfen oder blutiges Schröpfen.

3.17.7 HNO-Erkrankungen, Zähne- und Augenerkrankungen

Lu 7, Di 4, Di 20, Ma 2, Ma 4, Ma 6, Ma 7, Ma 25, Ma 36, Ma 40, Ma 44, Mi 6, Mi 10, Bl 2, Bl 13, Bl 40, Bl 60, Ni 3, 3E 3, 3E 5, 3E 17, Ga 20, Ga 39, Le 3, LG 14, LG 20, KG 17, Ex-HN 8 (Shang Ying Xiang), Ex-HN 3 (Yin Tang), Ex-HN 5 (Tai Yang)

Methoden Akupunkturnadel, Hautnadel (Pflaumenblüten-Nadel), Schröpfen und blutiges Schröpfen, auf Punkte oder an Ohrspitze Blutlassen, Moxibustion etc.

3.17.8 Urologische Erkrankungen (Niere, Blase, Prostata)

Di 4, Ma 25, Ma 36, Ma 40, Ma 44, Mi 6, Mi 9, Bl 23, Bl 28, Bl 40, Bl 60, Ni 3, 3E 5, Gb 34, Le 3, LG 4, LG 14, KG 4, KG 6, KG 12, Punkte am Unterbauch und LWS- und ISG-Bereich, Ex-HN 3(Yin Tang).

Methoden Akupunkturnadel, Moxibustion, Schröpfen etc.

4 Behandlungstechniken in der Traditionellen Chinesischen Medizin

4.1 Nadeleinstichtechnik

Unter Nadeleinstichtechnik versteht man die Methoden, nach denen der Behandler mit der Akupunkturnadel die Haut durchdringt.

4.1.1 Voraussetzungen für das Vorgehen

Um Akpunkturnadeln zu setzen, müssen die folgenden drei Voraussetzungen gegeben sein:

- Die Einstichstelle der einzelnen Akupunkturpunkte muss exakt lokalisiert werden.
- Die Haut muss mit der Akupunkturnadel möglichst schnell durchdrungen werden.
- Beim Einstechen der Nadel darf kein oder nur ein geringer Schmerz entstehen. Das Nadelgefühl (De-Qi ▶ 4.2) entsteht erst, wenn der Akupunkturpunkt getroffen ist, und der Patient kann es eindeutig vom Einstichschmerz unterscheiden.

Zur Akupunktur müssen beide Hände des Behandlers zusammenarbeiten: die eine als „Arbeitshand“ und die andere als „assistierende Hand“. Die Arbeitshand umfasst die Nadel am Griff, sie wird auch als „punktierende Hand“ bezeichnet. Die assistierende Hand fühlt die Akupunkturstelle ab und muss so die genaue Einstichstelle finden und festlegen. Weitere Aufgaben der assistierenden Hand sind die Unterstützung der Nadel beim Einstechen, sodass sie sich nicht verbiegt, oder das Hochziehen einer Hautfalte zur Punktion bestimmter Punkte (z. B. des Extrapunktes *Yintang* – Ex-HN 3).

4.1.2 Einhandmethode

Hier umklammern Daumen und Zeigefinger der Akupunkturhand fest die Nadel, die Nadel wird schnell durch die Haut gestochen (▶ Abb. 4.1). Diese Methode eignet sich am besten für kurze Nadeln.

4.1.3 Zweihandmethoden

Absolute Sauberkeit und Desinfektion beider Hände ist bei diesen Methoden von besonderer Bedeutung. Vier Stichvarianten werden unterschieden:

- **Fingerdruckmethode:** Daumen oder Zeigefinger der assistierenden Hand suchen den Punkt und fixieren ihn mit leichtem Druck an der Fingernagelspitze. Die Arbeitshand schiebt die Nadel am Fingernagel der assistierenden Hand entlang in den Punkt (▶ Abb. 4.2).
- **Hauthochziehmethode:** Daumen und Zeigefinger der assistierenden Hand greifen über dem Akupunkturpunkt eine Hautfalte und ziehen diese hoch. Die Arbeitshand führt die Nadel in die Hautfalte ein (z. B. bei *Yintang* Ex-HN 3 ▶ Abb. 4.3).
- **Hautspannmethode:** Daumen und Zeigefinger der assistierenden Hand spannen die Haut über dem Akupunkturpunkt. Die Arbeitshand führt die Nadel in die gespannte Haut ein (z. B. bei *Qihai* KG 6, ▶ Abb. 4.4).
- **Nadelstabilisierungsmethode:** Daumen und Zeigefinger der assistierenden Hand umfassen zusätzlich zur Arbeitshand die Nadel. Sie stabilisieren diese gegen Verbiegen und erhöhen zusätzlich den Einstichdruck, sodass die Haut möglichst schnell durchdrungen wird (▶ Abb. 4.5). Diese Methode: ist vor allem für sehr lange Nadeln notwendig (z. B. bei *Huantiao* Gb 30).

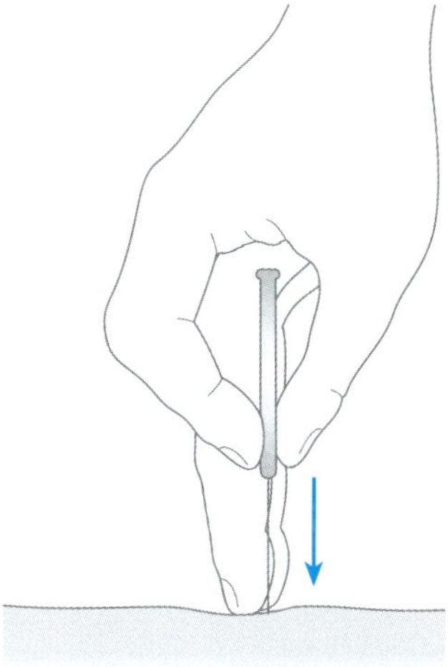

Abb. 4.1 Einhandmethode

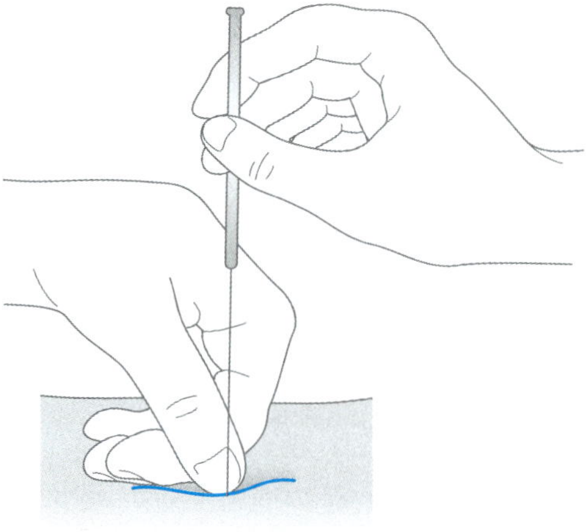

Abb. 4.2 Fingerdruckmethode

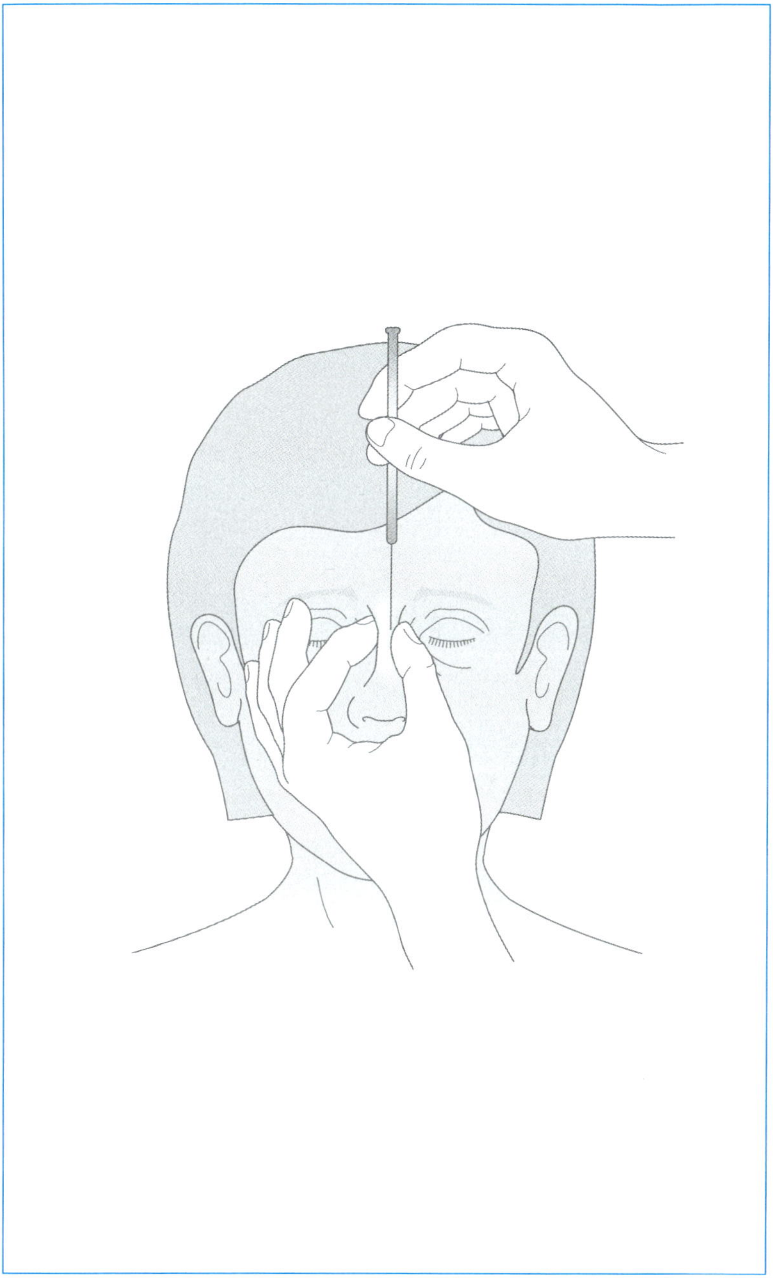

Abb. 4.3 Hauthochziehmethode

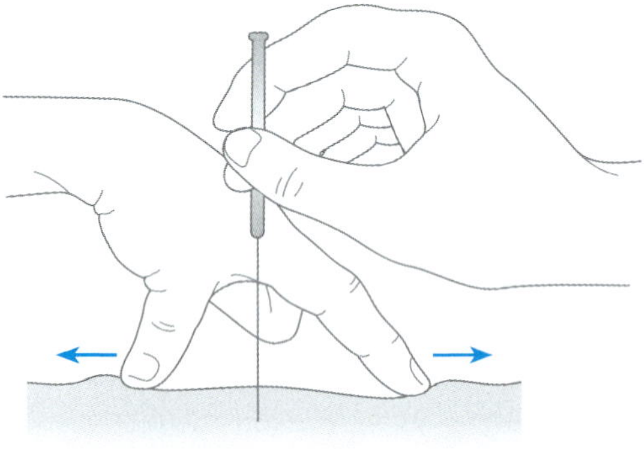

Abb. 4.4 Hautspannmethode

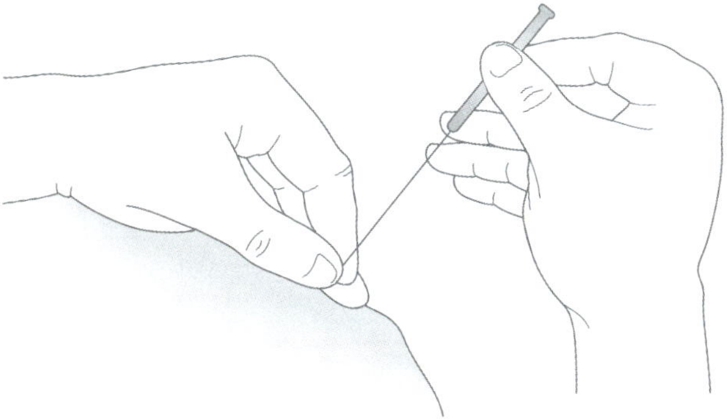

Abb. 4.5 Nadelstabilisierungsmethode

4.1.4 Einstichwinkel in Abhängigkeit von der Anatomie

Der Einstichwinkel muss entsprechend der Punktlokalisation zwischen 15° und 90° zur Körperoberfläche des Patienten gewählt werden (▶ Abb. 4.6). Ausschlaggebend für die Größe des Winkels ist das Vorhandensein von Gewebe: Je mehr Gewebe sich am Akupunkturpunkt befindet, desto größer kann der Einstichwinkel gewählt werden.

- **Fast kein Gewebe zwischen Haut und Knochen:** In diesen Fällen wird unter einem Winkel von 15° eingestochen (▶ Abb. 4.6). Hierzu zählen vor allem Punkte am Schädel (z. B. *Baihui* LG 20).
- **Wenig Gewebe:** Hier ist vor allem darauf zu achten, dass gefährdete Organe nicht angestochen und verletzt werden. In diesen Fällen stechen wir unter einem Winkel von 45° ein (▶ Abb. 4.6). In erster Linie ist hier an die Blasenpunkte an der Brustwirbelsäule zu denken.
- **Viel Gewebe bei tief liegenden Punkten:** Punkte am Bauch oder an den Extremitäten werden unter einem Winkel von 90° gestochen, also senkrecht zur Körperoberfläche (▶ Abb. 4.6). Hier ist z. B. an *Qihai* KG 6, *Taixi* Ni 3 oder *Huantiao* Gb 30 zu denken.

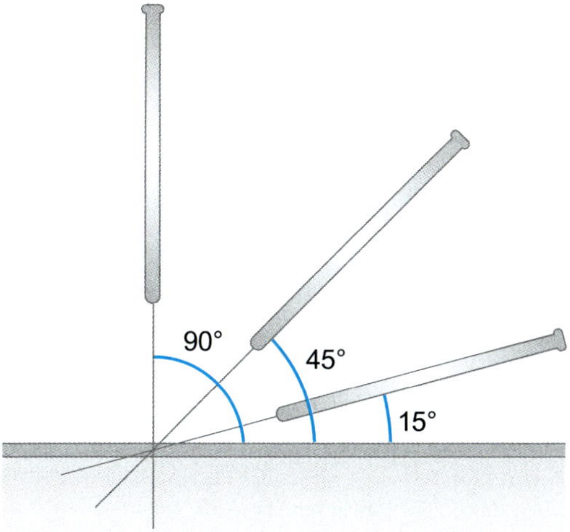

Abb. 4.6 Einstichwinkel

4.2 Manipulation der Nadel (De-Qi)

Die Übersetzung von „De“ lautet „haben, bekommen, gekommen“, „Qi“ steht in diesem Zusammenhang für „Gefühl, Nadelsensation“. „De-Qi“ bedeutet also „eine Nadelsensation bekommen“ und meint eine Wahrnehmung sowohl des Patienten als auch des Behandlers. Ein De-Qi kann sehr unterschiedlich gespürt werden: Es kann sich als Schweregefühl zeigen, es kann als eine Art Muskelkater oder Druckgefühl entstehen, es kann sein, als ob ein Bein einschläft, es kann wie Prickeln oder Ameisenlaufen oder wie ein elektrischer Schlag sein (als ob man sich das „Mäuschen“ am Ellbogen anstößt), es kann sich als Kälte- oder Wärmegefühl zeigen, aber auch als leichter Schmerz empfunden werden. Dieses De-Qi kann sowohl auf den Akupunkturpunkt beschränkt bleiben als auch dem Meridianverlauf entsprechend nach oben oder unten ausstrahlen.

Drei verschiedene Manipulationstechniken werden unterschieden:
- Tonisieren
- Sedieren
- Neutral Stechen

Bei Leere-Krankheiten muss tonisiert werden, bei Fülle-Krankheiten sediert, und wenn das Krankheitsbild nicht eindeutig zuzuordnen ist, sticht man neutral.

4.2.1 Tonisieren

Zum Tonisieren werden die folgenden fünf Methoden angewendet.
- **Drehmethode:** Wenn die Nadel die notwendige Stichtiefe erreicht hat, darf gedreht werden. Drehrichtung nach rechts (im Uhrzeigersinn) wirkt tonisierend, insbesondere bei langsamer Drehfrequenz, kleinem Drehradius, schwachem Drehen und kurzer Stimulationszeit (▶ Abb. 4.7).
- **Rein-Raus-Methode:** Die Nadel wird zunächst bis zur notwendigen Stichtiefe gesetzt. Dann wirkt langsames gefühlvolles Hochziehen und rasches und kraftvolles Einstechen der Nadel tonisierend (▶ Abb. 4.8).
- **Nadelrichtungsmethode:** Die Einstichrichtung im Meridianverlauf wirkt tonisierend (▶ Abb. 4.9).
- **Atemzugmethode:** Atmet der Patient aus, wird die Nadel tiefer geschoben, atmet der Patient ein, wird die Nadel hochgezogen: Die Wirkung ist tonisierend (▶ Abb. 4.10).
- **Tonisieren beim Entfernen der Nadel:** Wird die Nadel gefühlvoll entfernt und die Einstichstelle mit einem Tupfer einen Augenblick zugedrückt, sodass keine Energie entweichen kann, entsteht eine tonisierende Wirkung (▶ Abb. 4.11).

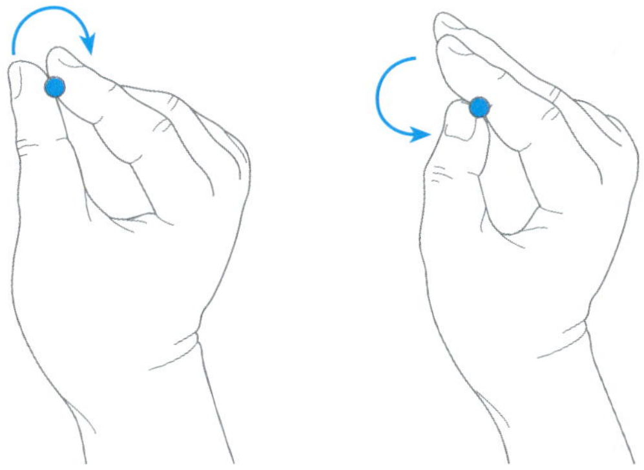

Abb. 4.7 Drehmethode zum Tonisieren oder Sedieren

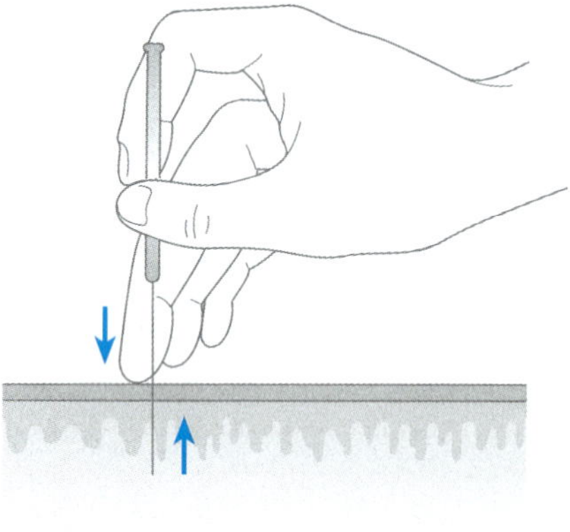

Abb. 4.8 Rein-Raus-Methode zum Tonisieren

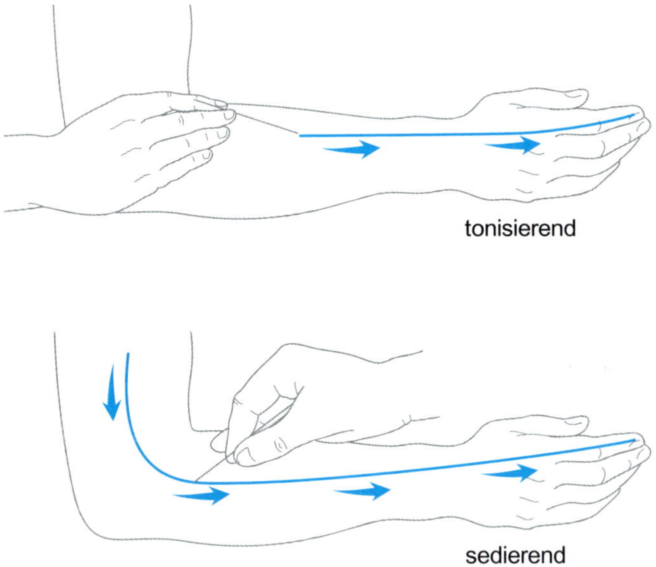

Abb. 4.9 Nadelrichtungsmethode – Stichrichtung mit oder gegen Leitbahnverlauf

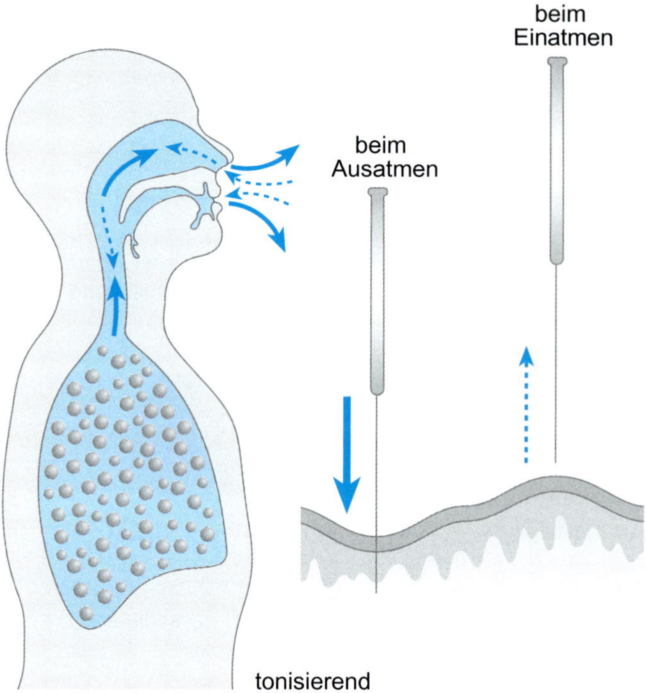

Abb. 4.10 Atemzugmethode zum Tonisieren

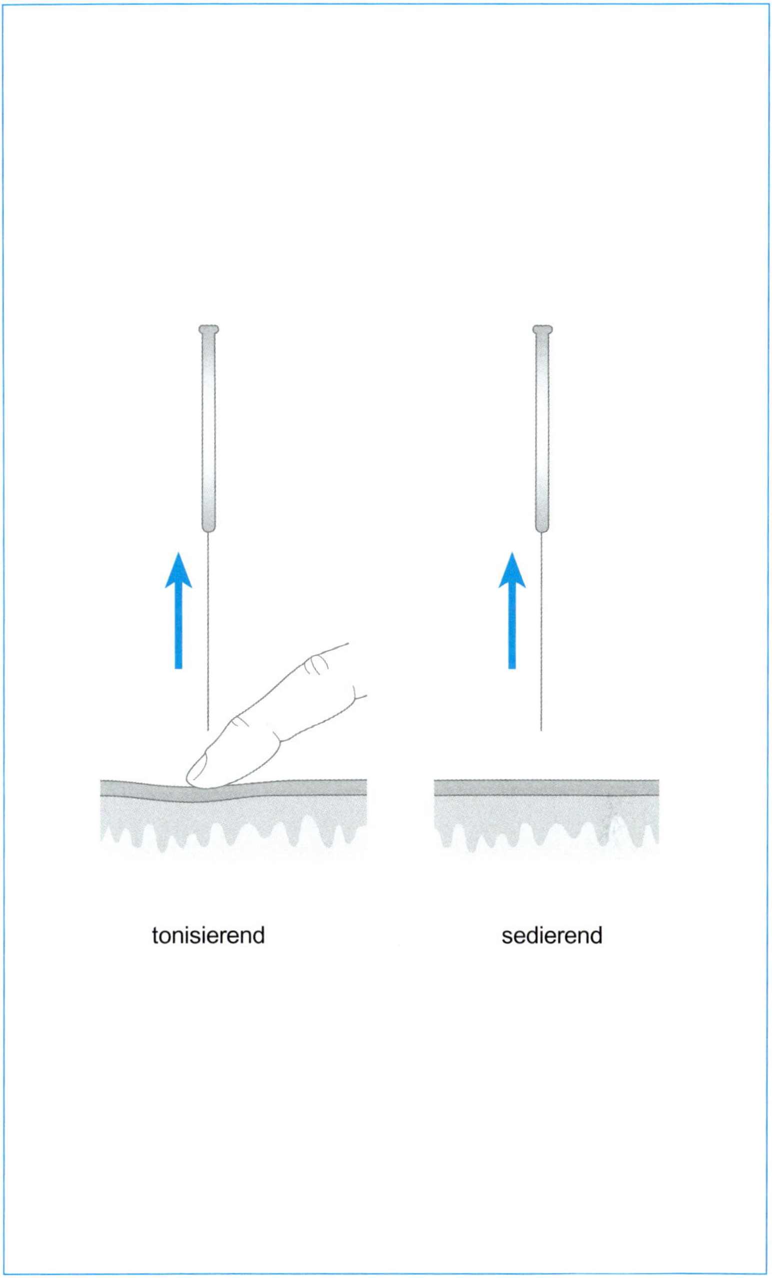

Abb. 4.11 Tonisieren oder Sedieren beim Entfernen der Nadel – Zudrücken oder Offenlassen der Einstichstelle

4

4.2.2 Sedieren

Beim Sedieren kommen die folgenden fünf Methoden zur Anwendung.

- **Drehmethode:** Wenn die Nadel die notwendige Stichtiefe erreicht hat, darf gedreht werden. Die Drehrichtung nach links (gegen den Uhrzeigersinn) wirkt sedierend, insbesondere bei schneller Drehfrequenz, großem Drehradius, kraftvollem Drehen und langer Stimulationszeit (▶ Abb. 4.7).
- **Rein-Raus-Methode:** Die Nadel wird zunächst bis zur notwendigen Stichtiefe gesetzt. Schnelles, kräftiges Hochziehen und wiederum langsames gefühlvolles Einstechen der Nadel wirkt sedierend (▶ Abb. 4.12).
- **Nadelrichtungsmethode:** Die Einstichrichtung gegen den Meridianverlauf wirkt sedierend (▶ Abb. 4.9).
- **Atemzugmethode:** Atmet der Patient aus, wird die Nadel hochgezogen, atmet der Patient ein, wird die Nadel tiefer geschoben: Die Wirkung ist sedierend (▶ Abb. 4.13).
- **Sedieren beim Entfernen der Nadel:** Wird die Nadel vor dem Entfernen nochmals kräftig gedreht, dann rasch herausgezogen und die Einstichstelle offen gelassen, entsteht eine sedierende Wirkung (▶ Abb. 4.11).

4.2.3 Neutrales Stechen

Die neutrale Akupunkturmethode heißt auf chinesisch „Ping-Bu-Ping-Xie“, das bedeutet: „nicht tonisieren und nicht sedieren“. Die Manipulation liegt hier also zwischen tonisieren und sedieren.

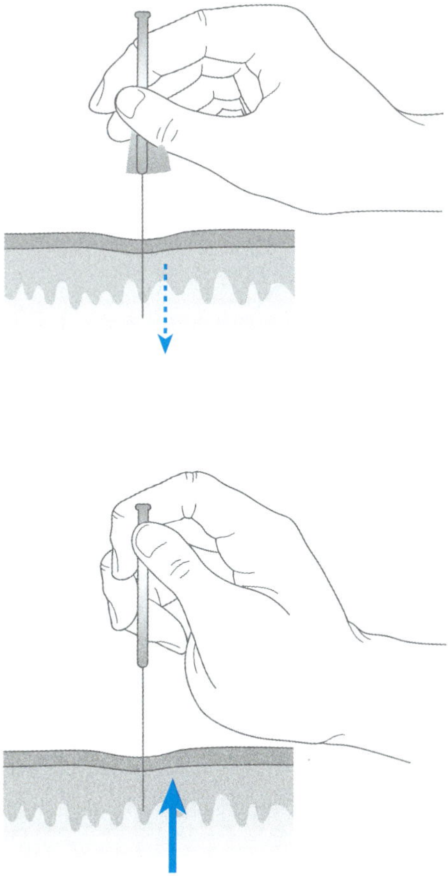

Abb. 4.12 Rein-Raus-Methode zum Sedieren

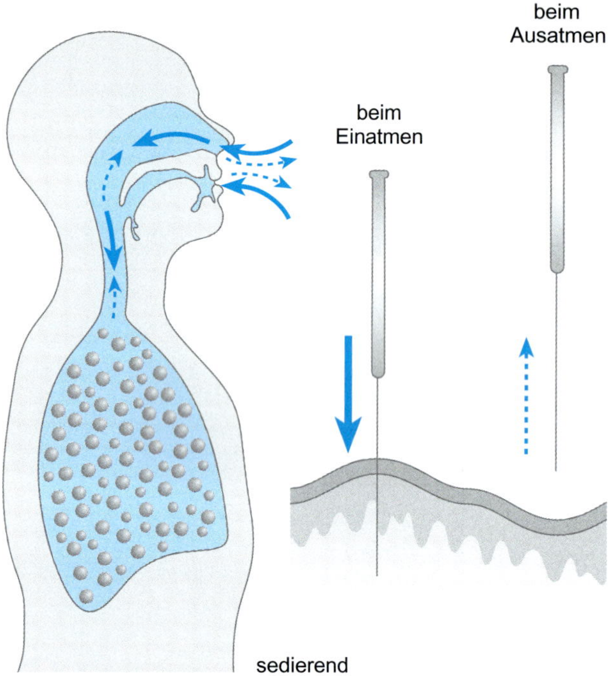

Abb. 4.13 Atemzugmethode zum Sedieren

4.3 Moxatherapie

Bei der Moxibustion handelt es sich um eine Wärmetherapie. Die benötigte Wärme wird durch das Abbrennen eines speziellen Moxakrauts aus Beifuß und verschiedenen anderen Kräutern erzeugt.

- **Hauptindikationen:** Kälte-Krankheiten, Schwäche-Krankheiten, Blutstauung-Krankheiten, Yang-Schwäche, Wind-Kälte-Krankheiten, Feuchtigkeit-Krankheiten sowie Schmerzen. Vorbeugend dient die Moxibustion zur Immunstimulierung, Potenzerhaltung, gegen Konzentrationsschwäche und bei Asthma bronchiale.
- **Weitere Indikationen:** Rheuma, Gelenkerkrankungen, Regelschmerzen, Bauch- und Magenschmerzen, Durchfall, Organsenkung, Bettnässen, Impotenz, Schock, Steißlage, Geschwüre u. a. Man unterscheidet eine indirekte und eine direkte Methode.

In China wird die Moxibustion auch in der Notfallbehandlung bei Schock, Herzinfarkt oder Schlaganfall eingesetzt.

4.3.1 Indirekte Moxibustion

Bei der Moxibustion mittels Moxakegel, die auch als indirekte Methode bezeichnet wird, wird eine ca. 2 mm dünne Scheibe einer frischen Ingwerwurzel oder eine Knoblauchscheibe auf die Haut gelegt. Das kegelförmig gedrehte Moxakraut mit einem unteren Durchmesser und einer Höhe von jeweils ca. 1 cm wird darauf gesetzt und an seiner Spitze angezündet. Sobald der Moxakegel abgebrannt ist, wird er entfernt und durch einen neuen Kegel ersetzt. In einer Behandlung werden so auf jedem Punkt 5 bis 10 Kegel abgebrannt (▶ Abb. 4.14, ▶ Abb. 4.15).

> Moxibustion des Bauchnabels (KG 8): Die Nabelkuhle wird mit Salz aufgefüllt, eine Ingwer- oder Knoblauchscheibe wird aufgelegt, der Moxakegel daraufgesetzt und abgebrannt. Diese Art der Moxibustion ist vor allem für Bauch-, Magen- oder Unterleibsschmerzen sowie Schweißausbrüche geeignet. Sie löst Verkrampfungen vor allem im Bauchraum (▶ Abb. 4.16).

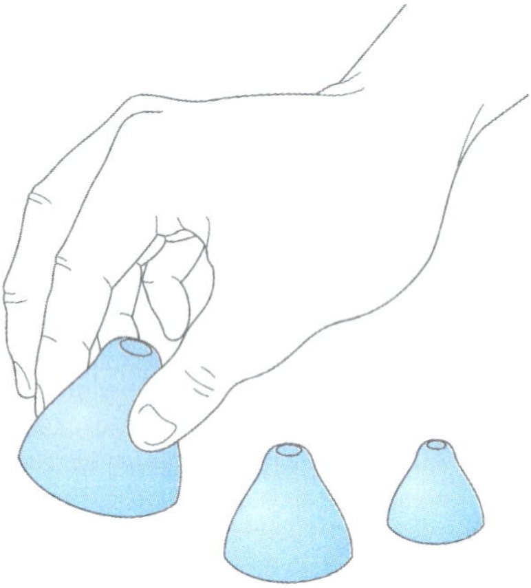

Abb. 4.14 Moxakegel

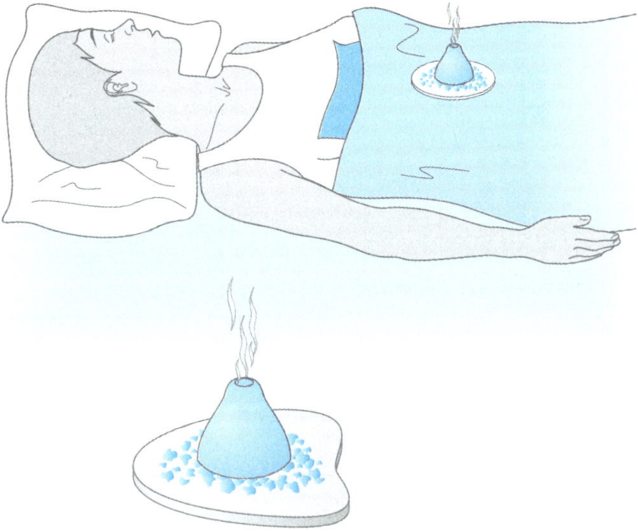

Abb. 4.15 Indirekte Moxibustion mit frischer Ingwerwurzel

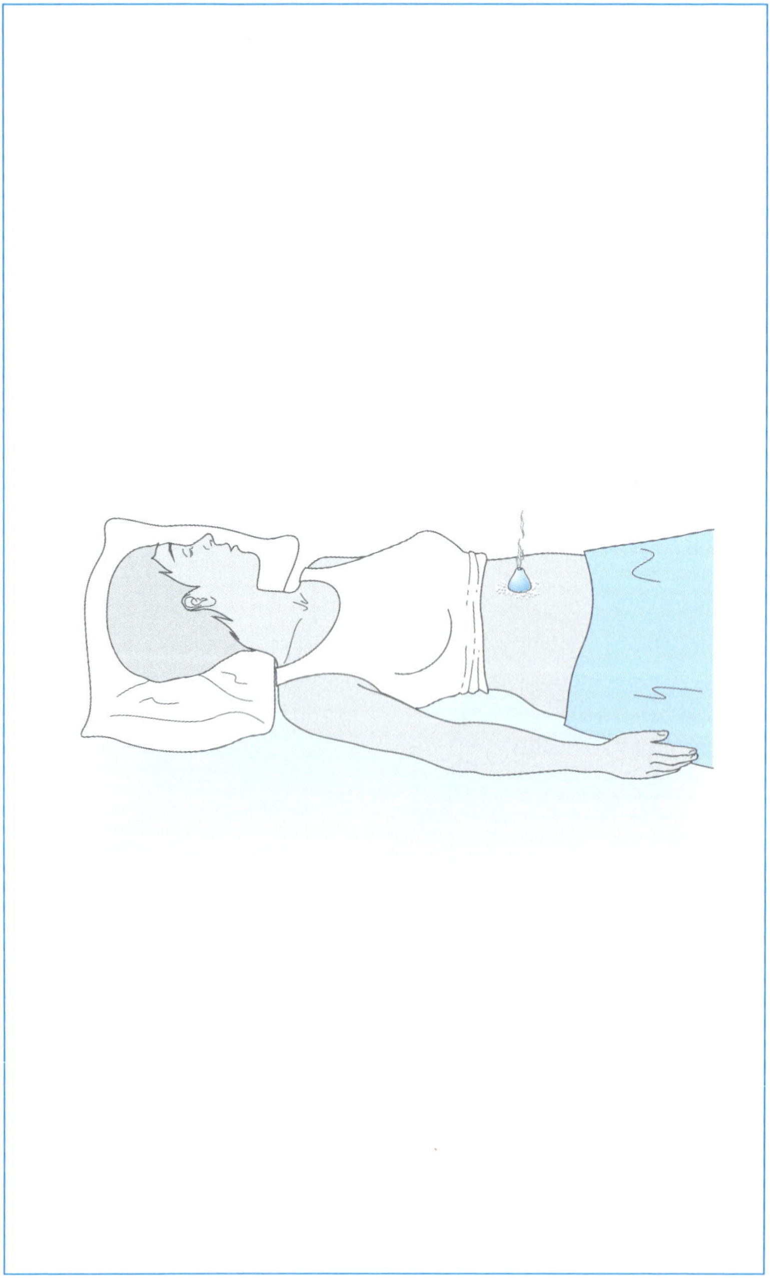

Abb. 4.16 Moxibustion des Bauchnabels mit Salz

4.3.2 Direkte Moxibustion

Moxazigarre

Das Moxakraut wird in Zigarrenform gewickelt und an einem Ende angezündet. Große Bereiche wie Rücken oder Bauch werden hierbei mit kreisenden Bewegungen und einem Abstand von ca. 2 bis 4 cm zwischen Patient und brennender Zigarre während ca. 10 Minuten erwärmt (▸ Abb. 4.17).

Einzelne Akupunkturpunkte können mit der sogenannten „Vogelpickmethode" stimuliert werden. Die Zigarre wird so lange in einem Abstand von ca. 2 bis 4 cm über den Akupunkturpunkt gehalten, bis der Patient ein deutliches Wärmegefühl verspürt. Dann nimmt man die Moxazigarre weg und drückt mit dem Daumen der anderen Hand einige Augenblicke auf die Stelle, sodass die Energie nicht entweichen kann. Diesen Vorgang wiederholt man ca. 5 Minuten lang auf jedem Punkt (▸ Abb. 4.18).

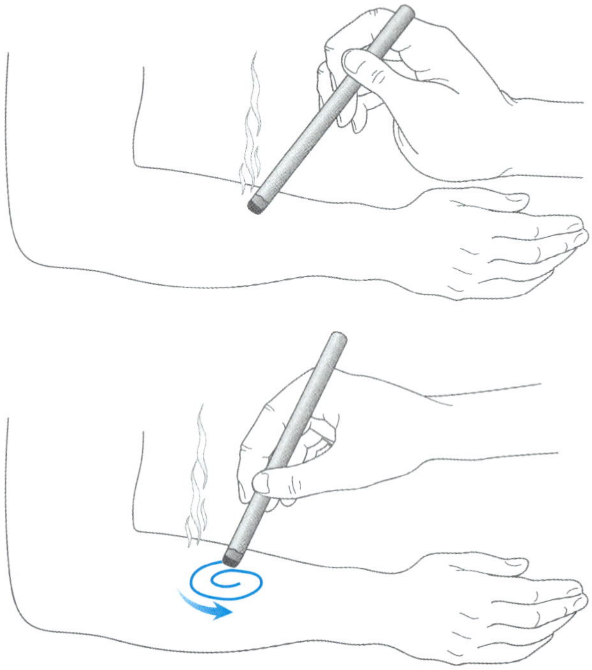

Abb. 4.17 Punktuelle (oben) und kreisende Moxibustion mit Moxazigarre (unten)

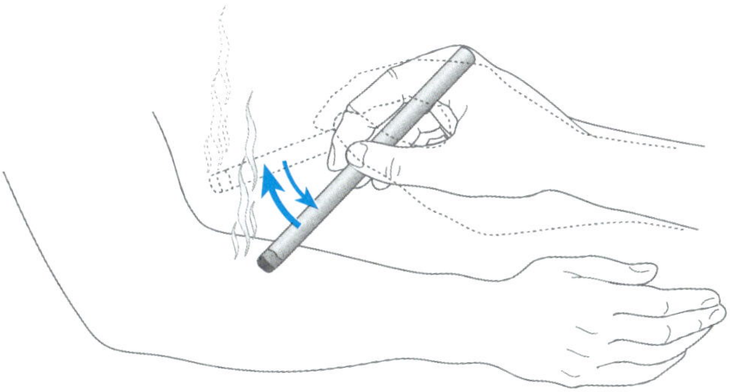

Abb. 4.18 „Vogelpickmethode“ der Therapie mit Moxazigarre

Akupunkturnadel mit Moxakraut

Nach dem Einstechen der Nadel in den Akupunkturpunkt wird ein ca. 1,5 cm langes Stück einer Moxazigarre auf den Nadelschaft aufgesetzt und von oben angezündet. Das langsame Abbrennen des Moxakrauts bringt die Energie über die Nadel in den Akupunkturpunkt und unterstützt und verstärkt die Akupunktur. Diese Methode eignet sich für alle Punkte, die senkrecht gestochen werden. Es ist darauf zu achten, dass der Abstand zwischen Haut und Moxaglut mindestens 4 cm beträgt und vor allem der Wärmeempfindlichkeit des Patienten angepasst wird. Eine entsprechend lange Akupunkturnadel ist zu verwenden.

Die Patienten müssen über die Methode aufgeklärt werden, um Bescheid geben zu können, sobald ihnen die Wärme nicht mehr angenehm ist. Der Behandler muss, wenn es dem Patienten zu heiß wird, die Nadel mittels einer Pinzette etwas herausziehen und so den Abstand vergrößern. Nach Möglichkeit sollte immer eine Person beim Patienten sein, die handeln kann, wenn es geboten ist. Nadeln mit Kunststoffgriffen eignen sich nicht für diese Methode (▶ Abb. 4.19).

4

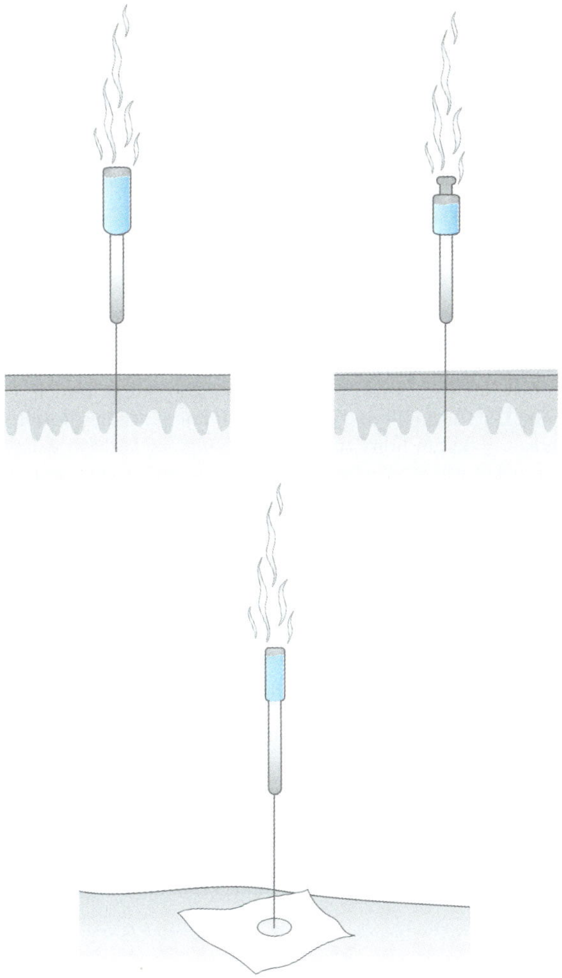

Abb. 4.19 Moxatherapie mit warmer Akupunktumadel

4.4 Schröpftherapie

Verwendung finden meist Schröpfgläser. Ihr Vorteil ist, dass sie durchsichtig sind, sodass die Behandlung kontrolliert werden kann, und dass sie fachgerecht sterilisiert werden können. In China werden auch abgeschnittene Bambusstangen verwendet. Das Schröpfen löst Qi-Blockaden und Blutstauung-Krankheiten, es lindert Schmerzen, vertreibt Wind- und Kälte-Krankheiten und beseitigt Nässe-Krankheiten. Die Hauptindikationen für das Schröpfen sind sämtliche Arten von Schmerzen, vor allem Muskelschmerzen, Kopfschmerzen, Magenschmerzen, Bauchschmerzen oder Neuralgien. Ebenso können Prellungen, Lähmungen, Fazialisparesen, Sportverletzungen, Erkältungen, Fieber, Husten oder Asthma bronchiale behandelt werden.

4.4.1 Trockenes Schröpfen

Die einfachste und bewährteste Methode besteht darin, einen mit Spiritus getränkten Träger aus Stoff oder Zellstoff anzuzünden, kurz in das Glas zu halten und auf diese Weise die Luft im Glas zu erwärmen. Der Glasrand darf hierbei nicht erwärmt werden. Die Luft im Glas dehnt sich durch die hohe Temperatur der Spiritusflamme schlagartig aus. Die Flamme muss schnellstmöglich wieder aus dem Glas genommen werden und das Glas sofort auf den Patienten gesetzt werden, bevor die erwärmte Luft im Glas auskühlt und das Glas sich mit neuer Luft gefüllt hat. Das im Glas entstandene Vakuum führt zu einer Wölbung der Haut in das Glas (▶ Abb. 4.20). Beim Trockenschröpfen wird dem Patienten nichts entzogen, es bildet sich allerdings ein starkes Hämatom, worüber der Patient vorher aufgeklärt werden muss.

4.4.2 Blutiges Schröpfen

Diese Methode eignet sich in erster Linie bei Neuralgien, zur Schmerzbehandlung, bei Furunkeln, bei hohem Fieber, bei Hypertonie und bei Allergien. Vor dem Aufsetzen der Gläser wird die Haut durch kurzes Einstechen perforiert, am besten mit Einmalblutlanzetten (▶ Abb. 4.21). Dem Patienten werden mit jedem Glas bis ca. 3–5 ml Blut entzogen, die Hämatombildung ist meist nur sehr gering.

4.4.3 Schröpfglas auf Nadel

Nach dem Einstechen und Akupunktieren mit der Nadel wird über diese zusätzlich ein Schröpfglas gestülpt. Bewährt hat sich diese Methode bei Bandscheibenvorfällen sowie Schulter-Arm-Schmerzen oder Hauterkrankungen (▶ Abb. 4.22).

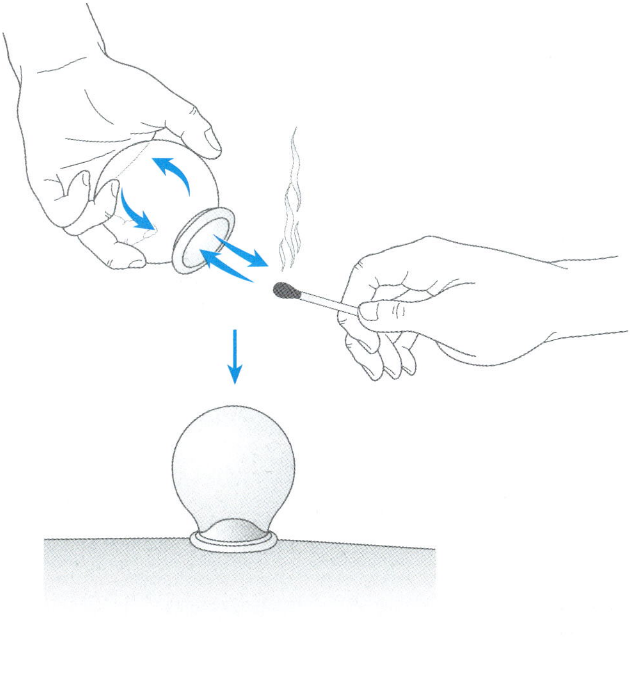

Abb. 4.20 Trockenes Schröpfen

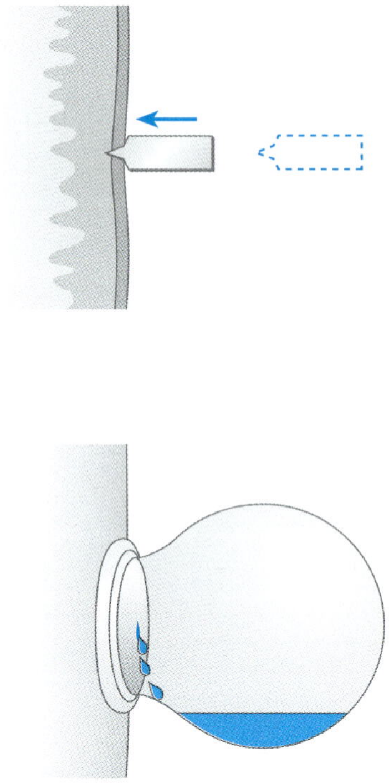

Abb. 4.21 Blutiges Schröpfen

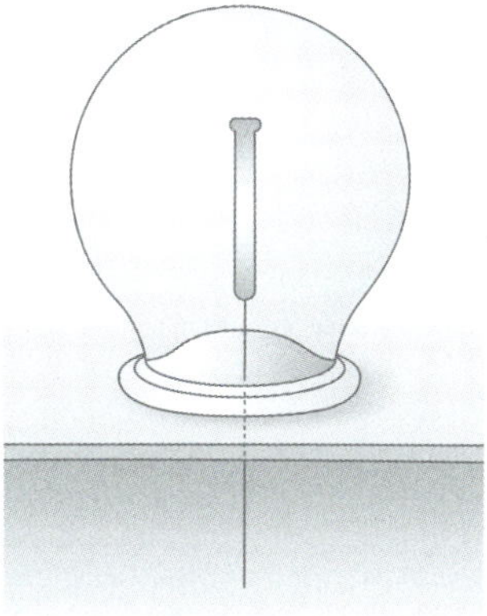

Abb. 4.22 Schröpfglas auf Nadel

4.4.4 Schröpfglas entfernen

Mit einer Hand wird das Schröpfglas leicht zur Seite gekippt, während der Daumen der anderen Hand die Haut des Patienten nach unten drückt, um Luft in das Glas einströmen zu lassen (▶ Abb. 4.23).

4.4.5 Schröpfmassage

Vor dem Aufsetzen des Schröpfglases wird der Patient an der beabsichtigten Massagestelle mit Massageöl eingerieben, damit das Glas leicht gleitet. Das gesetzte Schröpfglas zieht man 5- bis 10-mal über die zu behandelnde Stelle, bis eine deutliche Hautrötung entsteht (▶ Abb. 4.24).

Die Behandlungsdauer beträgt im Winter 7 bis 10 Minuten und im Sommer 5 bis 7 Minuten. 5 Behandlungen sollten als Minimum angesetzt werden.

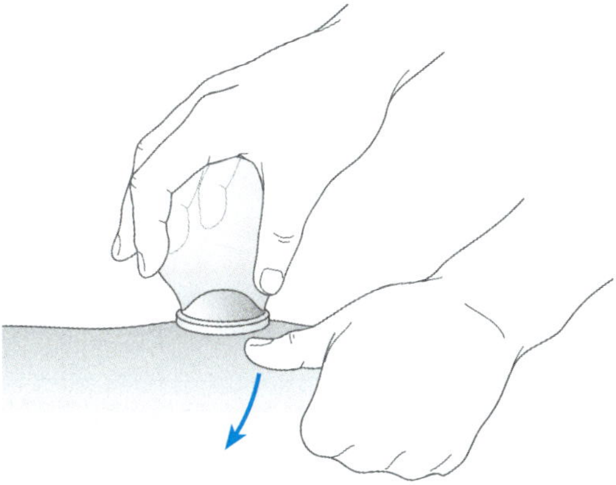

Abb. 4.23 Entfernen des Schröpfglases

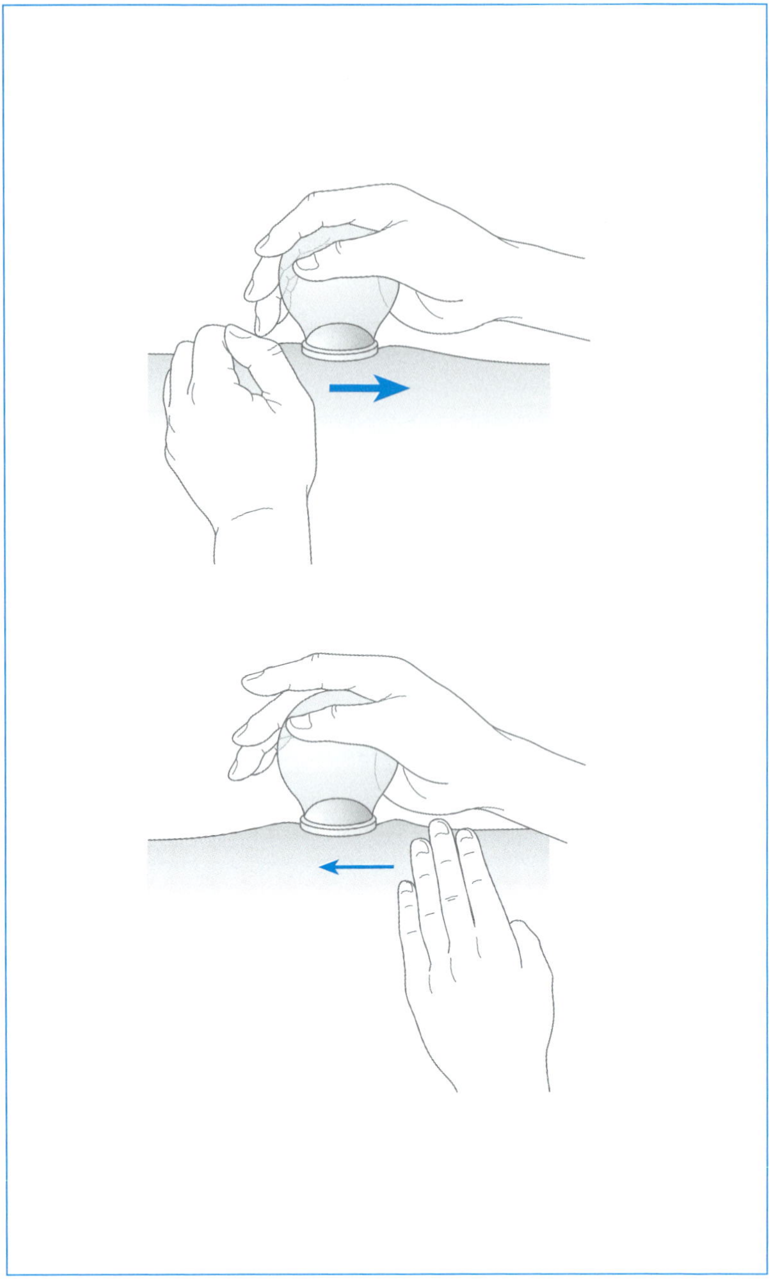

Abb. 4.24 Schröpfmassage

4.5 Blutenlassentherapie

Zwei Methoden werden unterschieden:
- Methode 1: Man sticht an der Schmerzstelle oder am Akupunkturpunkt mit einer Blutlanzette oder einer Dreikantnadel 1- bis 2-mal kurz ein und drückt die Stelle mit den Fingern solange zusammen, bis einige Tropfen Blut austreten.
- Methode 2: Man sticht an der Schmerzstelle oder am Akupunkturpunkt mit einer Blutlanzette 1- bis 2-mal kurz ein und drückt sie ebenfalls mit den Fingern solange zusammen, bis einige Tropfen Blut austreten. Anschließend setzt man an dieser Stelle ein Schröpfglas an.

Indikationen für das Blutenlassen sind: Fieber, Fülle-Krankheiten, Allergien, Hypertonie, akute Krankheiten wie Tonsillitis, Halsschmerzen, Bindehautentzündungen, Lymphgefäßentzündungen, Sepsis, Neurodermitis oder die Schmerztherapie ganz allgemein. Das Behandlungsprinzip besteht im Aktivieren des Blutes, im Entgiften und im Beseitigen der Schmerzen.

5 Auswahlprinzipien zur Erstellung von Akupunkturrezepten nach den Gesichtspunkten der Traditionellen Chinesischen Medizin

Die Traditionelle Chinesische Medizin kennt unterschiedliche Regeln für die Auswahl der benötigten Akupunkturpunkte. Eine optimale Punktwahl kann die Erfolgsaussichten einer Therapie entscheidend verbessern.

5.1 Punkte aus der gleichen Leitbahn

Dies ist ein sehr einfaches Auswahlprinzip, das sich vor allem für leichtere Erkrankungen eignet. Dabei werden Punkte auf dem Meridian gewählt, in dessen Verlauf sich die Beschwerden zeigen. Klagt der Patient beispielsweise über Schmerzen auf der Außenseite des Unterarms, so wissen wir, dass durch dieses Gebiet der Dickdarm-Meridian verläuft und verwenden daher die beiden Dickdarmpunkte *Hegu* Di 4 und *Quchi* Di 11.

5.2 Punkte aus den paarigen Organleitbahnen

Verspricht die Behandlung mit Punkten aus der Leitbahn des erkrankten Organs nicht den gewünschten Erfolg, sollte man Punkte aus dem Partnermeridian wählen. Wurden beispielsweise Magenbeschwerden mit Punkten aus der Magen-Leitbahn nicht zufriedenstellend behandelt, kann man Punkte aus der Partnerleitbahn, der Milz-Leitbahn verwenden, z. B. *Sanyinjiao* Mi 6 oder *Yinlingquan* Mi 9.

5.3 Punkte aus mehreren Leitbahnen

Eine komplizierte Erkrankung kann mehrere Leitbahnen betreffen, so dass Punkte aus verschiedenen Leitbahnen verwendet werden sollten. Bei einer Apoplexie (mit Lähmung verschiedener Körperteile) können z. B. schwerpunktmäßig Magen- und Dickdarm-Leitbahn betroffen sein; dann können aber zusätzlich zu Punkten aus diesen Leitbahnen Nebenpunkte aus anderen Leitbahnen angewendet werden (etwa aus der Gallen- oder Blasen-Leitbahn).

5.4 Punktwahl nach der Links-Rechts-Regel

In diesem Fall werden Punkte auf der von den Beschwerden nicht betroffenen Körperseite angewendet. Klagt der Patient beispielsweise über eine Facialisparese der linken Kopfhälfte, verwenden wir Punkte auf der rechten Kopfhälfte. Natürlich können auch Punkte der betroffenen Körperseite und zusätzlich Punkte der gesunden Körperseite behandelt werden; dies kann die Heilungsaussichten entscheidend verbessern.

5.5 Punktwahl nach der Oben-Unten-Regel

Bei diesem Verfahren werden Erkrankungen der oberen Körperhälfte mit Punkten der unteren Körperhälfte behandelt und umgekehrt (beispielsweise Beschwerden an den Händen oder Armen mit Punkten an den Füßen oder Beinen und umgekehrt). Zur Behandlung von Kopfschmerzen werden dann Punkte von unten ausgewählt (z. B. *Kunlun* Bl 60 oder *Xuanzhong* Gb 39), Erkrankungen der unteren Körperhälfte werden dagegen mit Punkten von oben behandelt (wie z. B. bei Gebärmuttersenkung der Punkt *Baihui* LG 20 seine adäquate Verwendung findet). Ebenso ist eine Kombination von Punkten der unteren und der oberen Körperhälfte möglich: Bei Magenschmerzen verwenden wir dann von oben den Punkt *Neiguan* Pe 6 und von unten den Punkt *Zusanli* Ma 36. Dies ergibt ausgezeichnete Therapieerfolge.

5.6 Punktwahl nach der Vorne-Hinten-Regel

Hier werden Punkte der ventralen und der dorsalen Körperseite miteinander kombiniert. Eine sehr effektive Kombination bilden beispielsweise die Punkte *Guanyuan* KG 4 auf der Vorderseite und *Mingmen* LG 4 auf der Rückseite. Sie eignet sich ausgezeichnet zur Behandlung von Impotenz, Regelstörungen oder Durchfällen.

5.7 Punkte aus Yin- und Yang-Leitbahnen

Hier werden Punkte einer Yin- und einer Yang-Leitbahn miteinander kombiniert. Das Beispiel von Magenschmerzen oder Erbrechen zeigt das Auswahlverfahren: Wir verwenden einen Punkt einer Yin-Leitbahn, *Neiguan* Pe 6, und einen Punkt einer Yang-Leitbahn, *Zusanli* Ma 36, und erzielen mit dieser Kombination sehr gute Ergebnisse. Eine weitere Möglichkeit bildet die Kombination von Punkten verschiedener Yang-Meridiane. Beliebt ist die Kombination der Punkte *Quchi* Di 11 und *Zusanli* Ma 36 zur Behandlung aller Arten von Fieber sowie von Magen- und Darmerkrankungen. Mit der Kombination von *Hegu* Di 4 und *Neiting* Ma 44 können Zahn- und Halsschmerzen gut behandelt werden.

5.8 Auswahl nach Indikationsangaben für einzelne Punkte

Die Punkte *Lieque* Lu 7 und *Taiyuan* Lu 9 können bei Husten verwendet werden.

Die Punkte *Shenmen* He 7 und *Neiguan* Pe 6 finden bei Herzrasen Anwendung.

Der Punkt *Renzhong* LG 26 wird im Notfall und bei Koma eingesetzt.

Die Punkte *Hegu* Di 4 und *Fengchi* Gb 20 werden bei Kopfschmerzen, Migräne u. a. akupunktiert.

5.9 Auswahl der Ashi-Punkte

Die Ashi-Punkte sind die Schmerzpunkte des Patienten, also Stellen, an denen er am meisten Schmerzen verspürt oder die sehr druckschmerzhaft sind. Die Ashi-Punkte müssen nicht mit den bekannten Meridianpunkten oder Extrapunkten identisch sein, sondern können auch außerhalb dieser Punkte liegen. Wir stechen die Nadel unter Berücksichtigung der anatomischen Lage an diesen Ashi-Punkten ein und erzielen vor allem in der Schmerztherapie gute Wirkungen.

II Praxis: Behandlung wichtiger Krankheitsbilder

Die Therapieempfehlungen für alle Notfälle, insbesondere für lebensbedrohliche Krankheitsbilder, die in diesem Buch beschrieben sind, sind als begleitende Therapie zu der schulmedizinischen Behandlung zu verstehen.

6 Erkrankungen der Atemorgane

6.1 Grippale Infekte

Typ: Wind und Kälte

Krankheitsbild

Der Patient hat Fieber und kann nicht schwitzen; typisch sind Kopfschmerzen, Gliederschmerzen, Nasenverstopfung, manchmal auch laufende Nase und Kratzen im Hals. Oft leidet der Erkrankte an Husten, dünnem, weißem Auswurf, hat keinen Durst und bevorzugt warme Speisen und Getränke.

Puls: Oberflächlich oder oberflächlich und saitenförmig

Zunge: Weißer, dünner und feuchter Zungenbelag

Therapie

Behandlungsprinzip: Wind und Kälte beseitigen

Methode: Im Anfangsstadium sedierend, in der Erholungsphase neutral

Rezeptur:
- *Lieque* Lu 7
- *Hegu* Di 4
- *Fengchi* Gb 20
- *Yanglingquan* Gb 34
- *Waiguan* 3E 5

Behandlungsdauer: 3-mal wöchentlich, 3–6 Behandlungen als eine Periode

Typ: Wind und Hitze

Krankheitsbild

Der Patient leidet an hohem Fieber und Kopfschmerzen mit Schwellungsgefühl im Kopf. Typisch sind Husten, dicker brauner Auswurf, Nasenverstopfung, braunes zähes Nasensekret und trockener Hals mit Halsschmerzen. Der Patient hat Durst und verlangt viel zu trinken.

Puls: Oberflächlich und schnell

Zunge: Dünner, leicht brauner Zungenbelag, rote Zungenspitze, roter Zungenrand

Therapie

Behandlungsprinzip: Hitze ableiten

Methode: Im Anfangsstadium sedierend, in der Erholungsphase neutral

Rezeptur:
- *Quchi* Di 11
- *Lieque* Lu 7
- *Neiting* Ma 44
- *Dazhui* LG 14
- *Waiguan* 3E 5

Nebenpunkte:
- Bei Halsschmerzen zusätzlich: an der Daumenspitze bluten lassen
- Bei Erkrankung im Sommer zusätzlich: *Zhongwan* KG 12 und *Zusanli* Ma 36
- Bei Fieber zusätzlich: *Hegu* Di 4

Besondere Techniken: Bei Fieber den Punkt *Dazhui* LG 14 blutig schröpfen und sedieren

Behandlungsdauer: Jeden Tag einmal behandeln, 3 Behandlungen als eine Periode

6.2 Asthma bronchiale

6.2.1 Typbezogene Therapie

Typ: Fülle

Krankheitsbild

Hauptmerkmale sind ein starkes Atemgeräusch vor allem in der Inspirationsphase, Brustbeklemmung, viel Schleim und kräftiger Husten. Außerdem kann der Patient nicht flach liegen.

Puls: Schlüpfrig, gespannt (geigenbogenförmig)

Zunge: Weißer, schmieriger Zungenbelag

Therapie

Behandlungsprinzip: Schleim auflösen, Asthma beseitigen

Methode: Sedierend

Rezeptur:
- *Lieque* Lu 7
- *Hegu* Di 4
- *Waiguan* 3E 5
- *Feishu* Bl 13
- *Shanzhong* KG 17
- *Dingchuan* Ex-B 1

Nebenpunkte:
- Bei sehr viel Schleim zusätzlich: *Fenglong* Ma 40
- Bei Fieber zusätzlich: *Quchi* Di 11 und *Dazhui* LG 14

Besondere Techniken:
- *Lieque* Lu 7: Stichrichtung zum Ellbogen, 1–2 cm tief
- *Dingchuan* Ex-B 1: schräg zur Wirbelsäule, 1 cm tief
- *Shanzhong* KG 17: flach nach unten, 1–3 cm tief

Behandlungsdauer: 3-mal wöchentlich, 10 Behandlungen als eine Periode

Bemerkungen

Feishu Bl 13: schräg zur Wirbelsäule, aber nur 1–1,5 cm tief stechen; Vorsicht: Verletzungsgefahr der Lunge!

Typ: Leere

Krankheitsbild

Der Patient hat einen leisen, kraftlosen Husten, ein leises Atemgeräusch und eine schwache, leise Stimme. Das Krankheitsbild verschlimmert sich nach Bewegung und Anstrengung. Der Schleim ist nur schwer auszuhusten. Die Anfälle treten meist nach körperlicher Anstrengung auf.

Puls: Kraftlos, dünn

Zunge: Weißer, glatter Zungenbelag

Therapie

Behandlungsprinzip: Nieren- und Lungen-Yang tonisieren

Methode: Tonisierend

Rezeptur:
- *Taiyuan* Lu 9
- *Taixi* Ni 3
- *Feishu* Bl 13
- *Zusanli* Ma 36
- *Shenshu* Bl 23

Nebenpunkte:
- Bei schlechtem Appetit zusätzlich: *Zhongwan* KG 12
- Bei Schwitzen durch Schwäche zusätzlich: *Sanyinjiao* Mi 6 und *Rangu* Ni 2

Besondere Techniken:
- *Taiyuan* Lu 9: senkrecht 1 cm tief
- *Zusanli* Ma 36: 2–3 cm tief
- *Shenshu* Bl 23: senkrecht 2–3 cm tief, zusätzlich Moxa verwenden

Behandlungsdauer: 2-mal wöchentlich, 10–15 Behandlungen als eine Periode

Bemerkungen

Feishu Bl 13: siehe Typ „Fülle"

Typ: Hitze

Krankheitsbild

Der asthmatisch vorbelastete Patient bekommt zusätzlich eine Erkältung. Er ist durstig, die Hitze bedeutet hier Lungenhitze, der Schleim ist dick, schmierig, gelb, schwer auszuhusten. Der Patient ist unruhig, hat ein rotes Gesicht und Fieber.

Puls: Schnell, saitenförmig

Zunge: Brauner, schmieriger, manchmal trockener Zungenbelag

Therapie

Behandlungsprinzip: Hitze ableiten, Schleim auflösen

Methode: Sedierend

Rezeptur:
- *Hegu* Di 4
- *Quchi* Di 11
- *Fenglong* Ma 40
- *Lieque* Lu 7
- *Feishu* Bl 13

Nebenpunkte: Bei Fieber hat zusätzlich: *Dazhui* LG 14 bluten lassen und *Waiguan* 3E 5 akupunktieren

Besondere Techniken:
- *Fenglong* Ma 40: senkrecht 2–3 cm tief
- *Feishub* Bl 13: nur blutig schröpfen

Behandlungsdauer: 3-mal wöchentlich, 10 Behandlungen als eine Periode

Typ: Kälte

Krankheitsbild

Kennzeichnend sind ein grobes Atemgeräusch, weißer, dünner Schleim, dünnflüssiges, helles Nasensekret und kalte Hände und Füße. Kälte verschlechtert, sommerliche Wärme verbessert die Symptomatik.

Puls: Tief und kraftlos

Zunge: Dünner glatter Zungenbelag

Therapie

Behandlungsprinzip: Lungen- und Nieren-Yang erwärmen und tonisieren, Kälte beseitigen

Methode: Tonisierend

Rezeptur:

Dazhui LG 14 nur Moxa

Feishu Bl 13, *Shenshu* Bl 23, *Zusanli* Ma 36, *Qihai* KG 6

Nebenpunkte:
- Bei starker Schleimbildung zusätzlich: *Fenglong* Ma 40
- Bei Appetitlosigkeit zusätzlich: *Zusanli* Ma 36 und *Zhongwan* KG 12

Besondere Techniken:
- *Feishu* Bl 13
- *Shenshu* Bl 23
- *Zusanli* Ma 36 und *Fenglong* Ma 40: mit Nadel akupunktieren und anschließend mit Moxa behandeln

Behandlungsdauer: 2-mal wöchentlich, 15 Behandlungen als eine Periode

6.2.2 Weitere Therapiemethoden

Ohrakupunktur

Rezeptur:
- Lunge
- Bronchien
- Sympathikus
- Nebenniere
- Subkortex

Nebenpunkte:
- Bei Yang-Schwäche zusätzlich: Magen und Niere
- Bei Hitze-Typ zusätzlich: Dickdarm, hier Ohrspitze bluten lassen
- Bei sehr viel Schleim zusätzlich: *Shenmen*, auch hier Ohrspitze bluten lassen

Behandlungsdauer: 2- bis 3-mal wöchentlich, 10 Behandlungen als eine Periode

Bemerkungen: Bei Asthma bronchiale hat sich die Behandlung mit der Nadel besser bewährt als auf die Punkte geklebte Samenkörner.

Moxatherapie

Rezeptur:
- *Dazhui* LG 14: nur Moxibustion anwenden
- *Feishu* Bl 13, *Shenshu* Bl 23, *Fenglong* Ma 40, *Zhongwan* KG 12 und *Zusanli* Ma 36: können zusätzlich zur Akupunktur auch mit Moxa behandelt werden

Behandlungsdauer: 3-mal wöchentlich, 5–6 Behandlungen als eine Periode

Bemerkungen: 3–5 Punkte bei einer Sitzung verwenden, jeden Punkt 3–5 Minuten lang mit Moxa behandeln.

Asthmaprophylaxe

Es sollten in der heißesten Zeit (Mitte Juli bis Mitte August) 3 Behandlungen alle 10 Tage durchgeführt werden.

Rezeptur:
- *Dazhui* LG 14
- *Feishu* Bl 13
- *Dingchuan* Ex-B 1
  - 1. Methode: *Dazhui* LG 14 und *Feishu* Bl 13 mit einem kleinen Schröpfglas schröpfen und anschließend jeden Punkt 5 Minuten lang mit Moxa behandeln
  - 2. Methode: *Dingchuan* Ex-B 1 und *Feishu* Bl 13 mit einem kleinen Schröpfglas schröpfen und anschließend jeden Punkt 5 Minuten lang mit Moxa behandeln

Bemerkungen: Am besten beide Methoden abwechselnd anwenden

> Asthmapatienten sollten sich während der Therapie nicht erkälten, sie sollten nicht scharf essen (keinen Pfeffer, Chili, Fenchel, Anis) und (wegen Fremdeiweiß) keine Meeresfrüchte zu sich nehmen.

6.3 Keuchhusten

6.3.1 Typbezogene Therapie

Typ: Beginnender Keuchhusten

Krankheitsbild

Die Symptome beginnen ähnlich einer Erkältung, mit laufender Nase und Husten. Es kann zu Fieber mit Angst vor Kälte oder auch zu Angst vor Kälte ohne Fieber kommen.

Puls: Oberflächlich und saitenförmig oder oberflächlich und schnell

Zunge: Weißer, dünner Zungenbelag

Therapie

Behandlungsprinzip: Wind und Kälte beseitigen

Methode: Nadel schnell einstechen und schnell drehen, Nadel sofort wieder entfernen, nicht verweilen lassen

Rezeptur:
- *Lieque* Lu 7
- *Hegu* Di 4
- *Fengchi* Gb 20
- *Feishu* Bl 13
- *Quchi* Di 11

Nebenpunkte:
- Bei Fieber zusätzlich: *Dazhui* LG 14
- Bei viel Schleim zusätzlich: *Fenglong* Ma 40
- Bei viel Nasensekret zusätzlich: *Taiyuan* Lu 9 und *Yingxiang* Di 20

Besondere Techniken: Zunächst *Lieque* Lu 7 einstechen, dann erst *Fengchi* Gb 20, *Hegu* Di 4, *Quchi* Di 11 und *Feishu* Bl 13

Behandlungsdauer: 3-mal wöchentlich, 10 Behandlungen als eine Periode

Typ: Verkrampfender Keuchhusten

Krankheitsbild

Die Hustenanfälle sind sehr schlimm, besonders in der Nacht. Der Patient hat Probleme bei der Inspiration, die Hustenanfälle führen

bis zu Übelkeit und Erbrechen, auch Gesichtsschwellungen sind möglich.

Puls: Schlüpfrig, schnell

Zunge: Rote Zungenfarbe, dünner, schmieriger Zungenbelag

Therapie

Behandlungsprinzip: Lungen-Hitze ableiten und Magen-Fülle abführen

Methode: Sedierend

Rezeptur:
- *Dazhui* LG 14
- *Feishu* Bl 13
- *Fengchi* Gb 20
- *Fenglong* Ma 40
- *Waiguan* 3E 5
- *Lieque* Lu 7

Besondere Techniken: Nach kurzem Stimulieren mit der Rein-Raus-Methode die Nadel wieder entfernen

Behandlungsdauer: 3- bis 5-mal wöchentlich, 15 Behandlungen als eine Periode

Typ: Erholungsphase

Krankheitsbild

Der Patient ist schwach und müde, seine Stimme und seine Hustenattacken sind leise und kraftlos. Husten und Erbrechen werden leichter, der Erkrankte führt kurze Atemzüge aus.

Puls: Fadenförmig und kraftlos

Zunge: Blasshelle Zungenfarbe, wenig Zungenbelag

Therapie

Behandlungsprinzip: Milz erwärmen

Methode: Neutral stechen

Rezeptur:
- *Feishu* Bl 13
- *Waiguan* 3E 5
- *Hegu* Di 4
- *Zusanli* Ma 36

Nebenpunkte:
- bei Fieber zusätzlich: *Quchi* Di 11
- bei Schmerzen im Brustkorb zusätzlich: *Lieque* Lu 7
- bei Herzrasen zusätzlich: *Neiguan* Pe 6
- bei Nasenbluten zusätzlich: *Taiyuan* Lu 9
- bei Müdigkeit zusätzlich: *Shenshu* Bl 23

Besondere Techniken: Bei *Zusanli* Ma 36 zuerst tonisieren, anschließend sedieren und Nadel entfernen

Behandlungsdauer: 2- bis 3-mal wöchentlich, 10 Behandlungen als eine Periode, mindestens 2 Behandlungsperioden durchführen

6.3.2 Weitere Therapiemethoden: Ohrakupunktur

Rezeptur:
- Herz
- Lunge
- Bronchien
- Subkortex
- Sympathikus

Behandlungsdauer: 3-mal wöchentlich, 10 Behandlungen als eine Periode

Bemerkungen: Nadelbehandlung wirkt besser als Samenkörner.

7 Erkrankungen des Bewegungsapparats

7.1 Schulter-Arm-Syndrom

7.1.1 Typbezogene Therapie

Typ: Wind-Kälte

Krankheitsbild

Der Schulter-Arm-Schmerz ist tagsüber leichter und wird in der Nacht stärker. Die Schmerzen verschlimmern sich beim Anheben und Drehen des Arms nach hinten. Der Patient verspürt ein Kältegefühl in der Schmerzstelle und ist in seiner Bewegungsfähigkeit stark eingeschränkt. Kälte verschlimmert, Wärme bessert die Beschwerden.

Puls: Oberflächlich saitenförmig

Zunge: Weißer Zungenbelag

Therapie

Behandlungsprinzip: Meridian freimachen, Kälte beseitigen

Methode: Neutral

Rezeptur:
- *Quchi* Di 11
- *Jianyu* Di 15
- *Jianzhen* Dü 9
- *Waiguan* 3E 5

Nebenpunkte:

Hat der Patient das Gefühl eingeschlafener Finger, zusätzlich *Zhongzhu* 3E 3 und *Hegu* Di 4

Besondere Techniken:
- *Jianyu* Di 15: Nadel schräg nach unten stechen und stimulieren, bis das De-Qi zum Ellbogen strahlt
- *Quchi* Di 11: Nadel so stimulieren, dass das De-Qi bis zum Zeigefinger strahlt
- *Jianyu* Di 15 und *Jianzhen* Dü 9: beide Punkte können vor der Akupunktur geschröpft werden
- *Jianyu* Di 15: auf diesen Punkt kann man während der Akupunktur Moxa aufsetzen

Behandlungsdauer: 2-mal wöchentlich, 15 Behandlungen als eine Periode

Bemerkungen

Während der Therapie soll der Patient keine schweren Lasten tragen und den Arm möglichst weitgehend schonen.

Typ: Muskel- und Sehnen-Schwäche

Krankheitsbild

In diesem Fall sind die Schmerzen meist schon chronisch. Die Muskeln und Sehnen im Schulter-Arm-Bereich sind schlaff, kraftlos oder sogar atrophisch. Die Bewegungsfähigkeit ist stark eingeschränkt, der Arm kann nicht bis zum Kopf angehoben werden, und die Bewegungsrichtung nach dorsal ist manchmal stark eingeschränkt. Der Patient klagt über ein kaltes Gefühl im Schmerzbereich.

Puls: Dünn (fadenförmig)

Zunge: Hellrote Zungenfarbe, weißer Zungenbelag

Therapie

Behandlungsprinzip: Muskeln und Sehnen nähren, Meridiane erwärmen

Methode: Tonisierend

Rezeptur:
- *Jianyu* Di 15
- *Quchi* Di 11
- *Hegu* Di 4
- *Jianzhen* Dü 9
- *Waiguan* 3E 5
- *Shaohai* He 3

Besondere Techniken:
- Während der Behandlung sollen die Nadeln dreimal stimuliert werden.
- *Jianyu* Di 15 und *Jianzhen* Dü 9: Auf diese Punkte kann man zugleich mit der Akupunkturnadel ein Moxa aufsetzen.

Behandlungsdauer: 2-mal wöchentlich, 10 Behandlungen als eine Periode

7

Bemerkungen

Es hat sich sehr bewährt, den Schulter-Armbereich nach der Akupunktur gut zu massieren.

7.1.2 Weitere Therapiemethoden

Ohrakupunktur

Rezeptur:
- *Shenmen*
- Schulter
- Arm
- Leber
- Milz

Behandlungsdauer: 2-mal wöchentlich, 6 Behandlungen als eine Periode

Bemerkungen: Beim Schulter-Arm-Syndrom hat sich die Behandlung mit der Nadel am besten bewährt.

Moxatherapie

Rezeptur:
- *Quchi* Di 11
- *Jianyu* Di 15
- *Jianzhen* Dü 9
- *Waiguan* 3E 5
- *Hegu* Di 4

Behandlungsdauer: 3-mal wöchentlich, 10 Behandlungen als eine Periode

Bemerkungen: Jeden Punkt mindestens 5 Minuten lang behandeln.

Schröpftherapie

Rezeptur:
- *Jianyu* Di 15
- *Jianzhen* Dü 9
- Schmerzstellen

Behandlungsdauer: 1-mal wöchentlich, 5 Behandlungen als eine Periode

Bemerkungen: Das blutige Setzen von Schröpfköpfen hat sich vor allem auf den Schmerzstellen bewährt.

7.2 Halswirbelsäulen-Syndrom

7.2.1 Typbezogene Therapie

Typ: Wind-Kälte

Krankheitsbild

Der Patient klagt über Schweregefühl am Kopf sowie Kopfschmerzen. Er hat Angst vor Kälte, verspürt Nackensteifigkeit und ist in der Drehfähigkeit seines Kopfs stark eingeschränkt. Die Schmerzen ziehen vom Schulterblatt über die Schulter bis in den Arm, die Finger sind kraftlos und pelzig. Ein Spannungsgefühl zieht über den ganzen Körper.

Puls: Oberflächlich langsam oder oberflächlich saitenförmig

Zunge: Dünner weißer oder dünner schmieriger Zungenbelag

Therapie

Behandlungsprinzip: Wind zerstreuen, Kälte beseitigen

Methode: Sedierend

Rezeptur:
- *Dazhui* LG 14
- *Fengchi* Gb 20
- *Xuanzhong* Gb 39
- *Hegu* Di 4
- *Jianyu* Di 15
- an den Hauptschmerzstellen 2 Nadeln setzen

Nebenpunkte:
- Bei Kopfschmerzen zusätzlich *Lieque* Lu 7, *Taiyang* Ex-HN 5 (Schläfe) und *Kunlun* Bl 60
- Bei eingeschränkter Drehfähigkeit des Kopfes zusätzlich: *Zhongzhu* 3E 3 und *Waiguan* 3E 5

Besondere Techniken:
- *Dazhui* LG 14: Stichrichtung schräg nach oben
- Bei zusätzlicher Akupunktur der Hauptschmerzstellen liegt der Patient auf dem Bauch, und auf die Nadeln werden zusätzlich Moxa aufgesteckt

Behandlungsdauer: 2-mal wöchentlich, 15 Behandlungen als eine Periode

Bemerkungen

Es hat sich sehr bewährt, den Bereich der Halswirbelsäule nach der Akupunktur gut zu massieren.

Typ: Qi-Blockade und Blut-Stauung

Krankheitsbild

Der Patient klagt über Kopfschmerzen und Schmerzen sowie ein pelziges Gefühl über Schulter, Arm und Hand bis in die Finger. Es handelt sich um einen stechenden Schmerz, der durch Druck noch verschlimmert wird. Es kann auch zu trockener Haut, Juckreiz und blauen Fingernägeln kommen. Allgemeine Begleitsymptome sind Schwindel, Vergesslichkeit, Schlafstörungen und Brustbeklemmung.

Puls: Dünn, rau

Zunge: Weißer Zungenbelag, leicht bläuliche Zungenfarbe

Therapie

Behandlungsprinzip: Qi-Blockade ableiten, Blut aktivieren

Methode: Neutral

Rezeptur:
- *Dazhui* LG 14
- *Jianyu* Di 15
- *Waiguan* 3E 5
- *Xuehai* Mi 10
- *Taichong* Le 3

Nebenpunkte:
- Bei Juckreiz zusätzlich: *Yanglingquan* Gb 34 und *Quchi* Di 11
- Bei Schwächezustand zusätzlich: *Zusanli* Ma 36

Besondere Techniken:
- *Dazhui* LG 14: Stichrichtung schräg nach oben
- *Waiguan* 3E 5: soll sehr stark stimuliert werden

Behandlungsdauer: 2-mal wöchentlich, 15 Behandlungen als eine Periode

Typ: Schleim- und Nässe-Blockade

Krankheitsbild

Es bestehen Kopf- und Nackenschmerzen, Arm und Finger sind pelzig. Der Patient klagt über Schwindel und Schweregefühl im Kopf. Er ist kraftlos, hat schwere Glieder, ein Kloßgefühl im Hals und Übelkeit.

Puls: Schlüpfrig und saitenförmig

Zunge: Dunkelblaue Zungenfarbe, weißer, schmieriger Zungenbelag

Therapie

Behandlungsprinzip: Schleim auflösen, Meridian freimachen

Methode: Sedierend

Rezeptur:
- *Dazhui* LG 14
- *Hegu* Di 4
- *Jianyu* Di 15
- *Neiguan* Pe 6
- *Zusanli* Ma 36
- *Fenglong* Ma 40

Nebenpunkte:
- Bei Schwindel zusätzlich: *Baihui* LG 20 und *Fengchi* G 20
- Bei Kloßgefühl zusätzlich: *Taichong* Le 3 und *Shenmen* He 7
- Bei Übelkeit zusätzlich: *Zhongwan* KG 12 und *Tianshu* Ma 25

Besondere Techniken:
- *Zhongwan* KG 12: auf diesen Punkt kann während der Akupunktur ein Moxa aufgesetzt werden.
- *Fenglong* Ma 40 und *Fengchi* Gb 20: diese Punkte kann man während der Akupunktur zusätzlich elektrisch stimulieren.

Behandlungsdauer: 2-mal wöchentlich, 15 Behandlungen als eine Periode

7.2.2 Weitere Therapiemethoden

Ohrakupunktur

Rezeptur:
- Nacken
- Hals
- Schulter
- Halswirbelsäule
- Sympathikus
- Nebenniere
- Leber
- Niere

Behandlungsdauer: 2-mal wöchentlich, 10 Behandlungen als eine Periode

Bemerkungen:
- Pro Behandlung werden 4–5 Punkte ausgewählt.
- Neben der Behandlung mit der Nadel hat sich das zusätzliche Aufkleben von Samenkörnern sehr gut bewährt.

Moxatherapie

Rezeptur:
- *Mingmen* LG 4
- *Dazhui* LG 14
- *Jianyu* Di 15
- *Xuanzhong* Gb 39
- Nackenbereich

Behandlungsdauer: 3-mal wöchentlich, 10 Behandlungen als eine Periode

Bemerkungen: Jeden Punkt 5 Minuten lang mit Moxa behandeln.

7.3 Lumbalgie

7.3.1 Typbezogene Therapie

Typ: Akute Lumbalgie

Krankheitsbild

Es treten plötzliche, sehr akute Kreuzschmerzen auf. Der Patient kann sich aufgrund der starken Beschwerden kaum bewegen. Die heftigen Schmerzen werden durch Belastung verstärkt und führen zu Gehbehinderung.

Puls: Nicht typbezogen

Zunge: Nicht typbezogen

Therapie

Behandlungsprinzip: Qi- und Blut-Stauung aktivieren, Meridian freimachen, Schmerzen stillen

Methode: Sedierend

Rezeptur:
- *Shenshu* Bl 23
- *Weizhong* Bl 40
- *Kunlun* Bl 60
- Schmerzpunkt (Ashi-Punkt)

Nebenpunkte:
- Bei starken Schmerzen zusätzlich: *Renzhong* LG 26
- Bei Schmerzen, die ins Bein ausstrahlen, zusätzlich: *Weizhong* Bl 40: bluten lassen

Besondere Techniken:
- Schmerzpunkt (Ashi-Punkt): senkrecht 1,5–2 cm tief
- Schmerzpunkt (Ashi-Punkt): vor der Akupunktur blutig schröpfen

Behandlungsdauer: 1-mal täglich, 5 Behandlungen als eine Periode

Bemerkungen

Der Patient sollte vor allem drehende Bewegungen in der Wirbelsäule vermeiden und die Schmerzstellen warm halten.

Typ: Chronische Lumbalgie

Krankheitsbild

Nach dem Abklingen der akuten Symptomatik verspürt der Patient noch längere Zeit leichte Schmerzen im Rücken.

Puls: Nicht typbezogen

Zunge: Nicht typbezogen

Therapie

Behandlungsprinzip: Fließen des Qi in der Leitbahn weiter fördern

Methode: Neutral

Rezeptur:
- *Shenshu* Bl 23
- *Pangguangshu* Bl 28

- *Yanglingquan* Gb 34
- Schmerzpunkt (Ashi-Punkt)

Nebenpunkte: Bei kraftlosem Bein zusätzlich: *Zusanli* Ma 36 und *Yanglingquan* Gb 34

Besondere Techniken: *Shenshu* Bl 23 und Schmerzpunkt (Ashi-Punkt): auf diese Punkte können während der Akupunktur Moxa aufgesetzt werden.

Behandlungsdauer: 2-mal wöchentlich, 15 Behandlungen als eine Periode

Bemerkungen

Der Patient sollte vor allem drehende Bewegungen in der Wirbelsäule vermeiden und die Schmerzstellen warm halten.

7.3.2 Weitere Therapiemethoden

Ohrakupunktur

Rezeptur:

- Shenmen
- Niere
- Kreuzbein
- Ischias-Punkt

Nebenpunkte: Bei akutem Anfall zusätzlich: Ohrspitze mit Lanzette bluten lassen

Behandlungsdauer: 2- bis 3-mal wöchentlich, 10–15 Behandlungen als eine Periode

Moxatherapie

Rezeptur: Schmerzpunkt (Ashi-Punkt) 5–10 Minuten lang mit Moxa behandeln

Behandlungsdauer: 1-mal täglich, 10 Behandlungen als eine Periode

Schröpfen

Rezeptur: Schmerzpunkt (Ashi-Punkt) erst mit einer Pflaumennadel oder einer Blutlanzette blutig stechen, dann ein Schröpfglas für ca. 5 Minuten aufsetzen

Behandlungsdauer: 2- bis 3-mal wöchentlich, 6 Behandlungen als eine Periode

Akupunkturinjektion

Rezeptur:

- *Shenshu* Bl 23
- *Yanglingquan* Gb 34

Besondere Techniken: In jeden Punkt ca. 1 ml AP VII oder AP VII N injizieren

Behandlungsdauer: 3- bis 4-mal wöchentlich, 10 Behandlungen als eine Periode

7

7.4 Ischialgie

Typ: Schmerzen im Verlauf der Blasen-Leitbahn

Krankheitsbild

Die Schmerzen strahlen von der Lendenwirbelsäule einseitig entlang der Blasen-Leitbahn nach unten über das Gesäß, die Kniekehle und die Wade bis zum Außenknöchel.

Therapie

Behandlungsprinzip: Blasen-Leitbahn freimachen, Schmerzen lindern

Methode: Sedierend

Rezeptur:
- Nur die kranke Seite behandeln; *Shenshu* Bl 23
- *Weizhong* Bl 40
- *Kunlun* Bl 60
- *Yanglingquan* Gb 34
- Schmerzpunkt (viele Patienten haben in der Nähe von Bl 60 einen druckschmerzhaften Punkt)

Nebenpunkte:
- Bei kraftlosem Bein zusätzlich: *Taixi* Ni 3 und *Sanyinjiao* Mi 6
- Bei Ischialgie infolge Kälteeinwirkung zusätzlich: *Qihai* KG 6 und *Sanyinjiao* Mi 6
- Bei Schmerzen infolge einer Verletzung zusätzlich: *Xuehai* Mi 10 und *Yanglingquan* Gb 34
- Bei Muskelatrophie zusätzlich: *Zusanli* Ma 36

Besondere Techniken:
- *Shenshu* Bl 23: senkrecht 1–2 cm tief; auf diesen Punkt kann man während der Akupunktur ein Moxa aufsetzen.
- Schmerzpunkt suchen, Nadel einstechen und im Umkreis von ca. 1–1,5 cm weitere vier Nadeln einstechen, mittlere Nadel zusätzlich mit Moxa behandeln. Eine optimale Wirkung wird erzielt, wenn ein Gefühl entsteht, als ob Strom nach unten fließt.
- *Weizhong* Bl 40: senkrecht 1–2 cm tief; das De-Qi soll bis zum Fuß nach unten gehen, eine zusätzliche Elektrostimulation der Nadeln hat sich sehr bewährt.

Behandlungsdauer: 2-mal wöchentlich, 10–15 Behandlungen als eine Periode

Typ: Schmerzen im Verlauf der Gallenblasen-Leitbahn

Krankheitsbild

Die Schmerzen strahlen von der Lendenwirbelsäule einseitig über *Huantiao* Gb 30 und *Yanglingquan* Gb 34 aus, also über die laterale Beinseite nach unten bis zum äußeren Knöchel.

Behandlungsprinzip: Gallenblasen-Leitbahn freimachen, Schmerzen lindern.

Therapie

Methode: Sedierend

Rezeptur:
- Nur die kranke Seite behandeln; *Huantiao* Gb 30
- *Yanglingquan* Gb 34
- *Taichong* Le 3

- *Xuanzhong* Gb 39
- *Qiuxu* Gb 40
- Schmerzpunkt (viele Patienten haben in der Nähe von Gb 40 einen druckschmerzhaften Punkt)

Nebenpunkte:

- Bei kraftlosem Bein zusätzlich: *Taixi* Ni 3 und *Sanyinjiao* Mi 6
- Bei Ischialgie infolge Kälteeinwirkung zusätzlich: *Qihai* KG 6 und *Sanyinjiao* Mi 6
- Bei Schmerzen infolge einer Verletzung zusätzlich: *Xuehai* Mi 10 und *Yanglingquan* Gb 34
- Bei Muskelatrophie zusätzlich: *Zusanli* Ma 36

Besondere Techniken:

- *Huantiao* Gb 30: senkrecht 3–3 cm tief, das De-Qi soll wie ein Stromschlag nach unten bis zum Fuß strahlen.
- In der Nähe von *Huantiao* Gb 30 einen druckschmerzhaften Punkt suchen, eine Nadel in diesen Schmerzpunkt stechen und im Umkreis von 1,5–2 cm weitere vier Nadeln schräg zur mittleren Nadel einstechen, mittlere Nadel zusätzlich mit Moxa behandeln. Eine Elektrostimulation der Nadeln hat sich sehr bewährt.

Behandlungsdauer: 2-mal wöchentlich, 10–15 Behandlungen als eine Periode

7

Typ: Schmerzen im Verlauf der Magen-Leitbahn

Krankheitsbild

Die Schmerzen strahlen von der Lendenwirbelsäule einseitig entlang der Magen-Leitbahn aus bis zum Fuß.

Therapie

Behandlungsprinzip: Magen-Leitbahn freimachen, Schmerzen lindern

Methode: Sedierend

Rezeptur:

- Nur die kranke Seite behandeln; *Zusanli* Ma 36
- *Yanglingquan* Gb 34
- *Fenglong* Ma 40
- *Neiting* Ma 44
- Schmerzpunkt (viele Patienten haben in der Nähe von Ma 41 einen druckschmerzhaften Punkt)

Nebenpunkte:

- Bei kraftlosem Bein zusätzlich: *Taixi* Ni 3 und *Sanyinjiao* Mi 6
- Bei Ischialgie infolge Kälteeinwirkung zusätzlich: *Qihai* KG 6 und *Sanyinjiao* Mi 6
- Bei Schmerzen infolge einer Verletzung zusätzlich: *Xuehai* Mi 10 und *Yanglingquan* Gb 34
- Bei Muskelatrophie zusätzlich: *Zusanli* Ma 36

Besondere Techniken: Man kann in der Nähe von *Huantiao* Gb 30 einen druckschmerzhaften Punkt suchen, eine Nadel in den Schmerzpunkt und im Umkreis vier weitere Nadeln einstechen. Die mittlere Nadel kann mit Moxa behandelt werden, eine zusätzliche Elektrostimulation der Nadeln hat sich sehr bewährt.

Behandlungsdauer: 2- bis 3-mal wöchentlich, 10–15 Behandlungen für eine Periode

> Bei Ischialgie mit akutem Schmerzverlauf ist der Puls meist schnell, kräftig und geigenbogenförmig; die Zunge ist untypisch.

7.5 Bandscheibenvorfall

7.5.1 Behandlung mit Körperakupunktur

Krankheitsbild

Der Patient verspürt sehr starke Schmerzen, die von einem Schmerzpunkt in der Lendenwirbelsäule aus meist einseitig bis in den Fuß ziehen. In schweren Fällen kann es zu Parästhesien oder Taubheit in Bein oder Fuß kommen.

Puls: Nicht spezifisch

Zunge: Nicht spezifisch

Therapie

Behandlungsprinzip: Leitbahn freimachen, Blut-Stauung beseitigen

Methode: Sedierend

Rezeptur:

- Schmerzpunkte (Ashi-Punkte)
- *Shenshu* Bl 23
- *Pangguangshu* Bl 28
- *Weizhong* Bl 40
- *Yanglingquan* Gb 34
- *Kunlun* Bl 60

Nebenpunkte: Bei starken Schmerzen zusätzlich: *Renzhong* LG 26

Besondere Techniken:

- *Weizhong* Bl 40 und Schmerzpunkt: bluten lassen oder blutig schröpfen
- *Renzhong* LG 26: schräg nach oben stechen und mit Rein-Raus-Methode sedieren, bis die Augen des Patienten tränen.

Behandlungsdauer: 3-mal wöchentlich, 15 Behandlungen als eine Periode

Bemerkungen

Bei Taubheitsgefühlen muss, um bleibenden Schäden vorzubeugen, eine Operation in Betracht gezogen werden.

7.5.2 Weitere Therapiemethoden

Ohrakupunktur

Rezeptur:

- Ischiaspunkt
- Gesäß
- Shenmen
- Lendenwirbelsäule
- Blase

Nebenpunkte: Bei starken Schmerzen zusätzlich: Ohrspitze bluten lassen

Besondere Techniken: Nadelbehandlung am besten bewährt, Nadeln 20–30 Minuten lang belassen

Behandlungsdauer: 2-mal wöchentlich, 10 Behandlungen als eine Periode

Moxatherapie

Rezeptur: Schmerzpunkte (Ashi-Punkte)

Besondere Techniken: Jede Schmerzstelle 10–15 Minuten lang mit Moxa behandeln

Behandlungsdauer: 3-mal wöchentlich, 15 Behandlungen als eine Periode

Pflaumennadel

Rezeptur: Schmerzpunkte (Ashi-Punkte)

Besondere Techniken: Schmerzstellen beklopfen, bis Blut austritt, anschließend wie beim blutigen Schröpfen ein Schröpfglas aufsetzen

Behandlungsdauer: 2-mal wöchentlich, 10 Behandlungen als eine Periode

Akupunkturinjektion

Rezeptur: Schmerzpunkte (Ashi-Punkte)

Besondere Techniken: Je Schmerzpunkt 1–2 ml AP VIII injizieren

Behandlungsdauer: 2- bis 3-mal wöchentlich, 10 Behandlungen als eine Periode

7.6 Tennisarm

7.6.1 Behandlung mit Körperakupunktur

Krankheitsbild

Die Schmerzen entstehen meist durch Überanstrengung des Gelenks oder durch Gelenkabnutzung wegen zu starker körperlicher Belastung. Kälte und Nässe blockieren den Meridian, oder eine Blutstauung verursacht die Beschwerden. Meist kann ein bestimmter Druckschmerzpunkt am Ellbogen festgestellt werden (Schmerzpunkt, Ashi-Punkt).

Puls: Nicht spezifisch

Zunge: Nicht spezifisch

Therapie

Behandlungsprinzip: Krankheitsursachen beseitigen, Leitbahn freimachen

Methode: Sedierend

Rezeptur:
- *Hegu* Di 4
- *Quchi* Di 11
- *Shaohai* He 3
- Schmerzpunkt (Ashi-Punkt)

Besondere Techniken:
- Jede Nadel mindestens eine Minute stark stimulieren, bis ein starkes Stimulationsgefühl auftritt
- *Shaohai* He 3 und *Quchi* Di 11: können zusätzlich elektrisch stimuliert werden

Behandlungsdauer: 2- bis 3-mal wöchentlich, 10–15 Behandlungen als eine Periode

7.6.2 Weitere Therapiemethoden

Ohrakupunktur

Rezeptur:
- Subkortex
- Shenmen
- Nebenniere
- Ellbogen

Besondere Techniken: Wir behandeln zunächst eine Seite mit Akupunkturnadeln und belassen diese 20–30 Minuten. Anschließend kleben wir am zweiten Ohr auf den gleichen Punkten Samenkörner auf.

Behandlungsdauer: 3-mal wöchentlich, 10 Behandlungen als eine Periode

Moxatherapie

Rezeptur: Schmerzpunkt (Ashi-Punkt)

Besondere Techniken:
- Als direkte Methode: mit einer Moxazigarre die Schmerzstelle ca. 15 Minuten lang behandeln

- Als indirekte Methode: auf die Schmerzstelle eine durchlöcherte frische Ingwerscheibe legen und darauf 5–10 Moxakegel abbrennen

Behandlungsdauer: Täglich, 7 Behandlungen als eine Periode

Pflaumennadel

Rezeptur: Schmerzpunkt (Ashi-Punkt)

Besondere Techniken: Die Schmerzstellen werden beklopft, bis Blut austritt, anschließend wird wie beim blutigen Schröpfen ein Schröpfglas aufgesetzt.

Behandlungsdauer: 2- bis 3-mal wöchentlich, 10 Behandlungen als eine Periode

Akupunkturinjektion

Rezeptur: Quchi Di 11

Besondere Techniken: An diesem Punkt 1–2 ml AP VII injizieren

> Während der Behandlung soll der erkrankte Ellbogen weitestmöglich geschont und nicht belastet werden.

7

7.7 Rheumatoide Arthritis

7.7.1 Typbezogene Therapie

Typ: Schleim-Blockade und Blut-Stauung

Krankheitsbild

Es handelt sich um chronische Beschwerden. Die Gelenkschmerzen sind manchmal sehr stark, manchmal wieder leichter und verschlimmern sich meist in der Nacht. Oft sind die Gelenke stark geschwollen, die Beweglichkeit ist teilweise stark eingeschränkt, oft sind steife Gelenke zu finden.

Puls: Fadenförmig und rau

Zunge: Zungenfarbe leicht purpurrot oder mit braunen Pünktchen, weißer, schmieriger Zungenbelag

Therapie

Behandlungsprinzip: Schleim auflösen, Blut aktivieren, Meridian freimachen und Schmerzen stillen

Methode: Sedierend

Rezeptur:
- *Jianyu* Di 15
- *Quchi* Di 11
- *Waiguan* 3E 5
- *Xuehai* Mi 10
- *Fenglong* Ma 40

Nebenpunkte:
- Bei Hand- und Fingergelenkschmerzen zusätzlich: *Baxie* Ex-UE 9 und *Hegu* Di 4
- Bei Fuß- und Zehengelenkschmerzen zusätzlich: *Bafeng* Ex-LE 10, *Taichong* Le 3, *Kunlun* Bl 60 und *Taixi* Ni 3
- Bei Wirbelsäulenschmerzen zusätzlich: *Huatuojiaji*-Punkte Ex-B 2, *Renzhong* LG 26 und *Weizhong* Bl 40
- Bei Lendenwirbel- und Kreuzbeinschmerzen zusätzlich: *Mingmen* LG 4, *Shenshu* Bl 23 und *Kunlun* Bl 60
- Bei Steißbeinschmerzen zusätzlich: *Pangguangshu* Bl 28 und *Huantiao* Gb 30
- Bei Kältegefühl der Patienten zusätzlich: Moxatherapie an den Schmerzpunkten (Ashi-Punkten)

Behandlungsdauer: 2- bis 3-mal wöchentlich, 15 Behandlungen als eine Periode

Typ: Leber- und Nieren-Yang-Schwäche

Krankheitsbild

Bei diesem Typ bedeutet Leber- und Nieren-Yang-Schwäche eine allgemeine Schwäche des Immunsystems. Dadurch halten sich die Schmerzen sehr hartnäckig im Körper und sind nur schwer zu lindern. Die Erkrankung verläuft chronisch, Gelenke sind verdickt und geschwollen, manchmal auch deformiert. Gelenkversteifungen und schwer bewegliche Gelenke sind häufig, die Muskulatur ist teilweise atrophiert. Rücken- und Kreuzschmerzen sowie ein Gefühl von Muskelkater belasten den Patienten. Er ist oft sehr blass im Gesicht und lässt körperliche und geistige Schwäche erkennen.

Puls: Fadenförmig und kraftlos oder fadenförmig und schnell

Zunge: Blasshelle Zungenfarbe, weißer, dünner Zungenbelag

Therapie

Behandlungsprinzip: Leber- und Nieren-Yang tonisieren, Schmerzen lindern, Abwehr steigern

Methode: Tonisierend

Rezeptur:
- *Shenshu* Bl 23
- *Mingmen* LG 4
- *Yanglingquan* Gb 34
- *Zusanli* Ma 36

Nebenpunkte:
- Bei Hand- und Fingergelenkschmerzen zusätzlich: *Baxie* Ex-UE 9 und *Hegu* Di 4
- Bei Fuß- und Zehengelenkschmerzen zusätzlich: *Bafeng* Ex-LE 10, *Taichong* Le 3, *Kunlun* Bl 60 und *Taixi* Ni 3
- Bei Wirbelsäulenschmerzen zusätzlich: *Huatuojiaji*-Punkte Ex-B 2, *Renzhong* LG 26 und *Weizhong* Bl 40
- Bei Lendenwirbel- und Kreuzbeinschmerzen zusätzlich: *Mingmen* LG 4, *Shenshu* Bl 23 und *Kunlun* Bl 60
- Bei Steißbeinschmerzen zusätzlich: *Pangguangshu* Bl 28 und *Huantiao* Gb 30
- Bei Kältegefühl des Patienten zusätzlich: Moxatherapie an den Schmerzpunkten (Ashi-Punkten)

Besondere Techniken: Nadeln nicht lange belassen, sondern nach dem Erreichen des De-Qi-Gefühls wieder entfernen

Behandlungsdauer: 2-mal wöchentlich, 15 Behandlungen als eine Periode

Bemerkungen

Die zusätzliche Moxibustion der betroffenen Gelenke verstärkt die Wirkung der Behandlung.

7.7.2 Weitere Therapiemethoden

Moxatherapie

Rezeptur:
- Bei Kiefergelenkbeschwerden: *Xiaguan* Ma 7 und *Tinggong* Dü 19
- Bei Schultergelenkbeschwerden: *Jianyu* Di 15, *Jianzhen* Dü 9 und Schmerzpunkt (Ashi-Punkt)
- Bei Ellbogenbeschwerden: *Quchi* Di 11, *Waiguan* 3E 5, *Shaohai* He 3 und Schmerzpunkt (Ashi-Punkt)
- Bei Handgelenkbeschwerden: *Hegu* Di 4, *Quchi* Di 11 und Schmerzpunkt (Ashi-Punkt)
- Bei Hüftgelenkbeschwerden: *Shenshu* Bl 23, *Huantiao* Gb 30, *Xuehai* Mi 10 und Schmerzpunkt (Ashi-Punkt)

Besondere Techniken:
- Direkte Methode: mit einer Moxazigarre die Schmerzstelle ca. 1.015 Minuten lang behandeln
- Indirekte Methode: auf die Schmerzstelle eine durchlöcherte frische Ingwerscheibe legen und darauf 5–10 Moxakegel abbrennen

Behandlungsdauer: 3-mal wöchentlich, 20 Behandlungen als eine Periode

Bemerkungen: Die Moxatherapie spielt in der Behandlung der rheumatoiden Arthritis eine sehr wichtige Rolle.

Elektrostimulation

Rezeptur: Um das betroffene Gelenk Akupunkturnadeln setzen

Besondere Techniken: Die Akupunkturnadeln werden zusätzlich 15–20 Minuten lang elektrisch stimuliert.

Behandlungsdauer: 3-mal wöchentlich, 15 Behandlungen als eine Periode

Je früher mit der Therapie begonnen wird, desto besser ist die Prognose. Allerdings ist die Behandlung meist sehr langwierig und sollte mindestens 3–5 Perioden umfassen. Nach Besserung sollte sie daher nicht zu früh abgebrochen, sondern unbedingt fortgesetzt werden.

8 Erkrankungen des Gastrointestinaltrakts

8.1 Gastritis

Als „Gastritis“ bezeichnet die Traditionelle Chinesische Medizin die chronische Form der Erkrankung.

8.1.1 Typbezogene Therapie

Typ: Leber-Magen-Disharmonie

Krankheitsbild

Der Patient hat Magendruckschmerzen und Völlegefühl, stechende Schmerzen im Oberbauch und unterhalb der 11. und 12. Rippe. Die Schmerzen wandern hin und her, der Patient leidet an Appetitlosigkeit sowie Aufstoßen von Magensäften, sein Stuhlgang ist breiig. Die Schmerzen können stark oder leicht sein und sind oft stimmungsabhängig.

Puls: Saitenförmig und voll

Zunge: Dünner, weißer Zungenbelag

Therapie

Behandlungsprinzip: Leber und Magen harmonisieren

Methode: Sedierend

Rezeptur:
- *Zhongwan* KG 12
- *Zusanli* Ma 36
- *Qimen* Le 14
- *Yanglingquan* Gb 34
- *Neiguan* Pe 6

Nebenpunkte:
- Bei Blähungen zusätzlich: *Tianshu* Ma 25, *Neiting* Ma 44 und *Sanyinjiao* Mi 6
- Bei starkem Aufstoßen von Magensäure zusätzlich: *Neiting* Ma 44 und *Riyue* Gb 24

Besondere Techniken:
- *Neiguan* Pe 6: senkrecht oder schräg nach oben
- *Qimen* Le 14: im Verlauf der Rippe schräg nach lateral
- *Yanglingquan* Gb 34: senkrecht 1,5–2 cun tief

Behandlungsdauer: 2-mal wöchentlich, 10 Behandlungen als eine Periode

Typ: Schwäche-Kälte von Magen und Milz

Krankheitsbild

Der Patient hat stumpfe Schmerzen im Magen und erbricht wie klares Wasser. Druck auf den Magen und Wärme verbessern die Beschwerden, warmes Essen empfindet der Patient als angenehm. Er ist schlapp und kraftlos, hat kalte Hände und Füße und keinen Appetit, sein Stuhlgang ist dünn und breiig.

Puls: Leer und hohl

Zunge: Weißer schmieriger Zungenbelag (Butterzungenbelag)

Therapie

Behandlungsprinzip: Milz-Yang tonisieren und Magen erwärmen

Methode: Tonisierend

Rezeptur:
- *Zhongwan* KG 12
- *Qimen* Le 14
- *Zusanli* Ma 36
- *Neiguan* Pe 6
- *Tianshu* Ma 25
- *Guanyuan* KG 6

Nebenpunkte:
- Bei Verdauungsstörungen zusätzlich: *Neiting* Ma 44, *Fenglong* Ma 40 und *Yinlingquan* Mi 9
- Bei Durchfall zusätzlich: *Tianshu* Ma 25 und Moxa am Nabel

Besondere Techniken: *Zhongwan* KG 12 und *Zusanli* Ma 36: Während der Akupunktur können Moxa aufgesetzt werden.

Behandlungsdauer: 2-mal wöchentlich, 10–15 Behandlungen als eine Periode

Typ: Magen-Yin-(Magensaft-)Schwäche

Krankheitsbild

Der Patient hat hauptsächlich brennende Magenschmerzen, trockenen Mund und Hals, hat Verdauungsstörungen und keinen Appetit. Er ist oft unruhig, hat heiße Hände und Füße und trockenen Stuhlgang.

Puls: Fadenförmig und schnell

Zunge: Rote trockene Zunge, trockener oder kein Zungenbelag

Therapie

Behandlungsprinzip: Magen-Yin nähren, unechte Magen-Hitze ableiten

Methode: Neutral

Rezeptur:
- *Zhongwan* KG 12
- *Sanyinjiao* Mi 6
- *Zusanli* Ma 36
- *Taixi* Ni 3
- *Qimen* Le 14
- *Shenshu* Bl 23

Nebenpunkte:
- Bei sehr starkem Sodbrennen zusätzlich: *Xuanzhong* Gb 39 und *Neiting* Ma 44, aber sedierend
- Bei blutigem Stuhlgang zusätzlich: *Xuehai* Mi 10
- Bei blutigem Erbrechen zusätzlich: *Shanzhong* KG 17

Besondere Techniken: *Taixi* Ni 3: senkrecht 0,5–1 cun tief

Behandlungsdauer: 2-mal wöchentlich, 10–15 Behandlungen als eine Periode

8.1.2 Weitere Therapiemethoden

Ohrakupunktur

Rezeptur:
- Magen
- Milz
- Sympathikus
- Shenmen
- Subkortex

Nebenpunkte:
- Bei Leber-Qi-Stauung zusätzlich: Leber
- Bei Durchfall zusätzlich: Niere, Dickdarm, Dünndarm
- Bei Übelkeit und Erbrechen zusätzlich: Kardia, Magen

Besondere Techniken: Für jede Behandlung 3–4 Punkte auswählen und die Nadeln für ca. 30 Minuten belassen

Behandlungsdauer: Jeden zweiten Tag behandeln, 10 Behandlungen als eine Periode; nach einer Periode 5–7 Tage Pause

Moxatherapie

Rezeptur:
- *Zhongwan* KG 12
- *Zusanli* Ma 36

Nebenpunkte: Bei Durchfall zusätzlich *Tianshu* Ma 25 und *Shenshu* Bl 23

Besondere Techniken: Entweder Moxazigarre oder Moxakegel verwenden

Behandlungsdauer: 3-mal wöchentlich behandeln, 10 Behandlungen als eine Periode

Bemerkungen: Die Wärme sollte so stark sein, dass sie der Patient gut aushalten kann und als angenehm empfindet.

> Bei Fülle- und Hitze-Krankheiten, bei sehr vollem Magen oder bei Trunkenheit des Patienten soll keine Moxibustion angewendet werden.

8.2 Magen- und Zwölffingerdarmgeschwür

8.2.1 Typbezogene Therapie

Typ: Leber- und Magen-Disharmonie und -Hitze

Krankheitsbild

Der Patient klagt über Magenschmerzen und Sodbrennen. Er verspürt ein Druck- und Völlegefühl im Magen, säuerliches Aufstoßen, Verdauungsstörungen und hat einen trockenen, bitteren Geschmack im Mund. Er ist meist sehr reizbar, sein Urin ist gelb und sein Stuhlgang unregelmäßig, er verlangt nach kalten Speisen und Getränken.

Puls: Saitenförmig, schnell

Zunge: Rote Zungenfarbe, dünner, gelber Zungenbelag

8

Therapie

Behandlungsprinzip: Leber-Stauung beseitigen, Magen-Hitze ableiten

Methode: Sedierend

Rezeptur:
- *Zhongwan* KG 12
- *Shanzhong* KG 17
- *Zusanli* Ma 36
- *Neiguan* Pe 6
- *Taichong* Le 3
- *Neiting* Ma 44

Nebenpunkte:
- Bei Oberbauchschmerzen zusätzlich: *Yanglingquan* Gb 34
- Bei blutigem Stuhlgang zusätzlich: *Xuehai* Mi 10
- Bei Sodbrennen zusätzlich: *Riyue* Gb 24
- Bei Appetitlosigkeit zusätzlich: *Tianshu* Ma 25

Besondere Techniken: *Riyue* Gb 24: Stichrichtung flach nach lateral, 2 cun tief

Behandlungsdauer: 3-mal wöchentlich, 15 Behandlungen als eine Periode

Typ: Milz- und Magen-Yang-Schwäche

8

Krankheitsbild

Der Patient schildert dauernde Schmerzen, besonders in nüchternem Zustand, die nach dem Essen etwas nachlassen. Er verspürt ein Kältegefühl im Magen, warme Speisen und Getränke werden als angenehm empfunden. Kalte Hände und Füße begleiten das Krankheitsbild. Der Urin ist hell, der Stuhlgang breiig.

Puls: Tief und leer

Zunge: Blasshelle Zungenfarbe, weißer Zungenbelag

Therapie

Behandlungsprinzip: Milz- und Magen tonisieren, mittleren Erwärmer stärken

Methode: Tonisierend

Rezeptur:
- *Zhongwan* KG 12
- *Qihai* KG 6
- *Zusanli* Ma 36
- *Mingmen* LG 4

Nebenpunkte:
- Bei sehr starken Schmerzen zusätzlich: *Qimen* Le 14
- *Tianshu* Ma 25

Besondere Techniken:
- *Qihai* KG 6 und *Mingmen* LG 4: Während der Akupunkturbehandlung kann auf diese Punkte auch Moxa aufgesetzt werden.
- *Riyue* Gb 24: Stichrichtung flach nach lateral, 2 cun tief

Behandlungsdauer: 3-mal wöchentlich, 15 Behandlungen als eine Periode

8.2.2 Weitere Therapiemethoden: Ohrakupunktur

Rezeptur:
- Magen
- Milz
- Shenmen
- Gehirn
- Leber
- Duodenum
- Endokrinium

Behandlungsdauer: 3-mal wöchentlich, 10 Behandlungen als eine Periode

8.3 Chronische Enteritis

8.3.1 Typbezogene Therapie

Typ: Milz- und Magen-Schwäche

Krankheitsbild

Die Verdauungsstörungen gehen einher mit dünnem, breiigem Stuhlgang, man findet unverdaute Speisen im Stuhl. Der Patient hat ein gelbes Gesicht, ist müde und appetitlos.

Puls: Kraftlos und langsam

Zunge: Blasshelle Zungenfarbe, weißer Zungenbelag

Therapie

Behandlungsprinzip: Milz und Magen tonisieren, Verdauung fördern

Methode: Tonisierend

Rezeptur:
- *Tianshu* Ma 25
- *Zhongwan* KG 12
- *Zusanli* Ma 36
- *Sanyinjiao* Mi 6
- *Yinlingquan* Mi 9

Besondere Techniken:
- *Zusanli* Ma 36
- *Zhongwan* KG 12
- *Yinlingquan* Mi 9: Während der Akupunkturbehandlung kann Moxa aufgesetzt werden

Behandlungsdauer: 2- bis 3-mal wöchentlich, 15 Behandlungen als eine Periode

Typ: Milz- und Nieren-Yang-Schwäche

Krankheitsbild

Der Patient verspürt morgens gegen 6 Uhr Bauchschmerzen und hat sofort Durchfall. Die Schmerzen werden besser, wenn Winde abgehen. Der Patient ist appetitlos, Hände und Füße sind kalt, Kreuz und Knie sind kraftlos.

Puls: Tief und fadenförmig

8

Zunge: Blasshelle Zungenfarbe, weißer Zungenbelag

Therapie

Behandlungsprinzip: Milz und Niere stärken

Methode: Tonisierend

Rezeptur: Zhongwan KG 12, *Tianshu* Ma 25, *Shenshu* Bl 23, *Zusanli* Ma 36 und *Mingmen* LG 4

Nebenpunkte:
- Bei kalten Händen und Füßen zusätzlich: bei *Mingmen* LG 4 Moxa aufsetzen
- Bei Bauchschmerzen zusätzlich: bei *Guanyuan* KG 4 und *Qihai* KG 6 Moxa aufsetzen

Behandlungsdauer: 2- bis 3-mal wöchentlich, 15 Behandlungen als eine Periode

8.3.2 Weitere Therapiemethoden

Ohrakupunktur

Rezeptur:
- Dünndarm
- Dickdarm
- Magen
- Milz
- Sympathikus
- Shenmen
- Leber

Behandlungsdauer: 3-mal wöchentlich, 10 Behandlungen als eine Periode

Moxatherapie

Rezeptur:
- *Tianshu* Ma 25
- *Zhongwan* KG 12
- *Zusanli* Ma 36
- *Taixi* Ni 3
- *Shenshu* Bl 23
- *Qihai* KG 6

Besondere Techniken: *Zhongwan* KG 12 und *Shenshu* Bl 23: mit Moxa auf Ingwerscheibe behandeln

Behandlungsdauer: 2- bis 3-mal wöchentlich, 15 Behandlungen als eine Periode

8.4 Cholezystitis

8.4.1 Typbezogene Therapie

Typ: Leber- und Gallenblasen-Qi-Stauung

Krankheitsbild

Druckschmerzen im rechten Oberbauch, ausstrahlend in die Schulter und den Rücken, kennzeichnen die Symptomatik. Weiterhin klagt der Patient über Blähungen, Appetitlosigkeit, bitteren Geschmack im Mund und trockenen Hals. Es besteht kein Ikterus.

Puls: Kräftig und gespannt

Zunge: Weißer oder leicht gelber Zungenbelag

Therapie

Behandlungsprinzip: Qi-Stauung ableiten

Methode: Sedierend

Rezeptur:
- *Riyue* Gb 24
- *Qimen* Le 14
- *Yanglingquan* Gb 34
- *Taichong* Le 3
- *Hegu* Di 4
- *Quchi* Di 11
- *Shanzhong* KG 17

Besondere Techniken: Die Nadelstimulation soll sehr kräftig durchgeführt werden, alle 10 Minuten einmal stimulieren. Am besten hat sich Elektrostimulation bewährt.

Behandlungsdauer: 3-mal wöchentlich, 15 Behandlungen als eine Periode

Bemerkungen

Hegu Di 4 und *Quchi* Di 11 beheben die Qi-Stauung.

Typ: Gallenblasen-Nässe und -Hitze

Krankheitsbild

Hier handelt es sich meist um die akute Form der Cholezystitis. Der Patient klagt über starke Kolikschmerzen, Druckschmerzen im Oberbauch, die phasenweise etwas nachlassen. Typisch sind ein bitterer Geschmack im Mund, Appetitlosigkeit, trockener Stuhlgang und gelber Urin. Manche Patienten leiden zugleich an hohem Fieber, Übelkeit, Erbrechen, und es kann sich ein Ikterus zeigen.

Puls: Schlüpfrig, saitenförmig, schnell

Zunge: Rote Zungenfarbe, brauner, schmieriger Zungenbelag

Therapie

Behandlungsprinzip: Nässe und Hitze ableiten

Methode: Sedierend

Rezeptur:
- *Riyue* Gb 24
- *Yanglingquan* Gb 34
- *Taichong* Le 3
- *Qimen* Le 14
- *Quchi* Di 11
- *Neiguan* Pe 6

Nebenpunkte:

Bei hohem Fieber zusätzlich: *Dazhui* LG 14 bluten lassen und *Hegu* Di 4 akupunktieren

Besondere Techniken: *Taichong* Le 3: Stichrichtung schräg zur Ferse

Behandlungsdauer: 3- bis 5-mal wöchentlich, 15 Behandlungen als eine Periode

8.4.2 Weitere Therapiemethoden: Ohrakupunktur

Rezeptur:
- Gallenblase
- Pankreas
- Leber
- Duodenum
- Shenmen
- Sympathikus
- Dreifacher Erwärmer

Nebenpunkte:
- Bei Ikterus zusätzlich: Nebenniere/Endokrinium
- Bei Blähungen zusätzlich: Milz/Magen/Dickdarm

Behandlungsdauer: 2- bis 5-mal wöchentlich, 10 Behandlungen als eine Periode

8.5 Cholelithiasis

8.5.1 Typbezogene Therapie

Typ: Qi-Stauung in Leber und Galle

Krankheitsbild

Die Schmerzen im rechten Oberbauch strahlen bis zu Schulterblatt und Rücken aus. Der Patient hat wenig Appetit, einen trockenen Hals und einen bitteren Geschmack im Mund.

Puls: Saitenförmig und völlig

Zunge: Dünner, weißer oder leicht gelber Zungenbelag

Therapie

Behandlungsprinzip: Qi-Stauung ableiten und Leitbahn freimachen

Methode: Sedierend

Rezeptur:
- *Riyue* Gb 24
- *Yanglingquan* Gb 34
- *Waiguan* 3E 5

Nebenpunkte: Bei Gallensteinen zusätzlich: *Taichong* Le 3

Besondere Techniken: *Waiguan* 3E 5: Stichrichtung schräg zum Ellbogen

Behandlungsdauer: 3- bis 5-mal wöchentlich, 15 Behandlungen als eine Periode

Typ: Nässe- und Hitze-Stauung

Krankheitsbild

Der Patient hat Fieber und Angst vor Kälte. Er ist am Oberbauch sehr druckschmerzempfindlich, hat ein Völlegefühl im Magen, manchmal mit Schluckauf. Trockener Stuhlgang und brauner Urin sind typisch. Häufig besteht Ikterus.

Puls: Saitenförmig, schnell und schlüpfrig

Zunge: Rote Zungenfarbe, brauner, schmieriger Zungenbelag

Therapie

Behandlungsprinzip: Nässe und Hitze ableiten

Methode: Sedierend

Rezeptur:
- *Yanglingquan* Gb 34
- *Riyue* Gb 24
- *Yinlingquan* Mi 9
- *Quchi* Di 11
- *Taichong* Le 3

Behandlungsdauer: 3-mal wöchentlich, 15 Behandlungen als eine Periode

8.5.2 Weitere Therapiemethoden: Ohrakupunktur

Rezeptur:
- Leber
- Galle
- Pankreas
- Duodenum
- Milz
- Magen

Nebenpunkte: Bei Fieber zusätzlich Ohrspitze bluten lassen

Behandlungsdauer: 2-mal wöchentlich, 10 Behandlungen als eine Periode

8.6 Obstipation

8.6.1 Typbezogene Therapie

Typ: Fülle

Krankheitsbild

Der Patient klagt über Mundtrockenheit, Mundgeruch und viel Durst. Er hat ein rotes Gesicht, rote Lippen, ist appetitlos und leidet an Übelkeit. Der Urin ist braun und der Stuhl sehr trocken.

Puls: Völlig, schlüpfrig

Zunge: Rote Zungenfarbe, brauner, trockener Zungenbelag

Therapie

Behandlungsprinzip: Dickdarm-Fülle ableiten

Methode: Sedierend

Rezeptur:
- *Tianshu* Ma 25
- *Waiguan* 3E 5
- *Zusanli* Ma 36

Besondere Techniken: Während der Behandlung sollen alle Nadeln 10 Minuten lang stimuliert werden.

Behandlungsdauer: 3- bis 5-mal wöchentlich, 10 Behandlungen als eine Periode

Typ: Leere

Krankheitsbild

Der Patient ist blass und ihm ist schwindlig. Er hat einen schlechten Appetit, kalte Hände und Füße. Typisch sind weiter Herzrasen, Vergesslichkeit und schnelles Ermüden.

Puls: Fadenförmig, kraftlos

Zunge: Hellrote, blasse Zungenfarbe, dünner Zungenbelag

Therapie

Behandlungsprinzip: Qi aktivieren

Methode: Tonisierend

Rezeptur:

- *Tianshu* Ma 25
- *Zusanli* Ma 36
- *Sanyinjiao* Mi 6
- *Qihai* KG 6
- *Zhongwan* KG 12

Nebenpunkte:

- Bei Yin-Schwäche zusätzlich: *Sanyinjiao* MP 6 und *Taixi* Ni 3 auf diese Punkte während der Akupunktur Moxa aufsetzen
- Bei Qi-Schwäche zusätzlich: Bauchnabel mit Moxa behandeln

Behandlungsdauer: 3-mal wöchentlich, 15 Behandlungen als eine Periode

8.6.2 Weitere Therapiemethoden

Ohrakupunktur

Rezeptur:

- Rektum
- Dickdarm
- Dreifacher Erwärmer
- Sympathikus
- Verstopfungspunkt

Nebenpunkte:

- Bei Typ „Fülle“ zusätzlich: Ohrspitze bluten lassen
- Bei Typ „Leere“ zusätzlich: Milz

Behandlungsdauer: 3-mal wöchentlich, 10 Behandlungen als eine Periode

Akupunkturinjektion

Rezeptur:

- *Zusanli* Ma 36
- *Tianshu* Ma 25

Besondere Techniken: Je Punkt 1 ml AP X injizieren

Behandlungsdauer: 3-mal wöchentlich, 6–10 Behandlungen als eine Periode

8

8.7 Diarrhö

8.7.1 Typbezogene Therapie

Typ: Milz-Yang-Schwäche

Krankheitsbild

Der Patient hat breiigen Stuhlgang mit unverdauten Speiseresten, Völlegefühl in Magen und Bauch sowie Blähungen. Er klagt über Appetitlosigkeit, Erschöpfung und Müdigkeit.

Puls: Fadenförmig, kraftlos

Zunge: Blasshelle Zungenfarbe, heller, dünner Zungenbelag

Therapie

Behandlungsprinzip: Milz-Yang anregen

Methode: Tonisierend

Rezeptur:

- *Tianshu* Ma 25
- *Zusanli* Ma 36
- *Qihai* KG 6
- *Zhongwan* KG 12
- *Yinlingquan* Mi 9

Besondere Techniken: *Zhongwan* KG 12: Während der Akupunktur kann Moxa aufgesetzt werden.

Behandlungsdauer: 3-mal wöchentlich, 15 Behandlungen als eine Periode

Typ: Nieren-Yang-Schwäche

Krankheitsbild

Der Patient hat frühmorgens zwischen 4 und 6 Uhr Durchfall. Wenn er Darmgeräusche vernimmt, sind diese meist mit Bauchschmerzen und Durchfall verbunden. Er verspürt ein Kältegefühl im Unterbauch und hat kalte Hände und Füße.

Puls: Tief, kraftlos

Zunge: Blasshelle Zungenfarbe, heller Zungenbelag

Therapie

Behandlungsprinzip: Nieren-Yang anregen

Methode: Tonisierend

Rezeptur:

- *Tianshu* Ma 25
- *Zusanli* Ma 36
- *Taixi* Ni 3
- *Guanyuan* KG 4
- *Baihui* LG 20
- *Shenshu* Bl 23
- *Pangguangshu* Bl 28
- *Mingmen* LG 4

Besondere Techniken: *Mingmen* LG 4: Während der Akupunktur kann Moxa aufgesetzt werden.

Behandlungsdauer: 3-mal wöchentlich, 15 Behandlungen als eine Periode

8.7.2 Weitere Therapiemethoden: Moxatherapie

Rezeptur: Bauchnabel (KG 8) mit Salz, Ingwerscheibe und Moxakegel, gesamten Unterbauch mit Moxazigarre behandeln

Behandlungsdauer: 3-mal wöchentlich, 15 Behandlungen als eine Periode

8.8 Hämorrhoiden

Typ: Nässe und Hitze

Krankheitsbild

Der Stuhlgang ist blutig und der Anus sehr schmerzhaft. Der Patient klagt über starken Durst, brennenden Urin und trockenen, harten Stuhlgang.

Puls: Saitenförmig, schlüpfrig, schnell

Zunge: Brauner, schmieriger Zungenbelag

8

Therapie

Behandlungsprinzip: Nässe und Hitze ableiten

Methode: Sedierend

Rezeptur:
- *Baihui* LG 20
- *Zusanli* Ma 36
- *Sanyinjao* Mi 6
- *Yinlingquan* Mi 9
- *Quchi* Di 11
- *Neiting* Ma 44

Nebenpunkte:
- Bei Schmerzen und Schwellungsgefühl im Anus zusätzlich: *Weizhong* Bl 40 bluten lassen
- Bei blutigem Stuhlgang zusätzlich: *Xuehai* Mi 10
- Bei trockenem, hartem Stuhlgang zusätzlich: *Tianshu* Ma 25

Behandlungsdauer: 3-mal wöchentlich, 10–15 Behandlungen als eine Periode

Typ: Qi-Blockade und Blut-Stauung

Krankheitsbild

Typisch ist dunkler, blutiger Stuhlgang, der bei Entleerung stark schmerzt. Der Patient verspürt um den Anus ein zusammenziehendes Gefühl und starke Schmerzen, die mit einer Schwellung einhergehen.

Puls: Fadenförmig, rau

Zunge: Blauer Zungenkörper mit blauen (zyanotischen) Flecken

Therapie

Behandlungsprinzip: Qi und Blut aktivieren

Methode: Neutral

Rezeptur:
- *Pangguangshu* Bl 28
- *Shenshu* Bl 23
- *Weizhong* Bl 40
- *Sanyinjao* Mi 6
- *Xuehai* Mi 10
- *Waiguan* 3E 5
- *Dazhui* LG 14

Nebenpunkte: Bei Schmerzen im Anus zusätzlich: *Hegu* Di 4 und *Taichong* Le 3

Besondere Techniken: *Dazhui* LG 14 bluten lassen

Behandlungsdauer: 2-mal wöchentlich, 10 Behandlungen als eine Periode

> Der Patient sollte während der Behandlung alle scharfen Speisen vermeiden!

8.9 Analprolaps, Rektumprolaps

Typ: Leere

Krankheitsbild

Das Rektum wird durch Stuhlgang, langes Stehen, Gehen oder Husten herausgedrückt. Der Patient verspürt Schwindel, Müdigkeit, Herzklopfen, er hat keinen Appetit und breiigen Stuhlgang.

Puls: Fadenförmig, schwach

Zunge: Zungenkörper mit Zahneindrücken, blasshelle Zungenfarbe

Therapie

Behandlungsprinzip: Milz-Yang nähren

Methode: Tonisierend

Rezeptur:
- *Pangguangshu* Bl 28
- *Hegu* Di 4
- *Baihui* LG 20
- *Zusanli* Ma 36
- *Qihai* KG 6

Besondere Techniken: *Qihai* KG 6 und Nabel mit Moxatherapie behandeln: Nabel mit Salz auffüllen, durchlöcherte Ingwerscheibe auflegen, Moxakegel aufsetzen und von oben her anzünden; pro Behandlung 5–10 Moxakegel verwenden

Behandlungsdauer: 2-mal wöchentlich, 15 Behandlungen als eine Periode

Typ: Fülle

Krankheitsbild

Das Rektum prolabiert plötzlich ohne erkennbaren Anlass. Der Patient verspürt Schmerzen, eine Schwellung und ein brennendes Gefühl am After. Er klagt über ein Hitzegefühl am ganzen Körper und am Kopf, trockenen Hals und Mundgeruch.

Weitere Symptome sind Völlegefühl im Magen, Brustbeklemmung, trockener Stuhl und brauner Urin.

Puls: Weich und schnell oder rollend und schnell

Zunge: Roter Zungenkörper, brauner, schmieriger Belag

Therapie

Behandlungsprinzip: Nässe und Hitze im Dickdarm abführen

Methode: Sedierend

Rezeptur:

- *Pangguangshu* Bl 28
- *Yinlingquan* Mi 9
- *Baihui* LG 20
- *Quchi* Di 11
- *Hegu* Di 4
- *Qihai* KG 6

Behandlungsdauer: 1-mal täglich, 10 Behandlungen als eine Periode

Bemerkungen: Nadeln mindestens 30 Minuten lang belassen.

9 Herz- und Kreislauferkrankungen

9.1 Herzrhythmusstörungen

Typ: Herz-Qi-(Yang-)Schwäche

Krankheitsbild

Der Patient hat Herzrasen und ein starkes Beklemmungsgefühl in der Brust, seine Hände und Füße sind kalt, das Gesicht ist blass. Er ist kraftlos und schwitzt leicht, vor allem bei körperlicher Belastung.

Puls: Fadenförmig und kraftlos

Zunge: Helle Zungenfarbe, Zahnabdrücke, feuchter, dünner Zungenbelag

Therapie

Behandlungsprinzip: Herz-Yang stärken

Methode: Tonisierend

Rezeptur:
- *Xinshu* Bl 15
- *Neiguan* Pe 6
- *Shenmen* He 7
- *Lieque* Lu 7
- *Dazhui* LG 14
- *Guanyuan* KG 4

Behandlungsdauer: 3-mal wöchentlich, 10 Behandlungen als eine Periode

Bemerkungen

- *Xinshu* Bl 15: schräg zur Wirbelsäule, aber nur 1–2 cun tief stechen
- Vorsicht: Verletzungsgefahr der Lunge!

Typ: Blut-Stauung

Krankheitsbild

Der Patient hat Herzrasen, seine Brustschmerzen ziehen bis in den Rücken. Er hat blaue Lippen, manchmal auch blaue Nägel.

Puls: Rau, langsam, tief

Zunge: Bläuliche Zungenfarbe, manchmal mit blauen Stauungsflecken

Therapie

Behandlungsprinzip: Blut aktivieren

Methode: Neutral

Rezeptur:
- *Neiguan* Pe 6
- *Shaohai* He 3
- *Shenmen* He 7
- *Xinshu* Bl 15
- *Xuehai* Mi 10
- *Shanzhong* KG 17

Behandlungsdauer: 3-mal wöchentlich, 15 Behandlungen als eine Periode

Bemerkungen

- *Xinshu* Bl 15: schräg zur Wirbelsäule, aber nur 1–2 cun tief stechen
- Vorsicht: Verletzungsgefahr der Lunge!

Ohrakupunktur

Rezeptur:
- Herz
- Endokrinium
- Sympathikus
- *Shenmen*
- Dünndarm

Behandlungsdauer: 2-mal wöchentlich, 15 Behandlungen als eine Periode

9.2 Koronare Herzkrankheit

9.2.1 Typbezogene Therapie

Typ: Qi-Blockade und Blut-Stauung

Krankheitsbild

Der Patient klagt über Schmerzen in der Brust und im Bereich der Herzzone, die bis zum Schulterblatt ausstrahlen. Typisch sind weiter Beklemmungsgefühl in der Brust mit kurzer Atmung und schwitzige, kalte Hände und Füße.

9

Puls: Rau

Zunge: Dunkelrote oder bläuliche Zungenfarbe

Therapie

Behandlungsprinzip: Qi-Blockade in Fluss bringen und Blut aktivieren, Meridiane freimachen

Methode: Sedierend

Rezeptur:
- *Taichong* Le 3
- *Qimen* Le 14
- *Xinshu* Bl 15
- *Neiguan* Pe 6
- *Xuehai* Mi 10

Besondere Techniken: *Neiguan* Pe 6: senkrecht 2–3 cun tief stechen, so lange stimulieren, bis die Herzbeschwerden leichter werden

Behandlungsdauer: 3- bis 5-mal wöchentlich, 15 Behandlungen als eine Periode

Bemerkungen

- Der Punkt *Neiguan* Pe 6 ist der wichtigste Akupunkturpunkt zur Behandlung von Herzkrankheiten.
- *Xinshu* Bl 15: schräg zur Wirbelsäule, aber nur 1–2 cun tief stechen
- Vorsicht: Verletzungsgefahr der Lunge!

Typ: Schleim-Blockade und Herz-Yang-Schwäche

Krankheitsbild

Der Patient klagt über ein Beklemmungsgefühl in der Brust. Er ist sehr kurzatmig, blass im Gesicht, müde und hat ein großes Schlafbedürfnis.

Puls: Saitenförmig und kraftlos

Zunge: Blasshelle Zungenfarbe mit weißem, schmierigem Zungenbelag

Therapie

Behandlungsprinzip: Schleim auflösen, Herz-Yang tonisieren

Methode: Sedierend

Rezeptur:
- *Zusanli* Ma 36
- *Fenglong* Ma 40
- *Sanyinjiao* Mi 6
- *Guanyuan* KG 4
- *Shanzhong* KG 17

Besondere Techniken:
- Nadeln werden mindestens 30 Minuten lang, besser noch etwas länger, belassen
- *Guanyuan* KG 4: tonisierend behandeln

Behandlungsdauer: 3- bis 5-mal wöchentlich, 15 Behandlungen als eine Periode

Typ: akute Herz-Yang-Erschöpfung

Krankheitsbild

Die Symptomatik beginnt plötzlich mit starken Schmerzen in der Brust, diese sind dauerhaft oder kommen nach kurzer Besserung wieder.

Puls: Sehr tief, fast nicht tastbar (verschwundener Puls)

Zunge: Nicht spezifisch

Therapie

Behandlungsprinzip: Herz-Yang wiederbeleben, Leben retten

Methode: Tonisierend – Notfallbehandlung!

Rezeptur:
- *Renzhong* LG 26
- *Baihui* LG 20
- *Guanyuan* KG 4
- *Qihai* KG 6
- *Neiguan* Pe 6

Besondere Techniken:
- *Renzhong* LG 26: Nadel schräg nach oben 1–1,5 cun tief stechen, so lange tonisieren, bis die Augen tränen
- *Guanyuan* KG 4 und *Qihai* KG 6: mit Moxa behandeln

Behandlungsdauer: Behandlung während des Anfalls bis zur Besserung der Beschwerden

Bemerkungen

Diese Notfallbehandlung muss zusammen mit den indizierten schulmedizinischen Medikamenten und Therapien (z. B. Sauerstoffgaben) durchgeführt werden.

9

9.2.2 Weitere Therapiemethoden

Zur Behandlung der koronaren Herzerkrankung wenden wir bevorzugt Körperakupunktur an.

9.3 Hypertonie

9.3.1 Typbezogene Therapie

Typ: Leber-Yang-Fülle

Krankheitsbild

Leber-Yang-Hitze geht zum Kopf, deswegen hat der Patient Schwellungsschmerzen an Kopf und Augen, Unruhe und Wut, rotes Gesicht und rote Augen, bitteren Geschmack im Mund und stumpfe Schmerzen in der Region von Leber und Galle, Schlafstörungen und trockenen Stuhl, manchmal Darmverschluss.

Puls: Füllig und straff

Zunge: Rote Zunge mit wenig oder dünnem, gelbem Belag

Therapie

Behandlungsprinzip: Leber-Yang-Hitze unterdrücken und ableiten

Methode: Sedierend

Rezeptur:

- *Fengchi* Gb 20
- *Quchi* Di 11
- *Neiguan* Pe 6
- *Taichong* Le 3
- *Qiuxu* Gb 40

Nebenpunkte: Bei heißem Gefühl im Gesicht zusätzlich: *Neiting* Ma 44 sedieren

Besondere Techniken: *Fengchi* Gb 20: Stichrichtung nach vorne in Richtung zum gegenüber liegenden Auge

Behandlungsdauer: Täglich oder jeden 2. Tag akupunktieren, 7 Behandlungen als eine Periode

Typ: Schleim-Nässe-Blockade

Krankheitsbild

Der Patient hat ein schweres Gefühl im Kopf und Kopfschmerzen, Schwindel und Übelkeit, wenig Appetit und ist schläfrig. Häufig hat er auch ein Völlegefühl im Magen und wenig Durst.

Puls: Straff und schlüpfrig

Zunge: Dicke Zunge mit hellroter Farbe, und weißem, schmierigem Belag (wie Butteraufstrich) oder mit dickem, schmierigem Belag

Therapie

Behandlungsprinzip: Schleim auflösen und Nässe trocknen

Methode: Sedierend

Rezeptur:
- *Zhongwan* KG 12
- *Neiguan* Pe 6
- *Fenglong* Ma 40
- *Waiguan* 3E 5
- *Zusanli* Ma 36

Nebenpunkte: Bei schwerem Kopf und dem Gefühl, als sei dieser mit einem Band umschlungen zusätzlich: *Touwei* Ma 8 und *Taichong* Le 3

Behandlungsdauer: 3-mal wöchentlich, 10 Behandlungen als eine Periode

Typ: Qi-Blut-Schwäche

Krankheitsbild

Hauptsymptom ist Schwindel, der sich bei Bewegung verschlimmert. Die Anfälle entstehen immer nach Überarbeitung. Der Patient hat ein blasses Gesicht, blasse Lippen und Nägel, Herzrasen und wenig Appetit. Er leidet unter Schlaflosigkeit, Müdigkeit und Sprechunlust.

Puls: Fadenförmig und kraftlos

Zunge: Hellrote Zungenfarbe mit dünnem, weißem Belag

Therapie

Behandlungsprinzip: Milz- und Magen tonisieren und Qi-Blut nähren

Methode: Tonisierend

Rezeptur:
- *Mingmen* LG 4
- *Shenshu* Bl 23
- *Guanyuan* KG 4
- *Zusanli* Ma 36
- *Baihui* LG 20
- *Tianshu* Ma 25

Nebenpunkte:
- Bei Herzrasen zusätzlich: *Neiguan* Pe 6
- Bei Schlaflosigkeit zusätzlich: *Shenmen* He 7
- Bei Ohrensausen zusätzlich: *Tinggong* Dü 19

Behandlungsdauer: 2- bis 3-mal wöchentlich, 10 Behandlungen als eine Periode

Bemerkungen

Zusätzlich kann Moxibustion am Rücken angewandt werden.

Typ: Leber-Nieren-Yin-Leere

Krankheitsbild

Der Patient hat Schwindel und Augenflimmern, trockene Augen, Ohrensausen und Taubheit, im Rücken Muskelkater und in den Knien Kraftlosigkeit, Fersenschmerzen. Er muss nachts häufig Wasser lassen.

Puls: Tief und fadenförmig, Nieren-Yin-Position schwach

Zunge: Rote Zungenfarbe ohne Zungenbelag

Therapie

Behandlungsprinzip: Leber-Nieren-Yin-Schwäche nähren und unechte Hitze ableiten

Methode: Tonisierend

Rezeptur:
- *Shenshu* Bl 23
- *Sanyinjiao* Mi 6
- *Taixi* Ni 3
- *Shenmen* He 7
- *Yinlingquan* Mi 9

Nebenpunkte:
- Bei Schwindel und Ohrensausen zusätzlich: *Baihui* LG 20
- Bei Nachtschweiß zusätzlich: *Rangu* Ni 2

Behandlungsdauer: 1- bis 2-mal wöchentlich, 10 Behandlungen als eine Periode

9.3.2 Weitere Therapiemethoden

Zur Behandlung der Hypertonie wenden wir prinzipiell keine Moxibustion an.

9.4 Hypotonie

9.4.1 Typbezogene Therapie

9

Typ: Qi- und Blutmangel

Krankheitsbild

Herzrasen und Schwindel als Hauptsymptome kennzeichnen das Krankheitsbild. Weiterhin hat der Patient ein blasses Gesicht, schlechten Appetit und ist müde. Er klagt über ein Gefühl, als ob seine Glieder eingeschlafen wären.

Puls: Dünn und schwach

Zunge: Blasshelle Zungenfarbe, weißer Zungenbelag

Therapie

Behandlungsprinzip: Qi stärken und Blut nähren

Methode: Tonisierend

Rezeptur:
- *Shenshu* Bl 23
- *Zusanli* Ma 36
- *Sanyinjiao* Mi 6
- *Neiguan* Pe 6

Nebenpunkte:
- Bei starkem Schwitzen zusätzlich: *Shenmen* He 7
- Bei Schlafstörungen zusätzlich: *Baihui* LG 20 und *Shenmen* He 7

Besondere Techniken: Zusätzlich kann die Fußsohle, vor allem im Bereich des Punktes Ni 1, mit Moxa behandelt werden.

Behandlungsdauer: 2- bis 3-mal wöchentlich, 15 Behandlungen als eine Periode

Typ: Leber- und Nieren-Yin-Schwäche

Krankheitsbild

Der Patient klagt über Augenflimmern, Schwindel, Ohrensausen, Schlaflosigkeit und Vergesslichkeit. Er hat einen trockenen Hals, Schwächegefühl in den Knien und im Kreuz, träumt viel, schwitzt nachts und hat warme Hände und Füße.

Puls: Dünn und schnell

Zunge: Trockene Zunge, rote Zungenfarbe, wenig oder kein Zungenbelag

Therapie

Behandlungsprinzip: Leber- und Nieren-Yin nähren

Methode: Tonisierend

Rezeptur:
- *Shenshu* Bl 23
- *Guanyuan* KG 4
- *Taixi* Ni 3
- *Sanyinjiao* Mi 6

Nebenpunkte:
- Bei Herzrasen zusätzlich: *Neiguan* Pe 6
- Bei Tinnitus zusätzlich: *Tinggong* Dü 19

Behandlungsdauer: 2- bis 3-mal wöchentlich, 15 Behandlungen als eine Periode

9.4.2 Weitere Therapiemethoden: Ohrakupunktur

Rezeptur:
- Sympathikus
- Herz
- Nebenniere
- Hypotonie-Punkt
- Subkortex

Behandlungsdauer: 3-mal wöchentlich, 10 Behandlungen als eine Periode

10 Erkrankungen des Nervensystems

10.1 Kopfschmerzen

10.1.1 Typbezogene Therapie

Typ: Wind und Kälte

Krankheitsbild

Diese Kopfschmerzen zählen zu den Erkrankungen infolge äußerer Ursachen. Sie strahlen bis zum Hals und Nacken aus. Der Patient hat Fieber und Angst vor Kälte, Glieder- und Gelenkschmerzen. In Verbindung mit Wind und Kälte werden solche Schmerzen noch schlimmer. Das Krankheitsbild ist ähnlich einer Erkältung infolge von Wind und Kälte.

Puls: Oberflächlich und fadenförmig

Zunge: Dünner, weißer Zungenbelag

Therapie

Behandlungsprinzip: Wind und Kälte zerstreuen

Methode: Sedierend

Rezeptur:
- *Fengchi* Gb 20
- *Taiyang* Ex-HN 5
- *Touwei* Ma 8
- *Kunlun* Bl 60

Besondere Techniken:
- *Fengchi* Gb 20: sedieren durch Drehen
- *Taiyang* Ex-HN 5: sedieren oder bluten lassen
- *Touwei* Ma 8: durchstechen zu Gb 8, Nadel flach unter die Kopfhaut führen
- *Kunlun* Bl 60: sedieren durch Anheben und Einstechen der Nadel

Behandlungsdauer: 3-mal wöchentlich, 3–6 Behandlungen als eine Periode

Typ: Wind und Hitze

Krankheitsbild

Auch hier handelt es sich um Kopfschmerz aufgrund äußerer Ursachen. Die Schmerzen sind, als ob sie sich ausdehnen, und sehr stark. Der Patient hat Fieber und Angst vor Wind, ein rotes Gesicht und rote Augen, Halsschmerzen, Durst, trockenen Stuhlgang und gelben Urin.

Puls: Schnell und saitenförmig

Zunge: Rote Zungenspitze, dünner, gelber Zungenbelag

Therapie

Behandlungsprinzip: Hitze ableiten und Wind zerstreuen

Methode: Sedierend

Rezeptur:
- *Dazhui* LG 14
- *Fengchi* Gb 20
- *Taiyang* Ex-HN 5 (Schläfe)
- *Quchi* Di 11
- *Waiguan* 3E 5

Besondere Techniken:
- *Dazhui* LG 14: mit Lanzette stechen und bluten lassen, dann mit Glas schröpfen
- *Waiguan* 3E 5: sedieren durch Anheben und Einstechen der Nadel

Behandlungsdauer: 3-mal wöchentlich, 3–6 Behandlungen als eine Periode

Typ: Wind und Nässe

Krankheitsbild

Dies ist der dritte Kopfschmerz-Typ aufgrund äußerer Einflüsse. Der Patient hat ein schweres Gefühl im Kopf, und es erscheint ihm, als sei der Kopf mit eeinem Band umschlungen. An den vier Extremitäten hat er ein schweres Gefühl, er hat keinen Appetit und keinen Durst. Manche Patienten verspüren auch eine Brustbeklemmung.

Puls: Schlüpfrig

Zunge: Dicker, weißer, schmieriger Zungenbelag

Therapie

Behandlungsprinzip: Wind zerstreuen, Nässe beseitigen und Schleim auflösen

Methode: Sedierend

Rezeptur:
- *Fengchi* Gb 20
- *Taiyang* Ex-HN 5
- *Zhongwan* KG 12
- *Fenglong* Ma 40
- *Yinlingquan* Mi 9
- *Hegu* Di 4
- *Sanyinjiao* Mi 6

Besondere Techniken:
- *Zhongwan* KG 12: sedieren mit der Atmungsmethode
- die anderen Punkte sedieren durch Drehen
- oder Rein-Raus-Methode

Behandlungsdauer: 2-mal wöchentlich, 10 Behandlungen als eine Periode

Bemerkungen

In der Ganzheitsbehandlung ist der Punkt *Fenglong* Ma 40 ein wichtiger Punkt gegen Schleim.

Typ: Leber-Yang-Fülle

Krankheitsbild

Hier handelt es sich um Kopfschmerzen aus innerer Ursache. Das Leber-Yang geht nach oben bis zum Kopf, deswegen hat der Patient einen drückenden Kopfschmerz und Schwindel, er ist unruhig, manchmal ist er schnell zornig oder verärgert. Er hat einen bitteren Geschmack im Mund und einen trockenen Hals. Bei manchen Patienten beobachtet man stechende Brust- oder Bauchschmerzen. Sie haben ein rotes Gesicht und immer Durst.

Puls: Saitenförmig und fadenförmig, schnell

Zunge: Rote Zunge und gelber Zungenbelag

Therapie

Behandlungsprinzip: Leber und Galle harmonisieren; Leber-Galle-Hitze sedieren

Methode: Sedierend

Rezeptur:
- *Taichong* Le 3
- *Taiyang* Ex-HN 5
- *Fengchi* Gb 20
- *Baihui* LG 20
- *Touwei* Ma 8

Besondere Techniken:
- Alle Punkte können durch Drehen sediert werden
- *Taichong* Le 3: Sedieren durch die Atmungsmethode bringt eine bessere Wirkung

Behandlungsdauer: 2-mal wöchentlich, 15 Behandlungen als eine Periode

Typ: Magen- und Milz-Nässe-Blockade

Krankheitsbild

Es handelt sich um Kopfschmerzen aufgrund einer inneren Störung. Der Patient hat ein Schweregefühl im Kopf und Schwindel. Er klagt über ein Völlegefühl von Magen und Oberbauch, Brustbeklemmung, Übelkeit, Auswurf und Erbrechen sowie Appetitlosigkeit.

Puls: Schlüpfrig, voll

Zunge: Weißer, dicker, schmieriger Zungenbelag

10

Therapie

Behandlungsprinzip: Nässe trocknen, Schleim auflösen, Übelkeit beseitigen

Methode: Sedierend

Rezeptur:
- *Fenglong* Ma 40
- *Taiyang* Ex-HN 5
- *Zhongwan* KG 12
- *Touwei* Ma 8 und *Lieque* Lu 7
- *Yintang* Ex-HN 3
- *Yinlingquan* Mi 9

Besondere Techniken:
- Alle Kopfpunkte können mit der Drehmethode sediert werden.
- Körperpunkte werden mit der Rein-Raus-Methode sediert.

Behandlungsdauer: 2-mal wöchentlich, 10 Behandlungen als eine Periode

Typ: Qi-Blockade und Blut-Stauung

Krankheitsbild

Auch dieser Kopfschmerz-Typ entsteht aufgrund innerer Störungen. Der Patient hat stechende Kopfschmerzen mit häufigen Anfällen. Die Beschwerden haben eine lange Krankheitsgeschichte. Die Schmerzstellen sind meist konstant.

Puls: Kraftlos, fadenförmig und rau, manchmal mit Unregelmäßigkeiten

Zunge: Hell- oder dunkelblau, manchmal mit lila Flecken

Therapie

Behandlungsprinzip: Qi-Blockade regulieren und Hindernisse beseitigen, Blut aktivieren und Blut-Stauung beseitigen

Methode: Sedierend

Rezeptur:
- *Fengchi* Gb 20
- *Xuehai* Mi 10
- *Taiyang* Ex-HN 5 (Schläfe)
- *Taichong* Le 3

Besondere Techniken:
- *Taiyang* Ex-HN 5: bluten lassen
- *Taichong* Le 3: mit Atemmethode sedieren
- Kopfpunkte durch Drehen sedieren
- Körperpunkte durch Raus-Rein-Methode sedieren

Behandlungsdauer: 2-mal wöchentlich, 10 Behandlungen als eine Periode

Typ: Nieren-Schwäche

10

Krankheitsbild

Dies ist der vierte Kopfschmerz-Typ aufgrund innerer Ursachen. Vom Schmerzcharakter her wird dieser Kopfschmerz nicht als besonders stark empfunden, sondern der Patient verspürt ein Leeregefühl im Kopf. Die Beschwerden werden durch Bewegung verschlimmert, und es kann dann zu Schwindel mit Ohrensausen kommen. Kreuz und Knie werden als kraftlos und schwach empfunden.

Puls: Kraftlos, besonders der Nierenpuls

Zunge: Zungenfarbe hell bis weiß, Zungenkörper dick mit Zahneindrücken

Therapie

Behandlungsprinzip: Nieren-Yin nähren und Nieren-Yang tonisieren

Methode: Tonisierend

Rezeptur:
- *Fengchi* Gb 20
- *Mingmen* LG 4
- *Taixi* Ni 3
- *Baihui* LG 20
- *Shenshu* Bl 23

Besondere Techniken:
- *Fengchi* Gb 20: durch einminütiges Drehen tonisieren
- *Mingmen* LG 4 und *Shenshu* Bl 23: mit Moxibustion tonisieren

Behandlungsdauer: 2-mal wöchentlich, 15 Behandlungen als eine Periode

10.1.2 Therapie nach Schmerzlokalisation und Leitbahnversorgungen

Kopfschmerzen im Stirnbereich – Magen-Leitbahn

Rezeptur:
- *Yintang* Ex-HN 3, *Taiyang* Ex-HN 5 und *Lieque* Lu 7
- *Taiyang* Ex-HN 5 und *Hegu* Di 4
- *Zanzhu* Bl 2, *Taiyang* Ex-HN 5 und *Hegu* Di 4

Methode: Sedierend

Besondere Techniken: Sedieren durch Rein-Raus-Methode und Drehen

Behandlungsdauer: 2- bis 3-mal wöchentlich, 10–15 Behandlungen als eine Periode

Halbseitige Kopfschmerzen – Gallenblasen-Leitbahn

Rezeptur:
- *Fengchi* Gb 20, *Taiyang* Ex-HN 5 und *Waiguan* 3E 5
- *Fengchi* Gb 20 und *Touwei* Ma 8
- *Fengchi* Gb 20 und *Xuanzhong* Gb 39
- Methode: Sedierend

Besondere Techniken:
- *Waiguan* 3E 5: senkrecht einstechen, durch Drehen sedieren
- *Touwei* Ma 8: einstechen, durch Drehen sedieren
- *Xuanzhong* Gb 39: sedieren durch Rein-Raus-Methode und durch Drehen

Behandlungsdauer: 2- bis 3-mal wöchentlich, 10–15 Behandlungen als eine Periode

Schädelschmerzen – Leber-Leitbahn

Rezeptur:
- *Baihui* LG 20 und *Taichong* Le 3
- *Baihui* LG 20 und *Lieque* Lu 7
- Methode: Sedierend

Besondere Techniken:
- *Baihui* LG 20: schräg nach hinten einstechen und durch Drehen sedieren
- *Taichong* Le 3: senkrecht einstechen, durch Atmungsmethode sedieren

Behandlungsdauer: 2- bis 3-mal wöchentlich, 10–15 Behandlungen als eine Periode

Polsterschmerzen – Blasen-Leitbahn

Rezeptur:
- *Fengchi* Gb 20 und Houxi Dü 3
- *Fengchi* Gb 20 und *Kunlun* Bl 60
- *Fengchi* Gb 20 und *Feishu* Bl 13
- Methode: Sedierend

Besondere Techniken:
- Houxi Dü 3: Patientenhand zur Faust ballen lassen, Punkt suchen, senkrecht einstechen und durch Drehen sedieren
- *Kunlun* Bl 60: senkrecht einstechen und durch Drehen sedieren

Behandlungsdauer: 2- bis 3-mal wöchentlich, 10–15 Behandlungen als eine Periode

Schmerzen am gesamten Kopf – Nieren-Leitbahn

Rezeptur:
- *Fengchi* Gb 20, *Baihui* LG 20 und *Taixi* Ni 3
- *Feishu* Bl 13, *Taiyang* Ex-HN 5 und *Taixi* Ni 3
- *Baihui* LG 20, *Taiyang* Ex-HN 5, *Shenshu* Bl 23 und *Mingmen* LG 4
- Methode: Kopfpunkte sedieren, Körperpunkte tonisieren

Besondere Techniken:
- *Taixi* Ni 3: senkrecht einstechen, durch Drehen tonisieren
- *Mingmen* LG 4 und *Shenshu* Bl 23: tonisieren mit Moxibustion

Behandlungsdauer: 2- bis 3-mal wöchentlich, 10–15 Behandlungen als eine Periode

10.1.3 Weitere Therapiemethoden

Ohrakupunktur

Rezeptur:
- Akupunktieren der Punkte: Stirn, *Shenmen*, Subkortex und Okziput
- Blutenlassen mit Nadel oder Lanzette im oberen Drittel der Ohrrückseite oder der Ohrspitze

Besondere Techniken:
- Bei leichten Kopfschmerzen anstelle der Nadeln Samenkörner auf die Punkte aufkleben
- Bei starken Kopfschmerzen die Akupunkturnadel verwenden oder die Punkte bluten lassen

Behandlungsdauer: Akupunkturnadeln 2–3 Stunden lang belassen

Bemerkungen: Beim Blutenlassen 5–10 Tropfen Blut entnehmen

Behandlungsdauer: 2-mal wöchentlich, 10 Behandlungen als eine Periode

Akupunkturpunkte bluten lassen oder Schröpfgläser aufsetzen

Rezeptur:
- *Taiyang* Ex-HN 5
- *Dazhui* LG 14
- *Yintang* Ex-HN 3

Besondere Techniken:
- Mit Blutlanzette oder Dreikantnadel die Punkte stechen und bluten lassen
- *Taiyang* Ex-HN 5 und *Yintang* Ex-HN 3: nur einmal stechen
- *Dazhui* LG 14: kann bis zu 3-mal gestochen werden

Bemerkungen

Blutaustritt 5–7 Tropfen; nach dem Stechen kann der Punkt auch mit einem Glas geschröpft werden, um 3–5 ml Blut austreten zu lassen. Die meisten Patienten verspüren nach dem Schröpfen sofort eine Erleichterung.

Behandlungsdauer: 1- bis 2-mal wöchentlich, 5–10 Behandlungen als eine Periode

10.2 Trigeminusneuralgie

Die chinesische Medizin beschreibt für Trigeminusneuralgien eine gemeinsame Ursache: Magen-Hitze und Leber-Yang-Fülle

10.2.1 Typbezogene Therapie – Typ: Magen-Hitze und Leber-Yang-Fülle

Krankheitsbild

Attackenweise auftretende Schmerzanfälle eines oder mehrerer Äste des Nervus trigeminus. Der Patient klagt über Hitzegefühl im Gesicht, er hat starken Tränen- oder Speichelfluss, die Schmerzen sind vergleichbar mit starken, pochenden Zahnschmerzen.

Puls: Schnell, fadenförmig, saitenförmig

Zunge: Rote Zungenfarbe, trockener, brauner oder hellgelber Zungenbelag

Therapie

Behandlungsprinzip: Wind zerstreuen, Hitze und Feuer ableiten

Methode: Sedierend, neutral

Rezeptur:
- *Fengchi* Gb 20
- Yifeng 3E 17
- *Neiting* Ma 44
- *Taichong* Le 3

Nebenpunkte:
- Bei Schmerzen im Bereich des Ramus ophthalmicus zusätzlich: *Zanzhu* Bl 2 und *Taiyang* Ex-HN 5
- Bei Schmerzen im Bereich des Ramus maxillaris zusätzlich: *Sibai* Ma 2 und *Yingxiang* Di 20
- Bei Schmerzen im Bereich des Ramus mandibularis zusätzlich: *Xiaguan* Ma 7

Behandlungsdauer: 2- bis 3-mal wöchentlich, 10 Behandlungen als eine Periode, anschließend eine Woche pausieren und darauf folgend eine weitere Periode anschließen.

10.2.2 Weitere Therapiemethoden: Ohrakupunktur

Rezeptur:
- *Shenmen*
- Sympathikus
- Stirn
- Wange
- Oberkiefer
- Unterkiefer

Behandlungsdauer: 2-mal wöchentlich, 10 Behandlungen als eine Periode

10.3 Fazialisparese

10.3.1 Typbezogene Therapie

Typ: Äußerer Wind

Krankheitsbild

Die Gesichtslähmung kommt plötzlich, der Patient bemerkt es meist morgens nach dem Erwachen. Sein Mundwinkel hängt einseitig schief nach unten. Im Gesicht und hinter dem Ohr verspürt er schmerzende Stellen. Seine Nase ist verstopft und die Augen tränen.

Puls: Oberflächlich, saitenförmig

Zunge: Rote Zungenfarbe, dünner, weißer Zungenbelag

Therapie

Behandlungsprinzip: Wind zerstreuen, Meridian freimachen

Methode:

1. Behandlungsperiode: sedierend

2. Behandlungsperiode: neutral

Rezeptur:
- *Fengchi* Gb 20
- *Xiaguan* Ma 7
- *Zanzhu* Bl 2
- *Hegu* Di 4
- *Yingxiang* Di 20
- *Waiguan* 3E 5
- Yifeng 3E 17

Behandlungsdauer: 1-mal täglich, 10 Behandlungen als eine Periode

Bemerkungen

Die Erkrankung wird meist erst nach der 2. oder 3. Behandlungsperiode geheilt.

Typ: Innerer Wind

Krankheitsbild

Die Gesichtslähmung tritt meist sekundär auf. Der Patient klagt über Schwindel, Ohrensausen und Steifheit der Zunge. Sein Gesicht ist gerötet und die Zunge weicht beim Herausstrecken nach einer Seite ab.

Puls: Saitenförmig

Zunge: Dunkelrote Zungenfarbe, weißer Zungenbelag

Therapie

Behandlungsprinzip: Leber-Wind zerstreuen, Blut aktivieren

Methode: Neutral

Rezeptur:
- *Sibai* Ma 2
- *Yingxiang* Di 20
- *Fengchi* Gb 20

- *Zusanli* Ma 36
- *Sanyinjiao* Mi 6
- *Taichong* Le 3

Nebenpunkte: Bei Ohrensausen zusätzlich: Yifeng 3E 17, *Tinggong* Dü 19 und *Zhongzhu* 3E 3

Besondere Techniken:

- *Fengchi* Gb 20: in Richtung zum gegenüber liegenden Ohr 1,5–2 cm tief stechen
- *Yingxiang* Di 20: zum Punkt *Sibai* Ma 2 durchstechen

Behandlungsdauer: 1-mal täglich, 10 Behandlungen als eine Periode

Bemerkungen

Je früher die Akupunkturbehandlung bei einer Fazialisparese begonnen wird, desto günstiger ist die Prognose.

10.3.2 Weitere Therapiemethoden

Ohrakupunktur

Rezeptur:

- Subkortex
- *Shenmen*
- Nebenniere
- Okziput
- Mund
- Auge
- Leber
- Wangenareal

Behandlungsdauer: 3-mal wöchentlich, 10 Behandlungen als eine Periode

Bemerkungen: Die Ohrakupunktur mit der Nadel ist in diesem Fall dem Aufkleben von Samenkörnern vorzuziehen.

Akupunkturinjektion

Rezeptur:

- *Sibai* Ma 2
- *Xiaguan* Ma 7
- *Taiyang* Ex-HN 5 (Schläfe)

Besondere Techniken: Je Punkt 0,5 ml AP VII injizieren

Behandlungsdauer: 2- bis 3-mal wöchentlich, 6 Behandlungen als eine Periode

10.4 Postapoplektische Behandlung (Körperlähmungen)

10.4.1 Typbezogene Therapie

Typ: Qi-Schwäche und Blut-Stauung

Krankheitsbild

Die Gliedmaßen des Patienten sind auf einer Seite schwach und kraftlos, er leidet an Gefühlsstörungen und Bewegungseinschränkungen. Sein Gesicht ist fahl, blass und gelblich.

Puls: Fadenförmig, rau

Zunge: Zunge mit blauen (zyanotischen) Flecken, weißer Zungenbelag

Therapie

Behandlungsprinzip: Qi stärken, Blut aktivieren

Methode: Tonisierend

Rezeptur:
- *Neiguan* Pe 6
- *Renzhong* LG 26
- *Sanyinjiao* Mi 6
- *Xuehai* Mi 10
- *Zhongwan* KG 12
- *Zusanli* Ma 36

Behandlungsdauer: 3-mal wöchentlich, 15 Behandlungen als eine Periode

Typ: Leber-Yang-Fülle

10

Krankheitsbild

Halbseitige spastische Lähmung der Muskulatur, außerdem Kopfschmerzen, Schwindel, Ohrensausen und ein rotes Gesicht

Puls: Saitenförmig, voll

Zunge: Rote Zungenfarbe, brauner Zungenbelag

Therapie

Behandlungsprinzip: Leber-Yang ableiten

Methode: Sedierend, neutral

Rezeptur:
- *Neiguan* Pe 6
- *Renzhong* LG 26
- *Sanyinjiao* Mi 6
- *Hegu* Di 4
- *Taichong* Le 3
- *Taixi* Ni 3
- *Touwei* Ma 8

Nebenpunkte: Bei Hypertonie zusätzlich: *Quchi* Di 11

Besondere Techniken:
- *Taixi* Ni 3
- *Sanyinjiao* Mi 6: neutral stechen

Behandlungsdauer: 3-mal wöchentlich, 15 Behandlungen als eine Periode

Typ: Wind- und Schleim-Blockade

Krankheitsbild

Der Patient verspürt am ganzen Körper und an den Extremitäten ein prickelndes Gefühl. Seine Sprache ist gestört.

Puls: Tief, saitenförmig

Zunge: Rote Zungenfarbe, weißer Zungenbelag

Therapie

Behandlungsprinzip: Schleim auflösen, Meridian freimachen

Methode: Neutral

Rezeptur:
- *Neiguan* Pe 6
- *Renzhong* LG 26
- *Sanyinjiao* Mi 6
- *Hegu* Di 4
- *Zhongwan* KG 12
- *Zusanli* Ma 36
- *Fenglong* Ma 40
- *Taichong* Le 3

Behandlungsdauer: 3-mal wöchentlich, 15 Behandlungen als eine Periode

10.4.2 Weitere Therapiemethoden

Ohrakupunktur

Rezeptur:
- Gehirnpunkt
- Subkortex
- Niere
- Leber
- Dreifacher Erwärmer
- Mund
- Herz

Behandlungsdauer: 3-mal wöchentlich, 10 Behandlungen als eine Periode

Bemerkungen: Die Nadeln sollen mindestens eine Stunde, besser noch länger, belassen werden.

Moxatherapie

Rezeptur:
- KG 8 (Bauchnabel)
- *Guanyuan* KG 4
- *Qihai* KG 6
- *Zusanli* Ma 36
- *Shenshu* Bl 23
- *Hegu* Di 4
- *Quchi* Di 11

- *Jianyu* Di 15
- *Fengchi* Gb 20
- *Huantiao* Gb 30
- *Yanglingquan* Gb 34

Behandlungsdauer: 3-mal wöchentlich, 10 Behandlungen als eine Periode

Bemerkungen: Pro Sitzung werden 4–5 Punkte jeweils ca. 10–15 Minuten lang mit Moxa behandelt.

Akupunkturinjektion

Rezeptur:
- *Quchi* Di 11
- *Jianyu* Di 15
- *Waiguan* 3E 5
- *Zusanli* Ma 36
- *Sanyinjiao* Mi 6
- *Yanglingquan* Gb 34

Besondere Techniken: Je Punkt 0,5–1 ml AP VII injizieren

Behandlungsdauer: 3-mal wöchentlich, 15 Behandlungen als eine Periode

10.5 Epilepsie

10.5.1 Typbezogene Therapie

Typ: Leber-Wind und Schleim-Überfluss

Krankheitsbild

Dem Patient ist vor dem Anfall schwindlig, er hat Kopfschmerzen und verspürt eine Brustbeklemmung. Nach dem Anfall ist er sehr geschwächt, kann schlafen und essen.

Puls: Saitenförmig, schlüpfrig

Zunge: Weißer, schmieriger Zungenbelag

Therapie

Behandlungsprinzip: Leber-Wind ableiten, Schleim auflösen

Methode: Sedierend

Rezeptur:
- *Dazhui* LG 14
- *Neiguan* Pe 6
- *Fenglong* Ma 40
- *Taichong* Le 3

Nebenpunkte:
- Während des akuten Anfalls zusätzlich: *Renzhong* LG 26 und *Shenmen* He 7
- Zur Behandlung der Kopfschmerzen nach dem Anfall zusätzlich: *Fengchi* Gb 20

Besondere Techniken: Während des akuten Anfalls werden alle Punkte sehr stark, aber nur kurz stimuliert und die Nadeln anschließend sofort wieder entfernt.

Behandlungsdauer: 3- bis 5-mal wöchentlich, 10 Behandlungen als eine Periode

Typ: Herz- und Milz-Qi-Schwäche

Krankheitsbild

Dem Anfall gehen chronische Müdigkeit, Erschöpfung, Schwindel, Augenflimmern, Herzrasen, geistige Störungen, Sprachstörungen und Vergesslichkeit voraus.

Puls: Fadenförmig und kraftlos oder fadenförmig und schlüpfrig

Zunge: Blasshelle Zungenfarbe, weißer Zungenbelag

Therapie

Behandlungsprinzip: Herz- und Milz-Yang anregen

Methode: Tonisierend

Rezeptur:
- *Shenmen* He 7
- *Neiguan* Pe 6
- *Zusanli* Ma 36
- *Fenglong* Ma 40
- *Yanglingquan* Gb 34
- *Zhongwan* KG 12

Nebenpunkte: Bei Schwindel zusätzlich: *Baihui* LG 20 und *Sishencong* Ex-HN 1

Besondere Techniken: *Yanglingquan* Gb 34: Stichrichtung schräg nach unten, Stichtiefe ca. 2 cm

Behandlungsdauer: 3- bis 5-mal wöchentlich, 15 Behandlungen als eine Periode

> Die Epilepsiepatienten müssen langzeitig ununterbrochen behandelt werden, um das Wiederkehren der Anfälle möglichst zu vermeiden. Sediert wird nur während eines akuten Anfalls, sonst wird meist neutral gestochen.

10.5.2 Weitere Therapiemethoden: Ohrakupunktur

Rezeptur:
- Herz
- *Shenmen*
- Leber
- Stirn
- Gehirnstamm
- Subkortex

Besondere Techniken: Ohrspitze bluten lassen

Behandlungsdauer: 2-mal wöchentlich, 15 Behandlungen als eine Periode

11 Psychische Erkrankungen

11.1 Depressionen

11.1.1 Typbezogene Therapie

Typ: Leber-Stauung und Qi-Blockade

Krankheitsbild

Der Patient ist depressiv, reizbar, klagt über Schwindel und Kopfschmerzen, Ohrensausen, Brustbeklemmung, Appetitmangel und Oberbauchschmerzen. Bei Frauen treten oft Zyklusunregelmäßigkeiten auf.

Puls: Saitenförmig

Zunge: Weißer dünner Zungenbelag, an den Zungenrändern dunkle Zungenfarbe

Therapie

Behandlungsprinzip: Leber und Leber-Leitbahn frei machen

Methode: Neutral

Rezeptur:
- *Fengchi* Gb 20
- *Baihui* LG 20
- *Sishencong* Ex-HN 1
- *Taiyang* Ex-HN 5
- *Hegu* Di 4
- *Neiguan* Pe 6
- *Shenmen* He 7
- *Taichong* Le 3
- *Shanzhong* KG 17

Besondere Techniken:
- *Fengchi* Gb 20: Stichrichtung zur Nasenspitze, 1,5–2 cm tief
- *Baihui* LG 20: flach nach hinten, 2–3 cm einstechen

Behandlungsdauer: 2-mal wöchentlich, 15 Behandlungen als eine Periode

Typ: Herz-Blut-Mangel

Krankheitsbild

Typische Befunde sind Herzrasen, Kurzatmigkeit, Angstgefühle, Schlaflosigkeit, viele Träume, Schreckhaftigkeit und Gliederschwäche.

Puls: Fadenförmig und kraftlos

Zunge: Wenig oder kein Zungenbelag, blasshelle Zungenfarbe

Therapie

Behandlungsprinzip: Herz tonisieren und Blut nähren

Methode: Tonisierend

Rezeptur:
- *Baihui* LG 20
- *Yintang* Ex-HN 3
- *Shenmen* He 7
- *Hegu* Di 4
- *Zusanli* Ma 36

Nebenpunkte: Moxa auf dem Nabel ca. 10–15 Minuten lang

Besondere Techniken:
- *Baihui* LG 20: Stichrichtung nach vorn
- *Yintang* Ex-HN 3: Nadel nach unten, 1,5 cm tief

Behandlungsdauer: 2-mal wöchentlich, 15 Behandlungen als eine Periode

Typ: Herz-Nieren-Disharmonie

Krankheitsbild

Eine Herz-Nieren-Disharmonie bedeutet in diesem Fall, dass das Herz (Feuer) und die Niere (Wasser) sich nicht im Gleichgewicht befinden. Das Feuer ist stärker als das Wasser und führt zu einem Nieren-Yin-Mangel und einem unechten Herzfeuer. Der Kranke leidet unter Müdigkeit, Ohrensausen, Schwindel, Vergesslichkeit, Herzrasen, Kreuz- und Knieschwäche, trockenem Mund und trockenem Hals. Bei Männern kommt es zu Impotenz oder vorzeitigem Samenerguss.

Puls: Fadenförmig und schnell

Zunge: Rote Zungenfarbe, kein oder wenig Zungenbelag

Therapie

Behandlungsprinzip: Nieren-Yin nähren

Methode: Neutral

Rezeptur:
- *Baihui* LG 20
- *Xinshu* Bl 15
- *Shenshu* Bl 23
- *Shenmen* He 7
- *Sanyinjiao* Mi 6

Besondere Techniken: *Xinshu* Bl 15: Stichrichtung schräg zum Wirbelkörper, 1–1,5 cun tief

Behandlungsdauer: 3-mal wöchentlich, 15 Behandlungen als eine Periode

11.1.2 Weitere Therapiemethoden

Ohrakupunktur

Rezeptur:
- Subkortex
- Sympathikus
- Herz
- Niere
- Milz
- Endokrinium

Behandlungsdauer: 2-mal wöchentlich, 10 Behandlungen als eine Periode

Akupunkturinjektion

Rezeptur:
- *Xinshu* Bl 15
- *Shenshu* Bl 23
- *Zusanli* Ma 36
- *Sanyinjiao* Mi 6

Besondere Techniken: Je Punkt 0,5–1 ml AP VIII injizieren

Behandlungsdauer: 3-mal wöchentlich, 10 Behandlungen als eine Periode

11.2 Schlaflosigkeit

11.2.1 Typbezogene Therapie

Typ: Herz-Leber-Feuer

Krankheitsbild

Der Patient ist sehr unruhig, kann nur schwer einschlafen, schläft nicht tief und erwacht leicht, kann kaum durchschlafen. Begleitend können Schwindel, trockener Hals und bitterer Geschmack im Mund auftreten.

Puls: Saitenförmig und schnell

Zunge: Rote Zungenfarbe, brauner Zungenbelag

Therapie

Behandlungsprinzip: Herz-Feuer reinigen, Leber-Feuer unterdrücken und ableiten

Methode: Sedierend

Rezeptur:
- *Taichong* Le 3
- *Fengchi* Gb 20
- *Shenmen* He 7
- *Sishencong* Ex-HN 1
- *Shanzhong* KG 17

Besondere Techniken:
- *Taichong* Le 3: durch Drehen sedieren
- *Fengchi* Gb 20: Stichrichtung zu *Yintang* Ex-HN 3
- *Shenmen* He 7: durch Drehen sedieren

Behandlungsdauer: 3-mal wöchentlich, 15 Behandlungen als eine Periode

Typ: Magen-Milz-Disharmonie

Krankheitsbild

Der Patient wird häufig wach, kann nur schwer durchschlafen und wird aufgrund seines leichten Schlafs schnell wach. Er leidet unter Druckgefühl im Magen, Oberbauchdruckschmerzen und häufigem Aufstoßen, sein Stuhlgang ist unregelmäßig, Verstopfung und Durchfall wechseln sich ab.

Puls: Saitenförmig und schlüpfrig

Zunge: Weißer, schmieriger Zungenbelag

Therapie

Behandlungsprinzip: Magen und Milz harmonisieren

Methode: Neutral

Rezeptur:
- *Zusanli* Ma 36
- *Zhongwan* KG 12
- *Shenmen* He 7
- *Sanyinjiao* Mi 6
- *Tianshu* Ma 25

Besondere Techniken: *Zusanli* Ma 36: tonisieren, alle anderen Punkte neutral stechen

Behandlungsdauer: 3-mal wöchentlich, 15 Behandlungen als eine Periode

Typ: Lungen-Schwäche wegen Traurigkeit

Krankheitsbild

Auch bei diesem Typ wird der Patient häufig wach und kann schwer durchschlafen. Zusätzlich klagt er über Brustbeklemmung und leisen Husten.

Puls: Tief und kraftlos

Zunge: Dünner, weißer oder weißer, schmieriger Zungenbelag

Therapie

Behandlungsprinzip: Lunge und Lungen-Leitbahn freimachen, Herz nähren

Methode: Neutral

Rezeptur:
- *Feishu* Bl 13
- *Lieque* Lu 7
- *Shenmen* He 7
- *Xinshu* Bl 15
- *Baihui* LG 20

Besondere Techniken:
- *Feishu* Bl 13 und *Xinshu* Bl 15: Stichrichtung schräg zum Wirbelkörper, durch Drehen tonisieren
- *Lieque* Lu 7: sedieren
- *Shenmen* He 7: neutral stechen

Behandlungsdauer: 2-mal wöchentlich, 15 Behandlungen als eine Periode

Typ: Herz-Nieren-Disharmonie

Krankheitsbild

Der Patient kann nur schwer einschlafen, er schreckt in der Nacht oft auf, zugleich träumt er sehr viel. Die Schlaflosigkeit wird von Herzrasen, Kreuz- und Knieschwäche, Unruhe und Wärmegefühl in den Handtellern begleitet.

Puls: Fadenförmig und schnell

Zunge: Rote Zungenfarbe, kein oder kaum Zungenbelag

Therapie

Behandlungsprinzip: Nieren-Yin nähren und Herz-Feuer ableiten, Niere und Herz harmonisieren

Methode: Neutral

Rezeptur:
- *Shenshu* Bl 23
- *Taixi* Ni 3
- *Shenmen* He 7
- *Taichong* Le 3
- *Sanyinjiao* Mi 6

Besondere Techniken:
- *Taixi* Ni 3 und *Sanyinjiao* Mi 6: tonisieren
- *Shenshu* Bl 23: senkrecht 2–3 cun tief stechen und tonisieren
- *Taichong* Le 3: neutral stechen

Behandlungsdauer: 2-mal wöchentlich, 15 Behandlungen als eine Periode

Typ: Qi- und Blut-Mangel

Krankheitsbild

Der Patient hat keinen erholsamen tiefen Schlaf. Er klagt über Müdigkeit, Schwindel, Vergesslichkeit und Ohrensausen, hat ein blasses Gesicht, schlechten Appetit und kalte Hände und Füße.

Puls: Tief, fadenförmig und kraftlos

Zunge: Blasshelle Zungenfarbe

Therapie

Behandlungsprinzip: Qi tonisieren und Blut nähren

Methode: Tonisierend

Rezeptur:
- *Shenshu* Bl 23
- *Xinshu* Bl 15
- *Shenmen* He 7
- *Baihui* LG 20
- *Zusanli* Ma 36

Besondere Techniken: *Shenshu* Bl 23 und *Xinshu* Bl 15

Behandlungsdauer: 2-mal wöchentlich, 15 Behandlungen als eine Periode

Bemerkungen

Während der Akupunkturbehandlung können Moxa aufgesetzt werden.

11.2.2 Weitere Therapiemethoden

Ohrakupunktur

Rezeptur:
- Herz
- Niere
- Gehirn
- Subkortex
- Shenmen
- Okziput

11

Besondere Techniken: Hier hat sich die Behandlung mit der Nadel am besten bewährt.

Behandlungsdauer: 3-mal wöchentlich, 10–15 Behandlungen als eine Periode

Pflaumennadel

Rezeptur: Huatuojiaji-Punkte Ex-B 2

Besondere Techniken: Die *Huatuojiaji*-Punkte Ex-B 2 werden von oben nach unten geklopft, beginnend auf Höhe von *Dazhui* LG 14 bis zum Steißbein, bis sich eine rote Hautfärbung ergibt.

Behandlungsdauer: 2-mal wöchentlich, 10–15 Behandlungen als eine Periode

Akupunkturinjektion

Rezeptur:
- *Fengchi* Gb 20
- *Sanyinjiao* Mi 6

Besondere Techniken: Je Punkt 0,5–1 ml AP II oder AP VIII injizieren

Behandlungsdauer: 1-mal täglich, 3–5 Behandlungen als eine Periode

11.3 Stress und Nervosität

11.3.1 Behandlung mit Körperakupunktur

Stressbehandlung

Puls: Nicht spezifisch

Zunge: Nicht spezifisch

Behandlungsprinzip: Herz und Niere nähren und beruhigen

Methode: Tonisierend

Rezeptur:
- *Baihui* LG 20
- *Neiguan* Pe 6
- *Shenmen* He 7
- *Taichong* Le 3
- *Yanglingquan* Gb 34

Behandlungsdauer: 3-mal wöchentlich, 10 Behandlungen als eine Periode

Nervositätsbehandlung

Puls: Nicht spezifisch

Zunge: Nicht spezifisch

Behandlungsprinzip: Herz nähren, Geist beruhigen

Methode: Neutral

Rezeptur:
- *Baihui* LG 20
- *Sishencong* Ex-HN 1
- *Shenmen* He 7

- *Hegu* Di 4
- *Neiguan* Pe 6

Behandlungsdauer: 2-mal wöchentlich, 10 Behandlungen als eine Periode

11.3.2 Weitere Therapiemethoden: Ohrakupunktur

Rezeptur:
- Shenmen
- Herz
- Niere
- Sympathikus
- Endokrinium
- Milz

Behandlungsdauer: 3-mal wöchentlich, 10 Behandlungen als eine Periode

11.4 Konzentrationsschwäche

Körperakupunktur

Puls: Nicht spezifisch

Zunge: Nicht spezifisch

Behandlungsprinzip: Herz und Niere nähren

Methode: Neutral

Rezeptur:
- *Baihui* LG 20
- *Sishencong* Ex-HN 1
- *Yintang* Ex-HN 3
- *Taiyang* Ex-HN 5
- *Shenmen* He 7
- *Dazhui* LG 14

Besondere Techniken:
- *Dazhui* LG 14: diesen Punkt nur schröpfen
- alle anderen Punkte akupunktieren

Behandlungsdauer: 3-mal wöchentlich, 15 Behandlungen als eine Periode

Ohrakupunktur

Rezeptur:
- *Shenmen*
- Herz
- Niere
- Milz
- Subkortex
- Magen
- Endokrinium
- Dickdarm
- Galle
- Pankreas

Bemerkungen: Es werden pro Behandlung 5 Punkte ausgewählt. Besonders für Kinder, die vor Nadeln Angst haben, hat sich die Ohrakupunktur mit Samenkörnern bewährt.

Behandlungsdauer: 3-mal wöchentlich, 10 Behandlungen als eine Periode

11.5 Prüfungsangst

Körperakupunktur

Puls: Nicht spezifisch

Zunge: Nicht spezifisch

Behandlungsprinzip: Niere und Galle nähren

Methode: Neutral

Rezeptur:
- *Shenmen* He 7
- *Neiguan* Pe 6
- *Taixi* Ni 3
- *Taichong* Le 3

Behandlungsdauer: 5–7 Tage vor dem Termin 3–5 Behandlungen durchführen

Ohrakupunktur

Rezeptur:
- *Shenmen*
- Herz
- Niere
- Sympathikus
- Dreifacher Erwärmer
- Subkortex

Behandlungsdauer: 5–7 Tage vor dem Prüfungstermin 1–2 Behandlungen durchführen, am Prüfungstag selbst keine Behandlung machen

11.6 Magersucht

11.6.1 Typbezogene Therapie

Typ: Magen- und Milz-Yang-Schwäche

Krankheitsbild

Der Patient hat keinen Appetit, ist erschöpft, schwindlig, hat ein blasses Gesicht und leidet unter Übelkeit. Weiter finden sich kalte Hände und Füße sowie manchmal Durchfall.

Puls: Tief und kraftlos

Zunge: Blasshelle Zungenfarbe, dünner, weißer Zungenbelag

Therapie

Behandlungsprinzip: Magen und Milz stärken

Methode: Tonisierend

Rezeptur:
- *Zhongwan* KG 12
- *Zusanli* Ma 36
- *Sanyinjiao* Mi 6

Nebenpunkte:
- Bei Blähungen zusätzlich: *Tianshu* Ma 25
- Bei Erbrechen und Übelkeit zusätzlich: *Neiguan* Pe 6

Behandlungsdauer: 3-mal wöchentlich, 15 Behandlungen als eine Periode

Typ: Psychische Belastung

Krankheitsbild

Der Patient findet sich zu dick, verweigert deshalb die Nahrungsaufnahme und empfindet das Essen als Belastung. Er ist oft depressiv und erschöpft, isst und trinkt oft nur sehr wenig. Wenn er isst, erbricht er die Speisen wieder.

Puls: Saitenförmig, dünn

Zunge: Rote oder dunkelbraune Zungenfarbe

Therapie

Behandlungsprinzip: Leber, Herz und Nieren stärken

Methode: Tonisierend und neutral

Rezeptur:
- *Baihui* LG 20
- *Neiguan* Pe 6
- *Shenmen* He 7
- *Taixi* Ni 3
- *Taichong* Le 3
- *Yanglingquan* Gb 34
- *Shanzhong* KG 17

Nebenpunkte:
- Bei Depressionen zusätzlich: *Sishencong* Ex-HN 1 und *Zhongwan* KG 12
- Bei Übelkeit zusätzlich: *Yinlingquan* Mi 9

Behandlungsdauer: 3-mal wöchentlich, 15 Behandlungen als eine Periode

11.6.2 Weitere Therapiemethoden

Ohrakupunktur

Rezeptur:
- *Shenmen*
- Milz
- Magen
- Endokrinium
- Okziput
- Stirn
- Nebenniere
- Leber

Behandlungsdauer: 2-mal wöchentlich, 10–15 Behandlungen als eine Periode

Bemerkungen: Für eine Behandlung 3–5 Punkte auswählen.

Moxatherapie

Rezeptur:
- *Zhongwan* KG 12
- *Zusanli* Ma 36
- *Qihai* KG 6
- *Sanyinjiao* Mi 6

Behandlungsdauer: 1-mal täglich, 10–15 Behandlungen als eine Periode

Bemerkungen: Jeden Punkt 5–10 Minuten lang behandeln.

12 Gynäkologische Erkrankungen, Schwangerschaft und Geburt

12.1 Zyklusunregelmäßigkeiten

12.1.1 Typbezogene Therapie

Typ: Blut-Hitze

Krankheitsbild

Die Regelblutung kommt zu früh, es wird viel klumpiges, dunkelrotes Blut ausgeschieden. Die Patientin klagt über Unterbauchschmerzen.

Puls: Schnell

Zunge: Rote Zungenfarbe

Therapie

Behandlungsprinzip: Blut aktivieren, Blut abkühlen

Methode: Neutral

Rezeptur:
- *Guanyuan* KG 4
- *Qihai* KG 6
- *Sanyinjiao* Mi 6
- *Xuehai* Mi 10
- *Taichong* Le 3
- *Zusanli* Ma 36

Besondere Techniken: Bei *Guanyuan* KG 4: Stichrichtung nach unten

Behandlungsdauer: 3-mal wöchentlich, 10 Behandlungen als eine Periode

Bemerkungen

3–5 Tage vor der Periode mit der Behandlung beginnen und während der Periode vorübergehend aussetzen. Ist während der Periode eine Behandlung erforderlich, sollten die Punkte am Unterbauch nicht zu stark stimuliert werden.

Typ: Milz-Nieren-Yang-Schwäche

Krankheitsbild

Die Regelblutung tritt verspätet auf, der Zyklus dauert 40–50 Tage. Die Patientin verliert nur sehr wenig hellrotes Blut, ihre Gesichtsfarbe ist blass, sie klagt über Erschöpfung und ein Kältegefühl im Unterbauch.

Puls: Tief und fadenförmig

Zunge: Blasshelle Zungenfarbe

Therapie

Behandlungsprinzip: Milz- und Nieren-Yang tonisieren, Blut nähren

Methode: Neutral

Rezeptur:

- *Guanyuan* KG 4
- *Qihai* KG 6
- *Sanyinjiao* Mi 6
- *Mingmen* LG 4
- *Baihui* LG 20
- *Taichong* Le 3

Nebenpunkte: Bei Kältegefühl zusätzlich: Unterbauch mit Moxa behandeln

Behandlungsdauer: 3-mal wöchentlich, 10 Behandlungen als eine Periode

Bemerkungen

25 Tage nach der letzten Blutung mit der Behandlung beginnen und während der Periode vorübergehend aussetzen. Ist während der Periode eine Behandlung erforderlich, sollten die Punkte am Unterbauch nicht zu stark stimuliert werden.

Typ: Leber-Stauung

Krankheitsbild

Die Regelblutung tritt sehr unregelmäßig ein, der Zyklus ist einmal sehr kurz, dann wieder sehr lang. Auch die Blutmenge kann einmal sehr gering und einmal sehr groß sein. Die Patientin klagt über Schwellungsschmerzen in der Brust, und das Blut fließt nicht richtig ab.

Puls: Saitenförmig

Zunge: Weißer, dünner Zungenbelag

Therapie

Behandlungsprinzip: Leber-Stauung abführen

Methode: Neutral, sedierend

Rezeptur:

- *Guanyuan* KG 4
- *Qihai* KG 6
- *Taichong* Le 3
- *Qimen* Le 14
- *Neiguan* Pe 6

Behandlungsdauer: 3-mal wöchentlich, 10 Behandlungen als eine Periode

Bemerkungen

Behandlung während der Periode vorübergehend aussetzen. Ist während der Periode eine Behandlung erforderlich, sollten die Punkte am Unterbauch nicht zu stark stimuliert werden.

12.1.2 Weitere Therapiemethoden

Ohrakupunktur

Rezeptur:

- Gebärmutter
- Ovarien
- Endokrinium

- Niere
- Leber
- Milz

Behandlungsdauer: 2-mal wöchentlich, 6 Behandlungen als eine Periode

Moxatherapie

Rezeptur:

- *Guanyuan* KG 4
- *Qihai* KG 6
- *Mingmen* LG 4
- *Shenshu* Bl 23

Behandlungsdauer: 1–2 Tage vor der Periode beginnen, täglich bis 2 Tage nach der Periode behandeln, insgesamt mindestens 3 Behandlungsperioden durchführen.

12.2 Dysmenorrhö

12.2.1 Typbezogene Therapie

Typ: Fülle

Krankheitsbild

Die Patientin hat vor und während der Periode starke Unterbauchschmerzen und Blähungen. Das spärliche, dunkelrote Blut ist klumpig und fließt nicht richtig ab. Ein Schwellungsgefühl und Druckschmerzen der Brust begleiten die Periode.

Puls: Tief, gespannt

Zunge: Bläuliche Zungenfarbe, manchmal mit blauen (zyanotischen) Flecken

Therapie

Behandlungsprinzip: Fülle ableiten, Blut aktivieren

Methode: Sedierend

Rezeptur:

- *Guanyuan* KG 4
- *Xuehai* Mi 10
- *Yanglingquan* Gb 34
- *Taichong* Le 3

Nebenpunkte: Bei starken Bauchschmerzen zusätzlich: *Shenshu* Bl 23 und *Pangguangshu* Bl 28

Behandlungsdauer: 1-mal täglich, 10 Behandlungen als eine Periode

Bemerkungen

3 Tage vor der Regelblutung mit der Behandlung beginnen, während der Periode vorübergehend aussetzen, danach noch 5–7 Behandlungen durchführen. Es sollten mindestens 3 Behandlungsdurchgänge gemacht werden.

Typ: Leere

Krankheitsbild

Die Patientin hat während oder nach der Periode einen stumpfen Unterbauchschmerz, der sich bei Druck auf die Schmerzstelle bessert. Das Blut ist dünn und hell. Ein blasses Gesicht, Ohrensausen, Schwindel und Kreuzschmerzen begleiten die Regel.

Puls: Dünn, schwach

Zunge: Helle Zungenfarbe, dünner Zungenbelag

Therapie

Behandlungsprinzip: Qi anregen, Blut nähren

Methode: Tonisierend

Rezeptur:
- *Guanyuan* KG 4
- *Qihai* KG 6
- *Zusanli* Ma 36
- *Shenshu* Bl 23
- *Tianshu* Ma 25

Nebenpunkte:
- Bei Schwindel zusätzlich: *Taixi* Ni 3
- Bei Rückenschmerzen zusätzlich: *Mingmen* LG 4

Besondere Techniken: *Guanyuan* KG 4, *Qihai* KG 6, *Mingmen* LG 4 und *Shenshu* Bl 23 können zusätzlich mit Moxa behandelt werden.

Behandlungsdauer: 1-mal täglich, 10 Behandlungen als eine Periode

Bemerkungen

3 Tage vor der Regelblutung mit der Behandlung beginnen, während der Periode vorübergehend aussetzen und danach noch 5–7 Behandlungen durchführen. Es sollten mindestens 3 Behandlungsdurchgänge gemacht werden.

Typ: Kälte

Krankheitsbild

Die Patientin verspürt vor und während der Periode starke Unterbauchschmerzen, die bis ins Kreuzbein ausstrahlen. Wärme auf dem Bauch wird als angenehm empfunden und lindert die Schmerzen. Die Blutmenge ist gering, die Blutfarbe dunkel, die Konsistenz klumpig.

Puls: Tief, saitenförmig

Zunge: Dünner, weißer Zungenbelag

Therapie

Behandlungsprinzip: Leitbahn erwärmen und freimachen, Schmerzen stillen

Methode: Tonisierend

Rezeptur:
- *Guanyuan* KG 4
- *Qihai* KG 6
- *Sanyinjiao* Mi 6
- *Yinlingquan* Mi 9
- *Xuehai* Mi 10

Nebenpunkte: Bei Übelkeit und Erbrechen zusätzlich *Zhongwan* KG 12 und *Neiguan* Pe 6

Besondere Techniken: *Guanyuan* KG 4, *Qihai* KG 6, *Mingmen* LG 4 und *Shenshu* Bl 23 können zusätzlich mit Moxa behandelt werden.

Behandlungsdauer: 1-mal täglich, 10 Behandlungen als eine Periode

Bemerkungen

3 Tage vor der Regelblutung mit der Behandlung beginnen, während der Periode vorübergehend aussetzen und danach noch 5–7 Behandlungen durchführen. Es sollten mindestens 3 Behandlungsdurchgänge gemacht werden.

Typ: Hitze

Krankheitsbild

Die Patientin hat vor oder während der Periode starke Unterbauchschmerzen. Kälte wird als angenehm empfunden und lindert die Schmerzen. Das Blut ist rot oder dunkelrot und schmierig. Die Patientin hat ein rotes Gesicht, ist sehr unruhig und reizbar, sie ist durstig und hat gerötete Augen.

Puls: Schnell, gespannt

Zunge: Rote Zungenfarbe, brauner, trockener Zungenbelag

Therapie

Behandlungsprinzip: Blut-Hitze abkühlen, Blut aktivieren

Methode: Sedierend

Rezeptur:
- *Guanyuan* KG 4
- *Xuehai* Mi 10
- *Hegu* Di 4
- *Quchi* Di 11
- *Taichong* Le 3

Nebenpunkte:
- Bei starker Unruhe und Reizbarkeit zusätzlich: *Riyue* Gb 24
- Bei starken Unterbauchschmerzen zusätzlich: *Sanyinjiao* Mi 6

Behandlungsdauer: 1-mal täglich, 10 Behandlungen als eine Periode

Bemerkungen

3 Tage vor der Regelblutung mit der Behandlung beginnen, während der Periode vorübergehend aussetzen, danach noch 5–7 Behandlungen durchführen. Es sollten mindestens 3 Behandlungsdurchgänge gemacht werden.

12.2.2 Weitere Therapiemethoden

Ohrakupunktur

Rezeptur:
- Gebärmutter
- Endokrinium
- Sympathikus
- *Shenmen*

- Ovarien
- Niere
- Leber
- Milz
- Subkortex

Behandlungsdauer: 3-mal wöchentlich, 7–10 Behandlungen als eine Periode

Bemerkungen: Pro Behandlung 3–5 Punkte auswählen

Moxatherapie

Rezeptur:
- *Guanyuan* KG 4
- *Qihai* KG 6
- *Sanyinjiao* Mi 6
- Schmerzstellen

Behandlungsdauer: 2 Tage vor der Regelblutung mit der Moxabehandlung beginnen. 1- bis 2-mal täglich bis 2 Tage danach behandeln. Eine Behandlung soll 15–20 Minuten dauern.

12.3 Funktionelle Uterusblutungen

12.3.1 Typbezogene Therapie – Typ: Disharmonie zwischen Leber, Milz und Niere

Krankheitsbild

Die Uterusblutung kann entstehen durch eine Nieren-Qi-Schwäche, durch übermäßiges Grübeln, Fehlernährung oder übermäßigen Geschlechtsverkehr.

Puls: Nicht spezifisch

Zunge: Nicht spezifisch

Therapie

12

Behandlungsprinzip: Leber, Milz und Niere harmonisieren, Blut abkühlen, Milz tonisieren

Methode: Neutral

Rezeptur:
- *Guanyuan* KG 4
- *Sanyinjiao* Mi 6
- *Taichong* Le 3
- *Taixi* Ni 3

Nebenpunkte:
- Bei Blut-Hitze zusätzlich: *Xuehai* Mi 10
- Bei Milz-Schwäche zusätzlich: *Zusanli* Ma 36
- Bei sehr starken Blutungen zusätzlich: *Baihui* LG 20 mit Moxa behandeln, *Renzhong* LG 26 und *Taichong* Le 3 sedieren

Besondere Techniken: *Baihui* LG 20: durch Zwischenlegen einer Ingwerscheibe indirekt mit Moxa behandeln

Behandlungsdauer: 1-mal täglich, 15 Behandlungen als eine Periode

Bemerkungen

Während der akuten Blutung werden die Punkte am Unterbauch und Kreuzbein nicht zu stark stimuliert, um eine Verstärkung der Blutung zu vermeiden.

12.3.2 Weitere Therapiemethoden

Ohrakupunktur

Rezeptur:
- Uterus
- Endokrinium
- Ovarien
- Subkortex

Nebenpunkte:
- Bei jungen Mädchen zusätzlich: Niere
- Bei Frauen mittleren Alters zusätzlich: Leber
- Bei Frauen im Klimakterium zusätzlich: Milz und Niere

Behandlungsdauer: 3-mal wöchentlich, 10 Behandlungen als eine Periode

Moxatherapie

Rezeptur:
- KG 8 (Bauchnabel) mit Salz und Ingwerscheibe
- *Baihui* LG 20 mit Ingwerscheibe indirekt behandeln

Behandlungsdauer: 2-mal täglich, 6–10 Behandlungen als eine Periode

Akupunkturinjektion

Rezeptur:
- *Mingmen* LG 4
- *Sanyinjiao* Mi 6
- *Xuehai* Mi 10

Besondere Techniken: Je Punkt 0,5 ml AP X injizieren

Behandlungsdauer: 2- bis 3-mal wöchentlich, 15 Behandlungen als eine Periode

12.4 Unfruchtbarkeit

12.4.1 Typbezogene Therapie

Typ: Nieren-Schwäche

Krankheitsbild

Die Patientin klagt über Schwäche und Kraftlosigkeit in Kreuz und Knien, ihre Regelblutung verspätet sich häufig, es fließt nur wenig sehr helles Blut. Sie hat eine sehr schwache Libido und einen breiigen Stuhlgang.

Puls: Tief, fadenförmig, langsam

Zunge: Blasshelle Zungenfarbe, weißer Zungenbelag

Therapie

Behandlungsprinzip: Niere stimulieren

Methode: Tonisierend

Rezeptur:
- *Guanyuan* KG 4
- *Sanyinjiao* Mi 6
- *Zusanli* Ma 36
- *Neiguan* Pe 6
- *Shenshu* Bl 23

Besondere Techniken: *Guanyuan* KG 4: Stichrichtung nach unten, 2–3 cm tief; das De-Qi muss bei Stimulation der Nadel bis in die Schambeinfuge ausstrahlen.

Behandlungsdauer: 2- bis 3-mal wöchentlich, 15 Behandlungen als eine Periode; zwei weitere Behandlungsdurchgänge werden nach je 10 Tagen Pause angeschlossen.

Typ: Leber-Stauung

Krankheitsbild

Die Patientin hat einen sehr unregelmäßigen Zyklus. Die Blutung ist schwach, dunkel und klumpig. Vor der Periode klagt die Patientin über ein Schwellungsgefühl in den Brüsten, sie ist manchmal depressiv, reizbar und unruhig.

Puls: Saitenförmig

Zunge: Rote Zungenfarbe, weißer, dünner Zungenbelag

Therapie

Behandlungsprinzip: Leber-Qi regulieren

Methode: Sedierend

Rezeptur:
- *Guanyuan* KG 4
- *Taichong* Le 3
- *Qimen* Le 14
- *Riyue* Gb 24
- *Yanglingquan* Gb 34
- *Sanyinjiao* Mi 6

Besondere Techniken: *Guanyuan* KG 4: Stichrichtung nach unten, 2–3 cm tief; das De-Qi muss bei Stimulation der Nadel bis in die Scheide ausstrahlen.

Behandlungsdauer: 2- bis 3-mal wöchentlich, 15 Behandlungen als eine Periode; zwei weitere Behandlungsdurchgänge werden nach je 10 Tagen Pause angeschlossen.

Typ: Schleim und Nässe

Krankheitsbild

Dieser Typ tritt bevorzugt bei adipösen Patientinnen auf. Die Periode verspätet sich meist. Die Patientin klagt über zähflüssigen, weißlich-schmierigen Ausfluss, Herzrasen, Schwindel, Übelkeit und Brustbeklemmung.

Puls: Schlüpfrig

Zunge: Blasshelle Zungenfarbe, Zahneindrücke, weißer, schmieriger Zungenbelag

Therapie

Behandlungsprinzip: Milz anregen, Schleim auflösen, Nässe trocknen

Methode: Neutral

Rezeptur:
- *Guanyuan* KG 4
- *Zhongwan* KG 12
- *Sanyinjiao* Mi 6
- *Yinlingquan* Mi 9
- *Fenglong* Ma 40

Besondere Techniken: *Guanyuan* KG 4: Stichrichtung nach unten, 2–3 cm tief; das De-Qi muss bei Stimulation der Nadel bis in die Scheide ausstrahlen.

Behandlungsdauer: 2- bis 3-mal wöchentlich, 15 Behandlungen als eine Periode; zwei weitere Behandlungsdurchgänge werden nach je 10 Tagen Pause angeschlossen.

Typ: Blut-Stauung

Krankheitsbild

Die Periode kommt zu spät, sie ist sehr schmerzhaft, es fließt wenig dunkles Blut mit Gerinnseln.

Puls: Rau, saitenförmig

Zunge: Dunkle Zungenfarbe mit zyanotischen (blauen) Flecken

Therapie

Behandlungsprinzip: Blut aktivieren

Methode: Sedierend

Rezeptur:
- *Guanyuan* KG 4
- *Qihai* KG 6
- *Sanyinjiao* Mi 6
- *Xuehai* Mi 10
- *Zusanli* Ma 36

Besondere Techniken: *Guanyuan* KG 4 und *Qihai* KG 6: senkrecht bis 3 cm tief stechen

Behandlungsdauer: 2- bis 3-mal wöchentlich, 15 Behandlungen als eine Periode: zwei weitere Behandlungsdurchgänge werden nach je 7–10 Tagen Pause angeschlossen.

12.4.2 Weitere Therapiemethoden

Ohrakupunktur

Rezeptur:
- Innere Genitalien
- Niere
- Endokrinium
- Ovarien

Nebenpunkte: Bei Entzündungen im Genitalbereich zusätzlich: Nebenniere

12

Behandlungsdauer: Nach der Periode mit der Behandlung beginnen, 1-mal täglich behandeln, bis zum 16. Tag nach der Periode als eine Behandlungsperiode. Diese Behandlung wird 3- bis 6-mal wiederholt.

Moxatherapie

Rezeptur:
- *Guanyuan* KG 4
- *Qihai* KG 6
- *Zusanli* Ma 36
- Unterbauch
- *Shenshu* Bl 23

Behandlungsdauer: 2-mal täglich jeden Punkt 5–10 Minuten lang behandeln, 10 Behandlungen als eine Periode

12.5 Schwangerschaftsübelkeit

12.5.1 Typbezogene Therapie

Typ: Nässe und Schleim

Krankheitsbild

Die Schwangere klagt über starke Übelkeit, sie erbricht helles Wasser und Schleim, hat keinen Appetit, ist müde und schläfrig und verspürt ein beklemmendes Gefühl im Brustkorb.

Puls: Schlüpfrig, langsam, kraftlos

Zunge: Blasshelle Zungenfarbe, weißer, glatter Zungenbelag

Therapie

Behandlungsprinzip: Milz anregen und Schleim auflösen

Methode: Neutral

Rezeptur:
- *Zhongwan* KG 12
- *Zusanli* Ma 36
- *Fenglong* Ma 40
- *Yinlingquan* Mi 9

Besondere Techniken: Die Nadeln maximal 15 Minuten lang belassen

Behandlungsdauer: 3-mal wöchentlich, 10 Behandlungen als Periode

Bemerkungen

- Die Stimulation darf nicht zu stark durchgeführt werden.
- Nach dem fünften Schwangerschaftsmonat darf mit der Nadel nicht mehr akupunktiert werden.
- Es sollen möglichst wenig Punkte gestochen werden.
- Folgende Punkte sind in der Schwangerschaft verboten und dürfen nicht gestochen werden: *Hegu* Di 4, *Sanyinjiao* Mi 6, *Taichong* Le 3, *Kunlun* Bl 60 und alle Punkte am Unterleib.

Typ: Leber- und Magen-Disharmonie

Krankheitsbild

Die Schwangere erbricht Magen- und Gallensaft, sie hat einen sehr unruhigen Magen, ein Druckgefühl im Brustkorb, einen bitteren Geschmack im Mund, Schluckauf und ist sehr durstig.

Puls: Schlüpfrig, saitenförmig

Zunge: Hellrote Zungenfarbe, leicht brauner Zungenbelag

Therapie

Behandlungsprinzip: Leber und Magen harmonisieren

Methode: Neutral

Rezeptur:
- *Neiguan* Pe 6
- *Zhongwan* KG 12
- *Zusanli* Ma 36
- *Yanglingquan* Gb 34

Besondere Techniken: Alle Nadeln sollen senkrecht eingestochen werden.

Behandlungsdauer: 3-mal wöchentlich, 10 Behandlungen als eine Periode

Bemerkungen

- Die Stimulation darf nicht zu stark durchgeführt werden.
- Nach dem fünften Schwangerschaftsmonat darf mit der Nadel nicht mehr akupunktiert werden.
- Es sollen möglichst wenig Punkte gestochen werden.

> **!**
> Folgende Punkte sind in der Schwangerschaft verboten und dürfen nicht gestochen werden: *Hegu* Di 4, *Sanyinjiao* Mi 6, *Taichong* Le 3, *Kunlun* Bl 60 und alle Punkte am Unterleib und Rücken (im Bereich von LWS bis Steißbein).

12.5.2 Weitere Therapiemethoden

Ohrakupunktur

Rezeptur:
- Magen
- Milz
- Leber
- „O"-Punkt
- Herz
- *Shenmen*
- Dreifacher Erwärmer
- Kardia

Besondere Techniken: Pro Behandlung 3–5 Punkte verwenden

Behandlungsdauer: 3-mal wöchentlich, 6–10 Behandlungen als eine Periode

12

Moxatherapie

Rezeptur:
- *Zhongwan* KG 12
- *Zusanli* Ma 36
- *Fenglong* Ma 40
- *Yinlingquan* Mi 9

Behandlungsdauer: 1-mal täglich, 10 Behandlungen als eine Periode

Akupunkturinjektion

Rezeptur: Ohr-*Shenmen* beidseitig

Besondere Techniken: Je Punkt 0,2 ml AP VIII oder AP IX injizieren

Behandlungsdauer: 3-mal wöchentlich, 6 Behandlungen als eine Periode

12.6 Steißlage des Fetus

Liegt das Ungeborene in Steißlage, gibt es eine ganz einfache, fast immer Erfolg versprechende Therapie. Die Therapie der Wahl ist die **Moxatherapie.**

Rezeptur: Zhiyin Bl 67

Besondere Techniken: Den Punkt an beiden Kleinzehen ca. 20 Minuten lang mit der Moxazigarre behandeln. Der Bauch der Patientin darf dabei nicht durch Kleidung eingeengt werden.

Behandlungsdauer: 2-mal täglich, 3 Tage als eine Periode

Bemerkungen: Die Behandlung soll erst ab dem 7. Schwangerschaftsmonat begonnen werden, vorher ist sie nicht sinnvoll. Die Erfolgsrate liegt bei über 80 %.

12.7 Klimakterische Beschwerden

12.7.1 Typbezogene Therapie

Typ: Leber-Yang-Überfluss

Krankheitsbild

Die Patientin klagt über Schwindel, Augenflimmern, Unruhe und Hitzewallungen. Sie ist sehr gereizt, hat wenig Kraft in Kreuz und Knie und verliert viel Menstruationsblut.

Puls: Schnell, saitenförmig

Zunge: Rote Zungenfarbe, weißer oder leicht brauner Zungenbelag

Therapie

Behandlungsprinzip: Leber-Yang ableiten

Methode: Sedierend

Rezeptur:
- *Taichong* Le 3
- *Taixi* Ni 3
- *Baihui* LG 20
- *Fengchi* Gb 20

Nebenpunkte:
- Bei starker Unruhe zusätzlich: *Neiguan* Pe 6
- Bei Hitzewallungen zusätzlich: *Sanyinjiao* Mi 6
- Bei Kreuzschmerzen zusätzlich: *Shenshu* Bl 23

Besondere Techniken: *Taixi* Ni 3 und *Sanyinjiao* Mi 6: diese beiden Punkte tonisieren, alle anderen Punkte sedieren

Behandlungsdauer: 2- bis 3-mal wöchentlich, 15 Behandlungen als eine Periode

Typ: Nieren-Yin-Schwäche

Krankheitsbild

Die Patientin klagt über Schwindel, Ohrensausen, Schlaflosigkeit und Nachtschweiß. Sie hat starke Hitzewallungen, wenig Kraft in Kreuz und Knie sowie Fersenschmerzen. Der Stuhlgang ist trocken, der Urin braun, die Haut trocken; oft besteht Juckreiz am gesamten Körper.

Puls: Fadenförmig, schnell

Zunge: Rote Zungenfarbe, wenig oder kein Zungenbelag

Therapie

Behandlungsprinzip: Nieren- und Leber-Yin nähren

Methode: Tonisierend

Rezeptur:
- *Shenshu* Bl 23
- *Taixi* Ni 3
- *Sanyinjiao* Mi 6
- *Neiguan* Pe 6

Nebenpunkte:
- Bei Schlafstörungen und vielen Träumen zusätzlich: *Shenmen* He 7
- Bei Herzrasen und Vergesslichkeit zusätzlich: *Baihui* LG 20 und *Zusanli* Ma 36
- Bei Hautjucken zusätzlich: *Fengchi* Gb 20, *Dazhui* LG 14 und *Xuehai* Mi 10

Behandlungsdauer: 2- bis 3-mal wöchentlich, 15 Behandlungen als eine Periode

Typ: Nieren-Yang-Schwäche

Krankheitsbild

Die Patientin hat ein blasses, geschwollenes Gesicht, sie ist kraftlos, hat kalte Hände und Füße, Rückenschmerzen, keinen Appetit, Blähungen und ist müde. Sie muss in der Nacht häufig Wasser lassen oder hat eine allgemeine Blasenschwäche mit Inkontinenz, ihr Stuhlgang ist breiig.

Puls: Tief, fadenförmig

Zunge: Dicke Zunge mit Zahneindrücken, blasshelle Zungenfarbe, weißer, dünner Zungenbelag

Therapie

Behandlungsprinzip: Nieren-Yang anregen

Methode: Tonisierend

Rezeptur:
- *Mingmen* LG 4
- *Guanyuan* KG 4
- *Qihai* KG 6
- *Shenshu* Bl 23
- *Zusanli* Ma 36
- *Taixi* Ni 3

Nebenpunkte:
- Bei Appetitlosigkeit zusätzlich: *Zhongwan* KG 12 und *Tianshu* Ma 25
- Bei Müdigkeit zusätzlich: *Quchi* Di 11 und *Dazhui* LG 14

Besondere Techniken: Bei den Punkten *Mingmen* LG 4, *Guanyuan* KG 4 und *Qihai* KG 6 kann zusätzlich Moxibustion angewendet werden; sie zeigt bei diesem Krankheits-Typ sehr gute Wirkung.

Behandlungsdauer: 2- bis 3-mal wöchentlich, 15 Behandlungen als eine Periode

12.7.2 Weitere Therapiemethoden

Ohrakupunktur

Rezeptur:
- Ovarien
- Endokrinium
- *Shenmen*
- Sympathikus
- Subkortex
- Niere
- Leber
- Herz

Besondere Techniken: Pro Behandlung 3–5 Punkte anwenden

Behandlungsdauer: 2- bis 3-mal wöchentlich, 10–15 Behandlungen als eine Periode

Akupunkturinjektion

Rezeptur:
- *Sanyinjiao* Mi 6
- *Taichong* Le 3

Besondere Techniken: Je Punkt 0,5–1 ml AP VI N oder AP VIII injizieren

Behandlungsdauer: 2- bis 3-mal wöchentlich, 6 Behandlungen als eine Periode

Bemerkungen: Nach einer Behandlungsperiode 5–7 Tage Pause machen und anschließend neu beginnen. Drei Behandlungsdurchgänge sind zur Therapie erforderlich.

13 Niere, ableitende Harnwege, männliche Geschlechtsorgane

13.1 Pyelonephritis

13.1.1 Typbezogene Therapie

Typ: Blasen-Nässe und -Hitze

Krankheitsbild

Der Urin ist braun oder rötlich, der Patient hat brennende Schmerzen beim Wasserlassen. Manchmal geht die Symptomatik auch mit Fieber und ziehenden Schmerzen im Unterbauch einher.

Puls: Schnell, schlüpfrig

Zunge: Brauner, schmieriger Zungenbelag

Therapie

Behandlungsprinzip: Nässe und Hitze ableiten

Methode: Sedierend

Rezeptur:
- *Guanyuan* KG 4
- *Yinlingquan* Mi 9
- *Pangguangshu* Bl 28
- *Weizhong* Bl 40

Nebenpunkte:
- Bei Fieber zusätzlich: *Hegu* Di 4 und *Quchi* Di 11
- Bei bitterem Geschmack im Mund zusätzlich: *Taichong* Le 3

Besondere Techniken: *Pangguangshu* Bl 28: Stichrichtung senkrecht bis 2 cm tief; das De-Qi soll wie ein Stromgefühl bis in die Blase ziehen.

Behandlungsdauer: 1-mal täglich, 10 Behandlungen als eine Periode

Typ: Nieren-Yin-Schwäche

Krankheitsbild

Der Urin ist gelb oder rötlich, der Patient klagt über brennende Schmerzen beim Wasserlassen oder über Unterbauchschmerzen. Er ist durstig und will viel trinken, seine Hände und Füße sind warm, Kreuz und Knie sind kraftlos.

Puls: Fadenförmig, schnell

Zunge: Rote Zungenfarbe, kein Zungenbelag

Therapie

Behandlungsprinzip: Nieren-Yin nähren

Methode: Tonisierend, neutral

Rezeptur:
- *Guanyuan* KG 4
- *Taixi* Ni 3
- *Sanyinjiao* Mi 6

- *Shenshu* Bl 23
- *Pangguangshu* Bl 28

Nebenpunkte:

- Bei Blut im Urin zusätzlich: *Xuehai* Mi 10
- Bei Schlafstörungen zusätzlich: *Shenmen* He 7

Besondere Techniken:

- *Pangguangshu* Bl 28: Stichrichtung senkrecht 2–2,5 cun tief
- *Guanyuan* KG 4: Stichrichtung senkrecht 2–2,5 cun tief, neutral stechen

Behandlungsdauer: 2- bis 3-mal wöchentlich, 10–15 Behandlungen als eine Periode

Typ: Nieren- und Milz-Yang-Schwäche

Krankheitsbild

Hier handelt es sich meist um chronische Fälle. Nach körperlicher Belastung oder nach Geschlechtsverkehr werden die Beschwerden stärker. Der Patient klagt über Erschöpfung, stumpfe Schmerzen im Unterbauch, Kreuzschmerzen, ziehende Schmerzen am Steißbein und muss nachts oft Wasser lassen.

Puls: Tief, saitenförmig

Zunge: Helle Zungenfarbe, dünner, weißer Zungenbelag

Therapie

Behandlungsprinzip: Nieren- und Milz-Yang anregen

Methode: Tonisierend

Rezeptur:

- *Guanyuan* KG 4
- *Qihai* KG 6
- *Zusanli* Ma 36
- *Shenshu* Bl 23

Nebenpunkte: Bei Kreuzschmerzen zusätzlich: *Mingmen* LG 4

Besondere Techniken: An Unterbauch, Kreuzbein und Steißbein zusätzlich mit Moxa behandeln

Behandlungsdauer: 2- bis 3-mal wöchentlich, 15 Behandlungen als eine Periode

13.1.2 Weitere Therapiemethoden

Ohrakupunktur

Rezeptur:

- Niere
- Milz
- Blase
- Dreifacher Erwärmer
- Endokrinium
- Nebenniere

Nebenpunkte:

- Bei Fieber zusätzlich: Ohrspitze bluten lassen
- Bei Schmerzen beim Wasserlassen zusätzlich: Harnleiter/Harnröhre

Behandlungsdauer: 3-mal wöchentlich, 10 Behandlungen als eine Periode

Moxatherapie

Rezeptur:
- *Guanyuan* KG 4
- *Qihai* KG 6
- *Zusanli* Ma 36
- *Shenshu* Bl 23
- *Pangguangshu* Bl 28

Behandlungsdauer: 3-mal wöchentlich, 10 Behandlungen als eine Periode

13.2 Nephrolithiasis

13.2.1 Typbezogene Therapie

Typ: Fülle

Krankheitsbild

Der Patient klagt über stechende Schmerzen beim Wasserlassen oder Harnverhaltung. Die kolikartigen Schmerzen strahlen bei Frauen bis zur Scheide, bei Männern bis in die Hoden aus. Der Urin ist trüb, braun oder blutig. Im akuten Anfall sind die Kolikschmerzen sehr stark, manchmal verbunden mit Fieber und Erbrechen.

Puls: Saitenförmig, schnell

Zunge: Rote Zungenfarbe, brauner, manchmal schmieriger Zungenbelag

Therapie

Behandlungsprinzip: Nässe und Hitze ableiten

Methode: Sedierend

Rezeptur:
- *Guanyuan* KG 4
- *Taichong* Le 3
- *Sanyinjiao* Mi 6
- *Yinlingquan* Mi 9
- *Shenshu* Bl 23
- *Pangguangshu* Bl 28

Nebenpunkte:
- Bei Blut im Urin zusätzlich: *Xuehai* Mi 10
- Bei Erbrechen zusätzlich: *Neiguan* Pe 6

Besondere Techniken: Bei Kolikschmerzen müssen die Nadeln stark stimuliert und 30–60 Minuten lang belassen werden.

Behandlungsdauer: 1-mal täglich, 10 Behandlungen als eine Periode

Typ: Leere

Krankheitsbild

Der Patient kann nur schwer und unter starken Schmerzen Wasser lassen. Der Urin ist trüb, Kreuz und Knie sind kraftlos, Hände und Füße kalt.

Puls: Tief, fadenförmig

Zunge: Helle Zungenfarbe

Therapie

Behandlungsprinzip: Niere anregen

Methode: Tonisierend, neutral

Rezeptur:
- *Qihai* KG 6
- *Sanyinjiao* Mi 6
- *Zusanli* Ma 36
- *Shenshu* Bl 23
- *Pangguangshu* Bl 28

Nebenpunkte:
- Bei Nieren-Yang-Schwäche zusätzlich: *Taixi* Ni 3 und *Mingmen* LG 4
- Bei Blut im Urin zusätzlich: *Rangu* Ni 2 und *Xuehai* Mi 10

Besondere Techniken: *Taixi* Ni 3 und *Sanyinjiao* Mi 6 neutral stechen

Behandlungsdauer: 3-mal wöchentlich, 15 Behandlungen als eine Periode

13.2.2 Weitere Therapiemethoden

Ohrakupunktur

Rezeptur:
- Niere
- Blase
- Harnröhre
- Subkortex
- Lendenwirbelsäule
- Sympathikus

Behandlungsdauer: 3-mal wöchentlich, 15 Behandlungen als eine Periode

Akupunkturinjektion

Rezeptur:
- *Guanyuan* KG 4
- *Yinlingquan* Mi 9
- *Pangguangshu* Bl 28

Besondere Techniken: Je Punkt 0,5–1 ml AP IV injizieren

Behandlungsdauer: 3-mal wöchentlich, 30 Behandlungen als eine Periode

13.3 Prostatitis

Typ: Nässe- und Hitze-Blockaden im unteren Erwärmer

Krankheitsbild

Es handelt sich um eine akute Prostatitis. Der Patient verspürt Fieber, Glieder- und Kopfschmerzen, er ist müde und hat einen schlechten Appetit. Zum Ende des Wasserlassens wird sein Urin blutig, und er klagt über zusammenziehende Schmerzen im Hodensack.

Puls: Schlüpfrig, schnell

Zunge: Brauner schmieriger Zungenbelag

Therapie

Behandlungsprinzip: Nässe und Hitze ableiten

Methode: Sedierend

Rezeptur:
- *Guanyuan* KG 4
- *Yinlingquan* Mi 9
- *Taichong* Le 3
- *Hegu* Di 4
- *Quchi* Di 11
- *Neiting* Ma 44

Nebenpunkte: Bei blutigem Urin zusätzlich: *Xuehai* Mi 10

Besondere Techniken:
- *Guanyuan* KG 4: Stichrichtung schräg nach unten
- *Dazhui* LG 14: bluten lassen

Behandlungsdauer: 2-mal wöchentlich, 15 Behandlungen als eine Periode

Typ: Kälte-Blockaden in der Leber-Leitbahn

Krankheitsbild

Hier handelt es sich meist um eine chronische Verlaufsform. Kälte verschlimmert die Beschwerden, Wärme bessert sie. Der Patient verspürt ein Kältegefühl in Unterbauch und Hodensack. Der Urin hat eine helle Farbe, nach dem Wasserlassen tropft oft ein weißes, schmieriges, klebriges Sekret aus der Harnröhre.

Puls: Tief, saitenförmig, langsam

Zunge: Weißer, glatter Zungenbelag

Therapie

Behandlungsprinzip: Kälte aufwärmen, Leber-Meridian freimachen

Methode: Sedierend und tonisierend

Rezeptur:
- *Taichong* Le 3
- *Guanyuan* KG 4
- *Qihai* KG 6
- *Yanglingquan* Gb 34
- *Qimen* Le 14
- Moxadreieck (Nabel sowie zwei weitere Punkte, 6 cun auseinander und 6 cun unterhalb des Nabels)
- Moxibustion beidseitig der großen Zehen

Besondere Techniken:
- Moxadreieck: als Zwischenlage eine frische Ingwerscheibe auf die Haut legen und Moxakegel aufsetzen; an jeder Stelle für eine Behandlung 5–7 Kegel verwenden
- Beidseitig der großen Zehen mit Moxazigarre ca. 10 Minuten lang behandeln

Behandlungsdauer: 2-mal wöchentlich, 15 Behandlungen als eine Periode

Typ: Leber- und Nieren-Yin-Schwäche

Krankheitsbild

Der Patient hat warme Hände und Füße, er ist kraftlos in Knien und Rücken. Typisch sind Schwindel, Nachtschweiß, spontaner Samenerguss und ziehende Schmerzen im Hodensack, ein brennendes Gefühl beim Wasserlassen ist häufig.

Puls: Fadenförmig, schnell

Zunge: Rote Zungenfarbe, wenig oder kein Zungenbelag

Therapie

Behandlungsprinzip: Leber- und Nieren-Yin nähren

Methode: Tonisierend

Rezeptur:

- *Guanyuan* KG 4
- *Sanyinjiao* Mi 6
- *Rangu* Ni 2
- *Taixi* Ni 3
- *Neiguan* Pe 6
- *Shenmen* He 7

Besondere Techniken: *Neiguan* Pe 6: leicht sedieren

Behandlungsdauer: 2-mal wöchentlich, 15 Behandlungen als eine Periode

Typ: Nieren-Yang-Schwäche

Krankheitsbild

Der Patient klagt über Blasenschwäche mit Harnträufeln, er kann nur schwer Wasserlassen. Ein blasshelles Gesicht, Müdigkeit und Konzentrationsschwäche sind häufig. Der Patient verspürt ein kaltes Gefühl in Unterbauch und Hodensack, er ist kraftlos in Knien und Rücken.

Puls: Tief, fadenförmig

Zunge: Blassheller Zungenkörper, weißer Zungenbelag

Therapie

Behandlungsprinzip: Nieren-Yang anregen

Methode: Tonisierend

Rezeptur:

- *Shenshu* Bl 23
- *Guanyuan* KG 4
- *Qihai* KG 6
- *Sanyinjiao* Mi 6
- *Mingmen* LG 4
- *Taixi* Ni 3

Besondere Techniken:

- *Guanyuan* KG 4 und *Qihai* KG 6: während der Akupunkturbehandlung kann Moxa aufgesetzt werden
- *Mingmen* LG 4: diesen Punkt nur mit Moxa behandeln
- *Taixi* Ni 3: diesen Punkt zuerst akupunktieren und anschließend mit Moxa behandeln

Behandlungsdauer: 2-mal wöchentlich, im akuten Stadium 3-mal wöchentlich, 10–15 Behandlungen als eine Periode

> Während der Behandlung soll scharfes Essen vermieden werden, möglichst kein Geschlechtsverkehr stattfinden und der Hodenbereich warm gehalten werden.

13.4 Impotenz

Typ: Nieren-Yang-Schwäche

Krankheitsbild

Der Patient muss nachts häufig Wasser lassen und fröstelt dabei. Der Urin hat eine helle Farbe. Begleitsymptome sind Schwindel, Tinnitus, Müdigkeit, kraftloses Kreuz und schwache Knie. Häufig finden sich kalte Hände und Füße und Angst vor Kälte.

Puls: Tief, fadenförmig, langsam

Zunge: Blassheller Zungenkörper

Therapie

Behandlungsprinzip: Nieren-Yang stärken

Methode: Tonisierend

Rezeptur:
- *Guanyuan* KG 4
- *Qihai* KG 6
- *Mingmen* LG 4
- *Shenshu* Bl 23
- *Baihui* LG 20

Besondere Techniken:
- *Guanyuan* KG 4 und *Qihai* KG 6 und *Mingmen* LG 4 und *Shenshu* Bl 23: Auf diese Punkte können während der Akupunktur auch Moxa aufgesetzt werden.
- *Qihai* KG 6: Stichrichtung schräg nach unten; Nadel solange stimulieren, bis ein De-Qi in Richtung Penis entsteht.
- Die Fußsohle kann zusätzlich mit Moxa behandelt werden.

Behandlungsdauer: 2-mal wöchentlich, 15 Behandlungen als eine Periode

Typ: Nieren-Yin-Schwäche

Krankheitsbild

Der Patient ist unruhig und klagt über Schlaflosigkeit sowie Schwindel. Er verspürt im Rücken ein Gefühl wie Muskelkater. Weiter sind starker Durst, trockener Hals und Ohrgeräusche zu beobachten.

Puls: Fadenförmig, schnell

Zunge: Roter Zungenkörper, kein oder kaum Zungenbelag

Therapie

Behandlungsprinzip: Nieren-Yin nähren

Methode: Tonisierend

Rezeptur:
- *Neiguan* Pe 6
- *Shenmen* He 7
- *Guanyuan* KG 4
- *Sanyinjiao* MP 6
- *Rangu* Ni 2
- *Taixi* Ni 3
- *Xinshu* Bl 15
- *Shenshu* Bl 23

Besondere Techniken: *Neiguan* Pe 6: sedierend

Behandlungsdauer: 2-mal wöchentlich, 15 Behandlungen als eine Periode

Typ: Leber-Qi-Blockade

Krankheitsbild

Hier finden sich Depressionen, Brustbeklemmung, schlechter Appetit und Schluckauf. Einzelne Patienten klagen über ein Kloßgefühl im Hals oder ein Schwellungsgefühl im Hypochondrium.

Puls: Saitenförmig

Zunge: Dünner, weißer Zungenbelag

Therapie

Behandlungsprinzip: Leber-Leitbahn freimachen

Methode: Neutral

Rezeptur:
- *Qimen* Le 14
- *Taichong* Le 3
- *Riyue* Gb 24
- *Yanglingquan* Gb 34
- *Qiuxu* Gb 40
- *Guanyuan* KG 4

Besondere Techniken:
- *Qimen* Le 14: Stichrichtung sehr flach nach unten-außen 1–2 cun
- *Guanyuan* KG 4: Stichrichtung schräg nach unten 2–4 cun tief; Nadel so lange stimulieren, bis ein De-Qi in Richtung Penis entsteht.

Behandlungsdauer: 2-mal wöchentlich, 15 Behandlungen als eine Periode

13.5 Harninkontinenz

13.5.1 Typbezogene Therapie

Bei dieser Krankheit werden keine einzelnen Typen unterschieden.

Krankheitsbild

Die Harninkontinenz wird durch Schwäche oder Disharmonie von Niere, Blase oder Milz hervorgerufen. Es sind vor allem ältere, sehr adipöse Menschen sowie Frauen nach mehreren Geburten betroffen.

Puls: Nicht spezifisch

Zunge: Nicht spezifisch

Therapie

Behandlungsprinzip: Niere und Blase stärken

Methode: Neutral

Rezeptur:
- *Shenshu* Bl 23
- *Pangguangshu* Bl 28
- *Guanyuan* KG 4
- *Sanyinjiao* Mi 6

Nebenpunkte:
- Bei Nieren-Schwäche zusätzlich: *Taixi* Ni 3 und *Qihai* KG 6
- Bei Nieren-, Blasen- und Milz-Disharmonie zusätzlich: *Yinlingquan* MP 9 und *Zusanli* Ma 36

Besondere Techniken: *Guanyuan* KG 4: Stichrichtung schräg nach unten; das De-Qi-Gefühl soll in Scheide oder Hoden ziehen.

Behandlungsdauer: 3-mal wöchentlich, 10 Behandlungen als eine Periode

13.5.2 Weitere Therapiemethoden

Ohrakupunktur

Rezeptur:
- Niere
- Blase
- Subkortex
- Gehirn
- Harnröhre

Behandlungsdauer: 3-mal wöchentlich, 10 Behandlungen als eine Periode

Bemerkungen: Wenn sich die Beschwerden gebessert haben, wird nur noch 1-mal wöchentlich für ca. 5 Wochen behandelt.

Moxatherapie

Rezeptur:
- *Guanyuan* KG 4
- *Sanyinjiao* Mi 6
- *Shenshu* Bl 23

Behandlungsdauer: 1- bis 2-mal täglich, 15 Behandlungen als eine Periode

Bemerkungen: Jeder Punkt soll 10–15 Minuten lang behandelt werden.

Akupunkturinjektion

Rezeptur:
- *Shenshu* Bl 23
- *Pangguangshu* Bl 28
- *Guanyuan* KG 4
- *Sanyinjiao* Mi 6

Besondere Techniken: Je Punkt 0,5–1 ml AP IV injizieren

Behandlungsdauer: 3-mal wöchentlich, 6–10 Behandlungen als eine Periode

13.6 Harnentleerungsstörungen

13.6.1 Typbezogene Therapie

Typ: Nieren-Qi-Mangel

Krankheitsbild

Der Patient kann den Urin nur tropfenweise ablassen. Der Patient ist zu kraftlos, Wasser zu lassen, hat ein blasses Gesicht und ist erschöpft. Knie und Kreuz sind kraftlos.

Puls: Tief, fadenförmig, kraftlos (Nierenpuls)

Zunge: Blasshelle Zungenfarbe

Therapie

Behandlungsprinzip: Nieren-Qi anregen

Methode: Tonisierend

Rezeptur:
- *Shenshu* Bl 23
- *Weizhong* Bl 40
- *Qihai* KG 6
- *Zusanli* Ma 36
- *Mingmen* LG 4

Nebenpunkte: Am Unterbauch zusätzlich Moxa anwenden

Besondere Techniken: *Qihai* KG 6: während der Akupunktur kann Moxa aufgesetzt werden

Behandlungsdauer: 1-mal täglich, 10 Behandlungen als eine Periode

Typ: Nässe und Hitze im unteren Erwärmer

Krankheitsbild

Der Patient klagt über Blähungen im Unterbauch und hat viel Durst. Er hat Schwierigkeiten und ein brennendes Gefühl beim Wasserlassen.

Puls: Schnell

Zunge: Rote Zungenfarbe, brauner Zungenbelag

Therapie

Behandlungsprinzip: Nässe und Hitze ableiten, Ausscheidung fördern

Methode: Sedierend

Rezeptur:
- *Sanyinjiao* Mi 6
- *Yinlingquan* Mi 9
- *Guanyuan* KG 4
- *Pangguangshu* Bl 28
- *Weizhong* Bl 40

Besondere Techniken: *Guanyuan* KG 4: senkrecht bis 2 cm tief stechen

Behandlungsdauer: 1-mal täglich, 10 Behandlungen als eine Periode

Störung nach Operation oder Verletzung im Abdomen

Krankheitsbild

Der Patient kann den Urin nicht kontrolliert und in kontinuierlichem Strahl ablassen.

Puls: Nicht spezifisch

Zunge: Nicht spezifisch

Therapie

Methode: Neutral

Rezeptur:
- *Guanyuan* KG 4
- *Sanyinjiao* Mi 6

Nebenpunkte:
- Bei Blähungen zusätzlich: *Zusanli* Ma 36 und *Qihai* KG 6
- Am Unterbauch zusätzlich Moxa anwenden

Behandlungsdauer: 3- bis 4-mal täglich, 3–5 Behandlungen als eine Periode

13.6.2 Weitere Therapiemethoden

Ohrakupunktur

Rezeptur:
- Niere
- Blase
- Sympathikus
- äußere Genitalien

Nebenpunkte:
- Bei Typ „Nässe und Hitze“ zusätzlich: Dreifacher Erwärmer/Gallenblase/Milz
- Nach Verletzung zusätzlich: Ohrspitze bluten lassen und Harnröhre

Behandlungsdauer: 1- bis 2-mal täglich, 10 Behandlungen als eine Periode

Moxatherapie

Rezeptur:
- *Guanyuan* KG 4
- *Sanyinjiao* Mi 6
- *Shenshu* Bl 23

Behandlungsdauer: 2-mal täglich, 10 Behandlungen als eine Periode, jeden Punkt 10–15 Minuten lang behandeln

Akupunkturinjektion

Rezeptur:
- *Guanyuan* KG 4
- *Zusanli* Ma 36
- *Pangguangshu* Bl 23

Besondere Techniken: Je Punkt 0,5–1 ml AP IV injizieren

Behandlungsdauer: 3- bis 5-mal wöchentlich, 10 Behandlungen als eine Periode

13.7 Ödeme

Typ: Qi-Mangel von Milz und Magen

Krankheitsbild

Die Ödeme treten hauptsächlich im Gesicht und an den Extremitäten auf. Sie sind nicht stetig, sondern verschwinden zeitweilig und treten unvorhersehbar erneut auf. Der Patient ist appetitlos, müde und kurzatmig, sein Stuhl hat eine breiige Konsistenz.

Puls: Langsam und kraftlos

Zunge: Blasshelle Zungenfarbe, weißer Zungenbelag

Therapie

Behandlungsprinzip: Milz stärken

Methode: Tonisierend

Rezeptur:

- *Shenshu* Bl 23
- *Xinshu* Bl 15
- *Feishu* Bl 13
- *Qihai* KG 6
- *Guanyuan* KG 4
- *Zusanli* Ma 36
- *Tianshu* Ma 25
- *Sanyinjiao* Mi 6
- *Baihui* LG 20

Nebenpunkte: Bei Blähungen zusätzlich: *Zhongwan* KG 12 – mit Moxibustion

Besondere Techniken:

- *Qihai* KG 6: Stichrichtung schräg nach unten, ca. 3 cm tief
- Bei *Shenshu* Bl 23 und *Xinshu* Bl 15 und *Feishu* Bl 13: zusätzlich Moxa anwenden

Behandlungsdauer: 2- bis 3-mal wöchentlich, 10–15 Behandlungen als eine Periode

13

Bemerkungen

Ein Rückgang der Ödeme ist nach 5–6 Behandlungen zu erwarten.

Typ: Yang-Schwäche von Milz und Niere

Krankheitsbild

Auffällig sind Schwellungen der Augenlider und Ödembildungen am gesamten Körper, besonders an Beinen und Füßen. Bei Druck auf die Ödemstellen bleiben Mulden im Gewebe. Der Patient verspürt ein Völlegefühl, Druck im Magen und wenig Appetit. Er kann nur wenig Wasser lassen, und sein Stuhl hat eine breiige Konsistenz. Müdigkeit, ein blasses Gesicht und kalte Extremitäten gehören ebenfalls zum Krankheitsbild.

Puls: Tief und langsam

Zunge: Blasshelle Zungenfarbe, weißer, glatter Belag

Therapie

Behandlungsprinzip: Milz- und Nieren-Yang stärken

Methode: Tonisierend

Rezeptur:
- *Shenshu* Bl 23
- *Taixi* Ni 3
- *Qihai* KG 6
- *Guanyuan* KG 4
- *Zusanli* Ma 36
- *Sanyinjiao* Mi 6

Nebenpunkte: Bei Durchfall zusätzlich: *Tianshu* Ma 25 und auf dem Nabel Moxa anwenden

Besondere Techniken:
- *Guanyuan* KG 4 und *Qihai* KG 6 und *Shenshu* Bl 23: zusätzlich Moxa anwenden
- Die Fußsohle kann zusätzlich mit Moxa behandelt werden

Behandlungsdauer: 2-mal wöchentlich, 10 Behandlungen als eine Periode

Moxatherapie

Rezeptur:
- *Feishu* Bl 13
- *Xinshu* Bl 15
- *Shenshu* Bl 23
- *Guanyuan* KG 4
- *Qihai* KG 6
- *Zusanli* Ma 36
- *Sanyinjiao* Mi 6
- Fußsohle

Behandlungsdauer: 1- bis 2-mal täglich, 10 Behandlungen als eine Periode

13.8 Zystitis

Typ: Fülle

Krankheitsbild

Der Patient klagt über starkes Brennen oder Schmerzen beim Wasserlassen, ständigen Harndrang und häufiges Wasserlassen. Der Urin ist oft trübe oder mit Blut vermischt. Außerdem können Fieber und Angst vor Kälte bestehen.

Puls: Schnell und völlig

Zunge: Rote Zungenfarbe, gelber Zungenbelag

Therapie

Behandlungsprinzip: Nässe und Hitze ableiten

Methode: Sedierend

Rezeptur:
- *Pangguangshu* Bl 28
- *Shenshu* Bl 23
- *Yinlingquan* Mi 9

- *Rangu* Ni 2
- *Tianshu* Ma 25
- *Guanyuan* KG 4
- *Neiting* Ma 44

Nebenpunkte:

- Bei Fieber zusätzlich: *Quchi* Di 11
- Bei Unterbauchschmerzen zusätzlich: *Taichong* Le 3
- Bei Übelkeit und schlechtem Appetit zusätzlich: *Zusanli* Ma 36
- Bei blutigem Urin zusätzlich: *Xuehai* Mi 10

Besondere Techniken:

- Die Nadeln 30 Minuten lang belassen und alle 10 Minuten kräftig stimulieren.
- Im akuten Stadium zusätzlich Moxa am Konzeptionsgefäß des Unterleibs anwenden.

Behandlungsdauer: 1-mal täglich, 7 Behandlungen als eine Periode

Typ: Leere

Krankheitsbild

Häufiges Wasserlassen und Schmerzen beim Wasserlassen gehen mit einer stark gereizten Blase einher. Der Patient fühlt sich sehr müde und klagt über Harnträufeln nach dem Wasserlassen.

Puls: Tief und fadenförmig oder schnell und fadenförmig

Zunge: Blasshelle Zungenfarbe, wenig Zungenbelag, teilweise leicht gelber Zungenbelag

Therapie

Behandlungsprinzip: Nieren-Yang stärken

Methode: Neutral

Rezeptur:

- *Guanyuan* KG 4
- *Qihai* KG 6
- *Shenshu* Bl 23
- *Sanyinjiao* Mi 6
- *Tianshu* Ma 25
- *Pangguangshu* Bl 28

Nebenpunkte: Bei blutigem Urin zusätzlich: *Xuehai* Mi 10

Besondere Techniken: Bei Verschlechterung der Beschwerden nach körperlicher Anstrengung zusätzlich: am gesamten Unterleib Moxa anwenden.

Behandlungsdauer: 2-mal wöchentlich, 10 Behandlungen als eine Periode

14 Dermatologische Erkrankungen

14.1 Akne

14.1.1 Typbezogene Therapie

Typ: Magen- und Lungen-Hitze

Krankheitsbild

Die Aknepusteln befinden sich vorwiegend im Gesicht auf Stirn und Wangen, manchmal auch ausgeprägt auf dem Rücken. Das Gesicht ist fettig und glänzend, die Pusteln sind rot und meist mit Eiter gefüllt. Der Patient klagt über Durstgefühl, trockenen Stuhlgang und braunen Urin.

Puls: Schnell, schlüpfrig

Zunge: Rote Zungenfarbe, dünner, brauner Zungenbelag

Therapie

Behandlungsprinzip: Magen- und Lungen-Hitze ableiten und abführen

Methode: Sedierend

Rezeptur:
- *Hegu* Di 4
- *Quchi* Di 11
- *Zusanli* Ma 36
- *Feishu* Bl 13
- *Waiguan* 3E 5

Besondere Techniken:
- *Hegu* Di 4 und *Quchi* Di 11: senkrecht 1–2 cm tief
- *Feishu* Bl 13: Stichrichtung schräg zum Wirbelkörper 1–1,5 cm
- *Feishu* Bl 13: kann auch blutig geschröpft werden
- Ohrspitze: bluten lassen

Behandlungsdauer: 2- bis 3-mal wöchentlich, 10–15 Behandlungen als eine Periode

Typ: Qi- und Blut-Stauung

Krankheitsbild

Die Aknepusteln sind dunkelrot, die Flecken der Pusteln bleiben sehr lange sichtbar, sodass auch das Gesicht etwas dunkelrot erscheint. Bei Frauen besteht häufig zugleich eine Zyklusstörung. Dann klagt die Patientin über Unterleibschmerzen während der Periode, ihr Menstruationsblut ist dunkelrot und verklumpt, die Akne wird während der Periode schlimmer.

Puls: Tief, fadenförmig und rau

Zunge: Dunkelrote oder blaue Zungenfarbe, manchmal mit blauen (zyanotischen) Flecken

Therapie

Behandlungsprinzip: Blut aktivieren, Qi-Blockade ableiten

Methode: Neutral

Rezeptur:
- *Fengchi* Gb 20
- *Sanyinjiao* Mi 6
- *Xuehai* Mi 10
- *Taichong* Le 3
- *Dazhui* LG 14

Besondere Techniken:
- *Fengchi* Gb 20: Stichrichtung zur Nasenspitze, 1,5–2 cm tief
- *Xuehai* Mi 10: senkrecht stechen, 1,5–2 cm tief
- *Dazhui* LG 14: bluten lassen

Behandlungsdauer: 2-mal wöchentlich, 10–15 Behandlungen als eine Periode

Typ: Schleim-Stauung unter der Haut

Krankheitsbild

Die Aknepusteln befinden sich vorwiegend an Wangen und Unterkiefer. Sie heilen ab, treten aber sehr rasch wieder auf. Sie erscheinen wie sojabohnenförmige Knoten unter der Haut.

Puls: Schlüpfrig

Zunge: Blasshelle Zungenfarbe, glatter, schmieriger Zungenbelag

Therapie

Behandlungsprinzip: Schleim auflösen, Hitze ableiten

Methode: Sedierend

Rezeptur:
- *Fenglong* Ma 40
- *Neiting* Ma 44
- *Dazhui* LG 14
- *Feishu* Bl 13
- *Xuehai* Mi 10
- *Taichong* Le 3

Besondere Techniken:
- *Feishu* Bl 13: Stichrichtung schräg zum Wirbelkörper, 1–1,5 cm
- *Dazhui* LG 14: Stichrichtung schräg nach oben, 1–1,5 cm

Behandlungsdauer: 2-mal wöchentlich, 15 Behandlungen als eine Periode

14.1.2 Weitere Therapiemethoden: Ohrakupunktur

Rezeptur:
- Lunge
- Endokrinium
- *Shenmen*
- Sympathikus
- Subkortex
- Bereich: Gesicht/Wange

Nebenpunkte:
- Dickdarm/Magen
- Bei Juckreiz zusätzlich: Ohrspitze bluten lassen

Behandlungsdauer: 2-mal wöchentlich, 15 Behandlungen als eine Periode

Bemerkungen: Für jede Behandlung 5–6 Punkte auswählen und die Nadeln 20–30 Minuten lang belassen

> Der Patient soll fettes und scharfes Essen meiden, keinen Alkohol trinken und nicht rauchen. Es ist auf regelmäßigen, geformten Stuhlgang zu achten.

14.2 Ekzeme

Typ: Nässe und Hitze im Inneren

Krankheitsbild

Bei diesem Typ handelt es sich meist um eine akute Verlaufsform. Der Patient verspürt einen trockenen Mund, ist sehr unruhig und leidet unter starkem Juckreiz. Die Ausscheidungen zeigen typische Hitzezeichen, deshalb ist der Stuhlgang sehr hart und der Urin gelb und dunkel.

Puls: Saitenförmig, schlüpfrig, schnell

Zunge: Roter Zungenkörper, gelber oder weißer Zungenbelag

Therapie

Behandlungsprinzip: Nässe und Hitze ableiten

Methode: Sedierend

Rezeptur:
- *Dazhui* LG 14
- *Quchi* Di 11
- *Fenglong* Ma 40
- *Weizhong* Bl 40
- *Yinlingquan* Mi 9
- *Xuehai* Mi 10

Nebenpunkte: An den Hauterscheinungen können zusätzlich Nadeln eingestochen werden

Behandlungsdauer: 2-mal wöchentlich, 10–15 Behandlungen als eine Periode

Typ: Nässe wegen Milz-Schwäche

Krankheitsbild

Bei diesem Typ handelt es sich meist um eine chronische Verlaufsform. Der Patient leidet unter Appetitlosigkeit und Völlegefühl im Magen, sein Stuhlgang ist breiig.

Puls: Schlüpfrig oder tief, langsam

Zunge: Zungenkörper mit Zahneindrücken, weißer, schmieriger Zungenbelag

Therapie

Behandlungsprinzip: Nässe beseitigen und entwässern, Schleim auflösen

Methode: Sedierend

Rezeptur:
- *Yinlingquan* MP 9
- *Dazhui* LG 14

- *Quchi* Di 11
- *Fenglong* Ma 40
- *Zusanli* Ma 36
- *Tianshu* Ma 25
- *Zhongwan* KG 12

Besondere Techniken:

- *Dazhui* LG14, schräg nach oben stechen
- *Yinlingquan* Mi 9, neutral stechen
- *Quchi* Di 11, neutral stechen
- *Fenglong* Ma 40, neutral stechen
- *Zusanli* Ma 36, neutral stechen
- *Zhongwan* KG 12, neutral stechen

Behandlungsdauer: 2-mal wöchentlich, 15 Behandlungen als eine Periode

Typ: Blut-Schwäche wegen Wind-Trockenheit

Krankheitsbild

Es handelt sich meist um trockene, chronische Ekzeme. Der Patient ist sehr unruhig und hat vor allem nachts sehr starken Juckreiz. Er klagt über Müdigkeit und Schwindel.

Puls: Fadenförmig

Zunge: Hellroter Zungenkörper, wenig Zungenbelag

Therapie

Behandlungsprinzip: Blut nähren und Wind beseitigen

Methode:

- Tonisierend: *Sanyinjao* Mi 6 und *Qihai* KG 6
- Sedierend: *Hegu* Di 4 und *Quchi* Di 11

Rezeptur:

- *Sanyinjao* Mi 6
- *Xuehai* Mi 10
- *Hegu* Di 4
- *Quchi* Di 11
- *Fengchi* Gb 20
- *Taixi* Ni 3
- *Qihai* KG 6
- *Shenmen* He 7

Behandlungsdauer: 3-mal wöchentlich, 10 Behandlungen als eine Periode

> Ekzempatienten sollten während der Behandlung kein scharfes Essen, kein Lammfleisch und kein Rindfleisch zu sich nehmen!

14.3 Psoriasis und Neurodermitis

14.3.1 Typbezogene Therapie

Typ: Wind-Blut-Hitze

Krankheitsbild

Der Patient erkrankt plötzlich, die Symptomatik entwickelt sich rasch. Die Hauterscheinungen treten als rote Flecken und Pünktchen auf und sind von starkem Juckreiz begleitet. Der Patient klagt über starken Durst und Hitzeempfindlichkeit. Im Sommer ist das Krankheitsbild besonders ausgeprägt.

Puls: Schnell, schlüpfrig, völlig

Zunge: Weißer oder dünngelber Zungenbelag, rote Zungenfarbe

Therapie

Behandlungsprinzip: Blut-Hitze abkühlen, Wind zerstreuen

Methode: Sedierend

Rezeptur:
- *Quchi* Di 11
- *Dazhui* LG 14
- *Xuehai* Mi 10
- *Fengchi* Gb 20

Nebenpunkte:
- Bei besonders starkem Juckreiz zusätzlich: *Shenmen* He 7
- Bei zahlreichen blutigen Stellen und Petechien zusätzlich: *Dazhui* LG 14 und Ohrspitze, bluten lassen

Besondere Techniken:
- *Fengchi* Gb 20: Stichrichtung zur Nasenspitze
- *Quchi* Di 11: bluten lassen oder mit Nadel akupunktieren

Behandlungsdauer: 2- bis 3-mal wöchentlich, 15 Behandlungen als eine Periode

Typ: Trockene Blut-Schwäche (Yin-Schwäche)

Krankheitsbild

Der Patient kommt mit einer langen Krankengeschichte, seine Krankheit nimmt einen chronischen Verlauf. Die Hauterscheinungen sind dunkel, oft mit trockenen Schuppen bedeckt und manchmal pilzähnlich. Der Kranke klagt über sehr starken Juckreiz, Schwindel und Erschöpfung.

Puls: Fadenförmig

Zunge: Nur wenig Zungenbelag

Therapie

Behandlungsprinzip: Yin nähren, Trockenheit beseitigen

Methode: Unterschiedlich, je nach Punkt

Rezeptur:
- *Sanyinjiao* Mi 6
- *Xuehai* Mi 10
- *Quchi* Di 11

- *Dazhui* LG 14
- *Huatuojiaji*-Punkte Ex-B 2

Nebenpunkte:

- Bei Kraftlosigkeit zusätzlich: *Zusanli* Ma 36 und *Qihai* KG 6
- Bei Schlaflosigkeit zusätzlich: *Shenmen* He 7

Besondere Techniken:

- *Xuehai* Mi 10: neutral stechen
- *Sanyinjiao* Mi 6 und *Zusanli* Ma 36 und *Qihai* KG 6: tonisierend
- *Quchi* Di 11 und *Dazhui* LG 14: sedierend
- *Huatuojiaji*-Punkte Ex-B 2 im Bereich der BWS: Stichrichtung zum Wirbelkörper 1–2 cun tief
- *Huatuojiaji*-Punkte Ex-B 2 im Bereich der LWS: senkrecht 2–3 cun tief

Behandlungsdauer: 2- bis 3-mal wöchentlich, 15 Behandlungen als eine Periode

Typ: Nässe und Hitze

Krankheitsbild

Die erkrankten Stellen befinden sich meist im Achsel- und Leistenbereich. Die Hauterscheinungen sind feucht, es tritt Flüssigkeit aus, und oft finden sich kleine Eiterherde. Der Patient klagt über starken Juckreiz, seine Beschwerden werden bei feuchter Witterung oder Regenwetter schlimmer. Begleitend bestehen oft allgemeine Schwäche, Appetitlosigkeit und Gelenkschmerzen.

Puls: Rollend

Zunge: Gelber oder gelber schmieriger Zungenbelag, rote Zungenfarbe

Therapie

Behandlungsprinzip: Nässe trocknen, Hitze ableiten

Methode: Sedierend

Rezeptur:

- *Hegu* Di 4
- *Quchi* Di 11
- *Yinlingquan* Mi 9
- *Xuehai* Mi 10
- *Weizhong* Bl 40
- *Dazhui* LG 14

Nebenpunkte: Bei Appetitlosigkeit: zusätzlich *Zhongwan* KG 12 und *Tianshu* Ma 25

Besondere Techniken: *Weizhong* Bl 40: senkrecht 1–3 cun tief

Behandlungsdauer: 2-mal wöchentlich, 15 Behandlungen als eine Periode

14.3.2 Weitere Therapiemethoden

Ohrakupunktur

Rezeptur:

- Lunge
- Endokrinium
- *Shenmen*
- Leber

- Milz
- Nebenniere

Besondere Techniken:
- Behandlung mit Nadeln: Nadeln 60 Minuten lang belassen
- Behandlung mit Samenkörnern: Körner immer nur auf einem Ohr aufkleben, bei jeder Behandlung das Ohr wechseln

Behandlungsdauer: 2-mal wöchentlich, 15 Behandlungen als eine Periode

Pflaumennadel

Rezeptur: Huatuojiaji-Punkte Ex-B 2

Besondere Techniken: Huatuojiaji-Punkte Ex-B 2: von Höhe *Dazhui* LG 14 bis zum Steißbein mit Pflaumennadel klopfen, bis ein wenig Blut austritt.

Behandlungsdauer: 2-mal wöchentlich, 10 Behandlungen als eine Periode

Moxatherapie

- Moxakegel: auf die erkrankte Stelle Knoblauchscheibe legen und Moxakegel aufsetzen; an jeder Stelle 5–10 Kegel abbrennen
- Moxazigarre: über der erkrankten Stelle jeweils ca. 5 Minuten lang anwenden

> Patienten mit Psoriasis oder Neurodermitis sollten keine scharfen Speisen essen (z. B. Pfeffer, Peperoni oder Chilisoße). Verboten sind außerdem Schaffleisch, Lammfleisch und Seefisch.

14.4 Herpes zoster

14.4.1 Typbezogene Therapie

Typ: Gestaute Hitze in der Leber-Leitbahn

Krankheitsbild

Die erkrankten Stellen sind stark gerötet, man findet mit Flüssigkeit gefüllte Bläschen. Der Patient leidet unter starken brennenden und stechenden Schmerzen. Das Ausbreitungsgebiet erstreckt sich meist gürtelförmig entlang der Rippenbögen. Der Patient spürt einen bitteren Zungengeschmack, trockenen Hals, Unruhe und starke Gereiztheit, er bevorzugt kalte Getränke und hat keinen Appetit. Der Stuhlgang ist trocken, der Urin bräunlich.

Puls: Schnell, saitenförmig

Zunge: Rote Zungenfarbe, dünner oder dicker, gelber Zungenbelag

Therapie

Behandlungsprinzip: Leber-Hitze ableiten, Schmerzen lindern

Methode: Sedierend

Rezeptur:
- *Taichong* Le 3
- *Qimen* Le 14
- *Riyue* Gb 24

- *Yanglingquan* Gb 34
- *Hegu* Di 4
- *Neiguan* Pe 6

Nebenpunkte:
- Bei trockenem Stuhlgang zusätzlich: *Waiguan* 3E 5
- Bei Schlaflosigkeit zusätzlich: *Shenmen* He 7 und *Baihui* LG 20
- Bei starken Schmerzen zusätzlich: *Xuanzhong* Gb 39

Besondere Techniken: *Qimen* Le 14: Stichrichtung flach nach lateral; alternativ: blutig schröpfen

Behandlungsdauer: 3-mal wöchentlich, 6–10 Behandlungen als eine Periode

Typ: Nässe und Hitze in der Milz-Leitbahn

Krankheitsbild

Die erkrankten Stellen sind hellrot, aber im Gegensatz zum erstgenannten Typ sind die Bläschen nicht gefüllt und die Schmerzen weniger ausgeprägt. Der Patient will nichts trinken und hat wenig Appetit.

Puls: Schnell, schlüpfrig

Zunge: Gelber schmieriger Zungenbelag, hellrote Zungenfarbe

Therapie

Behandlungsprinzip: Nässe beseitigen, Hitze ableiten, Blut und Qi aktivieren

Methode: Sedierend

Rezeptur:
- *Sanyinjiao* Mi 6
- *Yinlingquan* Mi 9
- *Zusanli* Ma 36
- *Neiting* Ma 44
- *Waiguan* 3E 5

Nebenpunkte: Bei Fieber zusätzlich: *Hegu* Di 4 und *Dazhui* LG 14

Besondere Techniken: *Dazhui* LG 14: blutig schröpfen

Behandlungsdauer: 2-mal wöchentlich, 10 Behandlungen als eine Periode

Bemerkungen

Um den Bereich der Hauterscheinungen kann zusätzlich akupunktiert werden, die Stichrichtung ist zentral nach innen. Auch kann mit einem Schröpfglas zunächst die Flüssigkeit aus den Bläschen gesaugt und dann die Stelle ca. 1 Minute lang mit Moxa behandelt werden.

14.4.2 Weitere Therapiemethoden

Ohrakupunktur

Rezeptur:
- Niere
- Blase
- Subkortex
- Gehirn
- Harnröhre

Besondere Techniken: Zuerst an einem Ohr mit Nadeln akupunktieren und sie 30–60 Minuten lang belassen; anschließend am zweiten Ohr Samenkörner aufkleben

Behandlungsdauer: 2-mal wöchentlich, 10 Behandlungen als eine Periode; anschließend und nach Eintritt einer Besserung 1-mal wöchentlich, 10 Behandlungen als eine Periode

Moxatherapie

Rezeptur:
- *Guanyuan* KG 4
- *Qihai* KG 6
- *Sanyinjiao* Mi 6
- *Shenshu* Bl 23

Besondere Techniken: Auf diese Punkte während der Akupunktur Moxa geben; die Punkte *Guanyuan* KG 4 und *Qihai* KG 6 am besten täglich behandeln.

Akupunkturinjektion

Rezeptur:
- *Shenshu* Bl 23
- *Pangguangshu* Bl 28
- *Guanyuan* KG 4
- *Qihai* KG 6

Besondere Techniken: In jeden Punkt 0,3–0,5 ml AP IV injizieren

Behandlungsdauer: 3-mal wöchentlich, 10 Behandlungen als eine Periode

Bemerkungen: Bei alten oder schwachen Patienten sehr vorsichtig und langsam injizieren.

14.5 Haarausfall

Typ: Schwäche

Krankheitsbild

Bei diesem Typ kommt es meist zu kreisrundem Haarausfall in begrenzten Bereichen. Die Haare sind spröde, der Patient klagt über Müdigkeit und kraftlose Knie.

Puls: Tief, kraftlos

Zunge: Wenig blassheller Zungenbelag

Therapie

Behandlungsprinzip: Niere nähren

Methode: Tonisierend

Rezeptur:
- *Xinshu* Bl 15
- *Shenshu* Bl 23
- *Zusanli* Ma 36
- *Taixi* Ni 3
- *Sanyinjiao* Mi 6
- kahle Stellen

Nebenpunkte:
- Bei Schlaflosigkeit und Herzklopfen zusätzlich: *Shenmen* He 7
- Bei Schwindel zusätzlich: *Baihui* LG 20

Besondere Techniken: Kahle Stellen mit Pflaumennadel leicht beklopfen, bis etwas Blut austritt, anschließend mit Moxa behandeln

Behandlungsdauer: 2-mal wöchentlich, 15 Behandlungen als eine Periode

Typ: Fülle

Krankheitsbild

Bei diesem Typ tritt der Haarausfall meist am ganzen Kopf oder in einem bestimmten Areal auf.

Puls: Schnell, schlüpfrig, geigenbogenförmig

Zunge: Rote Zungenfarbe, gelber schmieriger Zungenbelag

Therapie

Behandlungsprinzip: Herz- und Lungen-Hitze ableiten

Methode: Sedierend

Rezeptur:
- *Fengchi* Gb 20
- *Xuehai* Mi 10
- *Taichong* Le 3
- *Neiguan* Pe 6
- *Waiguan* 3E 5
- kahle Stellen

Nebenpunkte:
- Bei Kopfschmerzen und Schlafstörungen zusätzlich: *Taiyang* Ex-HN 5 und *Shenmen* He 7
- Bei Kopfhautjucken zusätzlich: *Dazhui* LG 14
- Bei Brustbeklemmung zusätzlich: *Shanzhong* KG 17 und *Neiguan* Pe 6

Besondere Techniken: Kahle Stellen mit Dreikantnadel blutig stechen oder mit Pflaumennadel klopfen, bis Blut austritt

Behandlungsdauer: 2- bis 3-mal wöchentlich, 7 Behandlungen als eine Periode; dann 1 Woche pausieren und noch 2 weitere Perioden anschließen

Bemerkungen

Der Patient soll sich täglich 2-mal die Kopfhaut massieren.

14

> Eine weitere Erfahrungsrezeptur bei Haarausfall: *Baihui* LG 20/*Touwei* Ma 8/Haarwuchspunkt (Mittelpunkt zwischen Gb 20 und LG 15)/*Sishencong* Ex-HN 1/*Taiyang* Ex-HN 5/*Fengchi* Gb 20. Diese Punkte alle 2 Tage einmal behandeln, 10 Behandlungen als eine Periode.

14.6 Mykose an Hand oder Fuß

Typ: Nässe-Hitze-Wind

Puls: Nicht spezifisch

Zunge: Nicht spezifisch

Behandlungsprinzip: Nässe und Hitze ableiten, entgiften

Methode: Sedierend, tonisierend

Rezeptur:
- *Neiguan* Pe 6
- *Hegu* Di 4
- *Sanyinjao* Mi 6
- *Zusanli* Ma 36
- *Taixi* Ni 3

Nebenpunkte:
- Bei Mykose an der Hand zusätzlich: *Baxie* Ex-UE 9
- Bei Mykose am Fuß zusätzlich: *Kunlun* Bl 60 und *Bafeng* Ex-LE 10

Besondere Techniken:
- *Neiguan* Pe 6 und *Hegu* Di 4: sedierend
- *Sanyinjao* Mi 6, *Zusanli* Ma 36 und *Taixi* Ni 3: tonisierend
- Erkrankte Stellen können zusätzlich mit Moxa behandelt werden
- *Baxie* Ex-UE 9 und *Bafeng* Ex-LE 10: diese Stellen bluten lassen

Behandlungsdauer: 2-mal wöchentlich, 5–15 Behandlungen als eine Periode

15 HNO-Erkrankungen, Erkrankungen der Zähne, Augenerkrankungen

15.1 Schwerhörigkeit und Tinnitus

15.1.1 Typbezogene Therapie

Typ: Fülle

Krankheitsbild

Die Ohrgeräusche treten plötzlich auf, sie werden als sehr laut empfunden und verstärken sich bei Ärger und Zorn. Der Patient klagt über Kopfschmerzen und hat gerötete Augen, ihm ist schwindlig, er ist reizbar und hat Schlafstörungen. Sein Hals ist trocken, er hat einen bitteren Geschmack im Mund, trockenen Stuhlgang und braunen Urin.

Puls: Saitenförmig, schlüpfrig und schnell

Zunge: Rote Zungenfarbe, brauner, manchmal schmieriger Zungenbelag

Therapie

Behandlungsprinzip: Leber- und Gallen-Hitze ableiten

Methode: Sedierend

Rezeptur:
- *Zhongzhu* 3E 3
- Yifeng 3E 17
- *Tinggong* Dü 19
- *Taichong* Le 3
- *Yanglingquan* Gb 34

Besondere Techniken: Yifeng 3E 17 und *Tinggong* Dü 19: bei geöffnetem Mund senkrecht stechen

Behandlungsdauer: 4- bis 5-mal wöchentlich, 10 Behandlungen als eine Periode

Bemerkungen

Der Patient soll sehr viel Wasser trinken.

Typ: Leere

Krankheitsbild

Die Beschwerden sind chronisch, und der Patient erzählt eine lange Krankengeschichte. Das Geräusch wird als leise empfunden und ist ständig vorhanden. Nach dem Geschlechtsverkehr wird das Geräusch störender wahrgenommen. Weiter bestehen Schwindel, Augenflimmern, Herzrasen und Schlafstörungen.

Puls: Tief und kraftlos

Zunge: Blasshelle Zungenfarbe, dünner, weißer Zungenbelag

Therapie

Behandlungsprinzip: Niere und Milz anregen

Methode: Tonisierend

Rezeptur:
- *Guanyuan* KG 4
- *Taixi* Ni 3
- *Sanyinjiao* Mi 6
- *Tinggong* Dü 19
- *Shenshu* Bl 23

Nebenpunkte:
- Bei kalten Händen und Füßen zusätzlich: *Qihai* KG 6 und *Mingmen* LG 4
- Bei Appetitlosigkeit zusätzlich: *Tianshu* Ma 25 und *Zhongwan* KG 12

Behandlungsdauer: 3-mal wöchentlich, 15 Behandlungen als eine Periode

15.1.2 Weitere Therapiemethoden: Ohrakupunktur

Rezeptur:
- Leber
- Gallenblase
- *Shenmen*
- Subkortex
- Herz
- Nebenniere
- Innenohr
- Niere
- Dreifacher Erwärmer

Nebenpunkte: Bei Typ „Fülle" zusätzlich: Ohrspitze bluten lassen

Behandlungsdauer: 2-mal wöchentlich, 10–15 Behandlungen als eine Periode

Bemerkungen: Je Behandlung 3–5 Punkte auswählen.

15.2 Schwindel und Morbus Meniere

15.2.1 Typbezogene Therapie

Typ: Milz-Qi-Mangel

Krankheitsbild

Der Patient klagt über gelegentlichen Schwindel, der sich bei Ermüdung verstärkt. Er hat Herzrasen und Ohrensausen, ist unruhig und erschöpft. Typisch sind weiter Kurzatmigkeit, blasses Gesicht, schlechter Appetit, Blähungen und breiiger Stuhlgang.

Puls: Fadenförmig, langsam, kraftlos

Zunge: Blasshelle Zungenfarbe, dünner, weißer Zungenbelag

Therapie

Behandlungsprinzip: Milz-Qi stärken

Methode: Tonisierend

Rezeptur:
- *Baihui* LG 20
- *Zusanli* Ma 36
- *Qihai* KG 6
- *Zhongwan* KG 12

Nebenpunkte:
- Bei Herzrasen zusätzlich: *Neiguan* Pe 6
- Bei Schlafstörungen zusätzlich: *Shenmen* He 7

Besondere Techniken: *Baihui* LG 20: Stichrichtung schräg nach vorn

Behandlungsdauer: 2-mal wöchentlich, 15 Behandlungen als eine Periode

Bemerkungen

Bei diesem Krankheits-Typ sollten die Patienten wenig Wasser trinken.

Typ: Leber-Yang-Überschuss

Krankheitsbild

Der Schwindel tritt meist nach starker Erregung oder Zorn auf, die Pupillen der Augen zittern und an den Ohren können Druckschmerzen auftreten. Der Patient hat Kopfschmerzen, ein rotes Gesicht, ist unruhig und gereizt, hat Schlafstörungen und unruhige Träume.

Puls: Dünn, schnell, gespannt

Zunge: Rote Zungenfarbe, brauner oder gelber Zungenbelag

Therapie

Behandlungsprinzip: Leber-Yang ableiten

Methode: Sedierend

Rezeptur:
- *Taixi* Ni 3
- *Taichong* Le 3
- *Sanyinjiao* Mi 6
- *Baihui* LG 20
- *Fengchi* Gb 20
- *Shenshu* Bl 23

Nebenpunkte:
- Bei Kopfschmerzen zusätzlich: *Taiyang* Ex-HN 5
- Bei Ohrensausen zusätzlich: *Tinggong* Dü 19

Besondere Techniken: *Baihui* LG 20: Stichrichtung flach nach hinten

Behandlungsdauer: 3-mal wöchentlich, 10–15 Behandlungen als eine Periode

Typ: Schleim-Blockade in Magen und Milz

Krankheitsbild

Der Patient hat ständigen Schwindel und ein Schweregefühl im Kopf. Er sieht schlecht, klagt über Brustbeklemmung, Übelkeit, Erbrechen von Schleim, ist schläfrig und hat keinen Appetit.

Puls: Kraftlos, schlüpfrig

Zunge: Blasshelle Zungenfarbe, weißer, schmieriger Zungenbelag

Therapie

Behandlungsprinzip: Schleim auflösen, Nässe trocknen

Methode: Sedierend

Rezeptur:
- *Yinlingquan* Mi 9
- *Zusanli* Ma 36
- *Fenglong* Ma 40
- *Zhongwan* KG 12
- *Shanzhong* KG 17
- *Baihui* LG 20

Nebenpunkte:
- Bei Schweregefühl im Kopf zusätzlich: *Touwei* Ma 8
- Bei Übelkeit zusätzlich: *Neiguan* Pe 6
- Bei sehr starkem Schwindel zusätzlich: *Fengchi* Gb 20 und *Yintang* Ex-HN 3

Besondere Techniken: *Yinlingquan* Mi 9: tonisierend

Behandlungsdauer: 3-mal wöchentlich, 15 Behandlungen als eine Periode

Bemerkungen

Bei diesem Krankheits-Typ sollten die Patienten wenig Wasser trinken.

15.2.2 Weitere Therapiemethoden

Ohrakupunktur

Rezeptur:
- Magen
- Niere
- Gehirnstamm
- Shenmen
- Okziput
- Innenohr
- Augen
- Milz
- Ohrspitze

Behandlungsdauer: 2-mal wöchentlich, 10 Behandlungen als eine Periode

Bemerkungen: Pro Behandlung werden 3–5 Punkte mit Nadeln akupunktiert; Ohrspitze bluten lassen.

Moxatherapie

Rezeptur:
- *Baihui* LG 20
- *Neiguan* Pe 6
- *Zhongwan* KG 12
- *Zusanli* Ma 36
- *Fenglong* Ma 40
- *Sanyinjiao* Mi 6

Behandlungsdauer: 3- bis 5-mal wöchentlich, 10 Behandlungen als eine Periode

Bemerkungen: Pro Behandlung werden 3–5 Punkte jeweils 10 Minuten lang behandelt.

Akupunkturinjektion

Rezeptur:
- *Hegu* Di 4
- *Taichong* Le 3
- *Zusanli* Ma 36
- *Fenglong* Ma 40
- *Neiguan* Pe 6
- *Sanyinjiao* Mi 6

Besondere Techniken: Je Punkt 0,5–1 ml AP VIII oder AP II injizieren

Behandlungsdauer: 3-mal wöchentlich, 10 Behandlungen als eine Periode

15.3 Reisekrankheit

15.3.1 Präventive Behandlung

Krankheitsbild

Bei entsprechenden früheren Erfahrungen behandeln wir den Reisenden 3–5 Tage vor Reiseantritt mit Akupunktur und Moxibustion.

Puls: Nicht spezifisch

Zunge: Nicht spezifisch

Therapie

Behandlungsprinzip: Magen beruhigen

Methode: Neutral

Rezeptur:
- *Neiguan* Pe 6
- *Shenmen* He 7
- *Shanzhong* KG 17
- *Baihui* LG 20

Besondere Techniken:
- *Zhongwan* KG 12: mit Moxa behandeln
- Nabel: mit Moxa behandeln
- *Qihai* KG 6: mit Moxa behandeln

Behandlungsdauer: Die Behandlung wird 1- bis 2-mal vor einer Reise durchgeführt.

15.3.2 Behandlung während des Anfalls

Krankheitsbild

Der Patient klagt über Übelkeit, Erbrechen, Schwindel oder Magenschmerzen.

Puls: Nicht spezifisch

Zunge: Nicht spezifisch

Therapie

Behandlungsprinzip: Magen und Geist harmonisieren

Methode: Falls im akuten Anfall Nadeln zur Stelle sind, wird sofort akupunktiert. Ist dies nicht der Fall, können die Punkte auch akupressiert werden.

Rezeptur:
- *Neiguan* Pe 6
- *Hegu* Di 4
- *Baihui* LG 20
- *Taiyang* Ex-HN 5

Behandlungsdauer: Eine Behandlung soll ca. 10 Minuten dauern.

15.4 Sinusitis maxillaris

15.4.1 Typbezogene Therapie

Bei diesem Krankheitsbild werden keine besonderen Typen unterschieden.

Krankheitsbild

Die Krankheit wird meist durch Wind und Kälte nach vorhergehender Hitze verursacht. Die Hitze liegt in Leber und Galle. Der Patient klagt über klopfende Schmerzen im Bereich der Nebenhöhlen, meist mit Sekretstau, eventuell auch mit Eiter und Fieber.

Puls: Nicht spezifisch

Zunge: Nicht spezifisch

Therapie

Behandlungsprinzip: Leber-, Gallen- und Magen-Hitze ableiten

Methode: Sedierend und neutral

Rezeptur:
- *Yintang* Ex-HN 3
- *Zanzhu* Bl 2
- *Feishu* Bl 13
- *Shenshu* Bl 23
- *Hegu* Di 4
- *Lieque* Lu 7

Nebenpunkte:
- Bei bitterem Geschmack im Mund zusätzlich: *Taichong* Le 3
- Bei Schwindel zusätzlich: *Fengchi* Gb 20

Besondere Techniken:
- *Feishu* Bl 13 und *Shenshu* Bl 23 neutral stechen
- *Feishu* Bl 13: Stichrichtung schräg zum Wirbelkörper
- *Lieque* Lu 7: Stichrichtung flach zum Ellbogen, 1–1,5 cun tief

Behandlungsdauer: 3-mal wöchentlich, 15 Behandlungen als eine Periode

15.4.2 Weitere Therapiemethoden: Ohrakupunktur

Rezeptur:
- Nase
- Lunge
- Stirn
- Nebennieren

- Niere
- Leber
- Galle
- Dickdarm

Behandlungsdauer: 2- bis 3-mal wöchentlich, 7–10 Behandlungen als eine Periode

Bemerkungen: Für eine Behandlung werden 3–5 Punkte ausgewählt.

15.5 Heuschnupfen (Pollinosis)

15.5.1 Typbezogene Therapie

Bei diesem Krankheitsbild werden keine besonderen Typen unterschieden.

Krankheitsbild

Saisonale allergische Rhinitis und Konjunktivitis. Niesattacken, Ödem der Nasenschleimhaut, wässrige Hypersekretion, Juckreiz an den Augen (Konjunktivitis), in ca. 30 % der Fälle mit exogen-allergischem Asthma bronchiale.

Puls: Nicht spezifisch

Zunge: Nicht spezifisch

Therapie

Behandlungsprinzip: Lungen-Hitze ausleiten, Blut-Hitze ausleiten, Blut abkühlen

Methode: Sedierend oder neutral

Rezeptur:

- *Zanzhu* Bl 2
- *Yuyao* Extrapunkt (Mitte der Augenbrauen)
- *Sibai* Ma 2
- *Yingxiang* Di 20
- *Hegu* Di 4
- *Lieque* Lu 7
- *Fenglong* Ma 40
- *Neiting* Ma 44

Nebenpunkte: Bei Asthma bronchiale zusätzlich: *Feishu* Bl 13, *Dazhui* LG 14 (Blutenlassen)

Besondere Techniken:

- *Feishu* Bl 13: Stichrichtung schräg zum Wirbelkörper, auch hier Blutenlassen möglich
- *Yingxiang* Di 20: Stichrichtung schräg in Richtung Nase, 0,5–1 cm tief, sedierend manipulieren bis Tränen in die Augen treten

Behandlungsdauer: 3-mal wöchentlich, 10 Behandlungen als eine Behandlungsperiode

15.5.2 Weitere Therapiemethoden: Ohrakupunktur

Rezeptur:

- Augen
- Nasen (innere und äußere Nase)
- Lunge
- Stirn

- Magen
- Dickdarm
- Endokrinium
- Ohrspitze
- Nebenniere (Adrenalin)

Besondere Techniken:
- Blutenlassen an der Ohrspitze (1-mal pro Woche)
- Die Behandlung mit Nadeln ist besser als die Anwendung von Samenkornklebern

Behandlungsdauer: Parallel zur Behandlung mit Körperakupunktur

15.6 Zahnschmerzen

Typ: Fülle (Magen-Hitze)

Krankheitsbild

Der Patient hat sehr starke Schmerzen, die aber nicht ständig vorhanden sind. Kälte und kühle Umschläge führen zur Besserung, Hitze und Wind verschlimmern die Beschwerden. Begleitende Kopfschmerzen sind möglich. Der Kranke hat großen Durst, Mundgeruch und sehr trockenen Stuhlgang.

Puls: Saitenförmig und schnell

Zunge: Brauner, schmieriger Zungenbelag

Therapie

Behandlungsprinzip: Magen-Hitze ableiten

Methode: Sedierend

Rezeptur:
- *Hegu* Di 4
- *Xiaguan* Ma 7
- *Touwei* Ma 8
- *Yinyxiang* Di 20
- *Neiting* Ma 44

Nebenpunkte:
- Bei Fieber zusätzlich: *Waiguan* 3E 5 und *Fengchi* Gb 20
- Bei Schmerzen der Oberkieferzähne zusätzlich: *Sibai* Ma 2 und *Taiyuan* Lu 9
- Bei Schmerzen der Unterkieferzähne zusätzlich: *Lieque* Lu 7
- Bei Kopfschmerzen zusätzlich: *Taiyang* Ex-HN 5
- Bei Nervosität und Unruhe zusätzlich: *Taichong* Le 3

Besondere Techniken: *Neiting* Ma 44: Stichrichtung schräg nach oben, ca. 1–1,5 cun tief

Behandlungsdauer: 1-mal täglich bis zur Schmerzfreiheit, ca. 3–5 Behandlungen

Typ: Leere (Yin-Schwäche)

Krankheitsbild

Der Patient klagt über „stumpfe Zahnschmerzen“. Die Schmerzattacken werden immer wieder von schmerzfreien Phasen unterbrochen. Oft berichtet der Patient auch von lockeren Zähnen, Schwindel, Augenflimmern sowie Schmerzen und Muskelkater in Rücken und Knie. Er hat Durst, will aber nichts trinken.

Puls: Fadenförmig und schnell

Zunge: Roter, zarter Zungenkörper, kein oder kaum Zungenbelag

Therapie

Behandlungsprinzip: Magen-Yin nähren, unechte Hitze abführen

Methode: Sedierend; *Shenshu* Bl 23 und *Taixi* Ni 3: tonisierend

Rezeptur:
- *Hegu* Di 4
- *Xiaguan* Ma 7
- *Taixi* Ni 3
- *Shenshu* Bl 23
- *Taichong* Le 3

Behandlungsdauer: 1- bis 3-mal täglich

15.7 Kurzsichtigkeit

15.7.1 Typbezogene Therapie

Typ: Leber- und Nieren-Yin-Schwäche

Krankheitsbild

Bei längerer Anstrengung (z. B. beim Lesen) spürt der Patient einen Druckschmerz im Auge. Er klagt über trockene Augen, Schwindel oder Ohrensausen, Kreuz und Knie sind kraftlos.

Puls: Tief und fadenförmig

Zunge: Rote Zungenfarbe, wenig Zungenbelag

Therapie

Behandlungsprinzip: Leber- und Nieren-Yin nähren

Methode: Neutral und tonisierend

Rezeptur:
- *Hegu* Di 4
- *Fengchi* Gb 20
- *Sibai* Ma 2
- *Taiyang* Ex-HN 5 (Schläfe)
- *Xuanzhong* Gb 39
- *Taixi* Ni 3
- *Sanyinjiao* Mi 6

Besondere Techniken: *Sibai* Ma 2: nicht durch Drehen oder Vogelpicken manipulieren

Behandlungsdauer: 3- bis 5-mal wöchentlich, 15 Behandlungen als eine Periode

Typ: Herz- und Nieren-Yang-Schwäche

Krankheitsbild

Der Patient leidet zumeist unter angeborener Kurzsichtigkeit. Nach längerer Anstrengung der Augen verschwimmt die Sehschärfe, und es kann zu Doppeltsehen kommen. Häufige Begleitsymptome sind kalte Hände und Füße und ein blasses Gesicht.

Puls: Tief und langsam

Zunge: Blasshelle Zungenfarbe, weißer Zungenbelag

Therapie

Behandlungsprinzip: Herz und Niere tonisieren

Methode: Tonisierend

Rezeptur:
- *Hegu* Di 4
- *Fengchi* Gb 20
- *Sibai* Ma 2
- *Taiyang* Ex-HN 5
- *Xuanzhong* Gb 39
- *Xinshu* Bl 15
- *Shenshu* Bl 23
- *Mingmen* LG 4
- *Taixi* Ni 3
- *Sanyinjiao* Mi 6

Besondere Techniken: *Sibai* Ma 2: nicht durch Drehen oder Vogelpicken manipulieren

Behandlungsdauer: 2-mal wöchentlich, 15 Behandlungen als eine Periode

15.7.2 Weitere Therapiemethoden: Ohrakupunktur

Rezeptur:
- Auge I
- Auge II
- Herz
- Leber
- Niere
- Subkortex
- Sympathikus
- Endokrinium
- Shenmen

Pro Behandlung 4–6 Punkte auswählen; eine Kombination von Körper- und Ohrakupunktur verstärkt die Wirkung.

Besondere Techniken: Ein Ohr mit Nadeln behandeln und diese mindestens 1 Stunde lang belassen; am zweiten Ohr Samenkörner aufkleben

Behandlungsdauer: 1- bis 2-mal wöchentlich, 10 Behandlungen als eine Periode

> Die Behandlung der Kurzsichtigkeit sollte so bald als möglich stattfinden, denn sie wirkt bei Jugendlichen unter 14 Jahren am besten.

15.8 Katarakt

15.8.1 Typbezogene Therapie

Typ: Leber- und Nieren-Yin-Schwäche

Krankheitsbild

Der Patient leidet unter Sehschwäche, Schwindel und Ohrensausen. Sein Auge ist trübe, er verspürt ein Schwächegefühl in Rücken und Knie.

Puls: Fadenförmig, schnell

Zunge: Normale oder rote Zungenfarbe, wenig oder kein Zungenbelag

Therapie

Behandlungsprinzip: Leber- und Nieren-Yin nähren

Methode: Tonisierend, sedierend

Rezeptur:
- *Taixi* Ni 3
- *Sanyinjiao* Mi 6
- *Mingmen* LG 4
- *Zanzhu* Bl 2
- *Yintang* Ex-HN 3

Nebenpunkte:
- Bei Kreuz- und Knieschwäche zusätzlich: *Shenshu* Bl 23
- Bei Schwindel zusätzlich: *Baihui* LG 20

Besondere Techniken:
- *Zanzhu* Bl 2: Stichrichtung nach lateral, 1–1,5 cun tief
- *Yintang* Ex-HN 3: Stichrichtung nach kaudal, 1 cun tief
- *Zanzhu* Bl 2: sedierend
- Alle anderen Punkte tonisierend

Behandlungsdauer: 3-mal wöchentlich, 15 Behandlungen als eine Periode

Typ: Qi- und Blut-Mangel

Krankheitsbild

Die Patienten sehen unklar und haben meist eine helle Linsentrübung. Wenn sie die Augen schließen oder öffnen, geschieht dies kraftlos, sie sind sehr schnell erschöpft und sprechfaul. Oft schläft der Patient schlecht und träumt viel.

Puls: Dünn, kraftlos

Zunge: Blasshelle Zungenfarbe

Therapie

Behandlungsprinzip: Qi stärken und Blut nähren

Methode: Tonisierend

Rezeptur:
- *Baihui* LG 20
- *Xuehai* Mi 10
- *Zusanli* Ma 36
- *Taiyang* Ex-HN 5

Nebenpunkte: Wenn der Patient viel träumt, zusätzlich: *Shenmen* He 7 und *Shaohai* He 3

Besondere Techniken:
- *Baihui* LG 20: Stichrichtung nach vorn, 1,5–2 cun tief
- *Shaohai* He 3: Stichrichtung senkrecht, 1–1,5 cun tief

Behandlungsdauer: 3-mal wöchentlich, 15 Behandlungen als eine Periode

Typ: Wind und Hitze in der Leber-Leitbahn

Krankheitsbild

Der innere Wind und die Hitze steigen zum Auge und machen es trübe, Pupille und Linse werden verletzt. Der Patient berichtet über bitteren Geschmack auf der Zunge und trockenen Hals, ihm ist schwindlig, und er hat Augendruckschmerzen.

Puls: Saitenförmig

Zunge: Rote Zungenfarbe

Therapie

Behandlungsprinzip: Wind zerstreuen und Hitze ableiten

Methode: Sedierend

Rezeptur:
- *Fengchi* Gb 20
- *Yanglingquan* Gb 34
- *Xuanzhong* Gb 39
- *Qiuxu* Gb 40
- *Zanzhu* Bl 2
- *Taiyang* Ex-HN 5

Nebenpunkte: Bei Schwindel zusätzlich: *Taichong* Le 3

Besondere Techniken: Alle Punkte durch Drehen sedieren

Behandlungsdauer: 3-mal wöchentlich, 15 Behandlungen als eine Periode

15.8.2 Weitere Therapiemethoden: Ohrakupunktur

Rezeptur:
- Niere
- Auge
- Milz
- Leber
- Herz
- Endokrinium
- Shenmen

Behandlungsdauer: 2- bis 3-mal wöchentlich, 10–15 Behandlungen als eine Periode

Bemerkungen:
- Die Behandlungsaussichten bei Katarakt sind sehr gut, wenn die Therapie frühzeitig begonnen wird. Je länger die Erkrankung besteht, desto schlechter sind die Aussichten.
- Bei angeborenem Katarakt zeigt die Akupunkturbehandlung keine Wirkung.
- Bei gleichzeitigem Diabetes mellitus muss dieser früh mitbehandelt werden.

15.9 Glaukom

Typ: Leber-Qi-Stauung

Krankheitsbild

Der Patient leidet an Augendruckschmerzen, Depressionen, Schwindel, Kopfschmerzen und Sehschwäche, er ist meist sehr reizbar.

Puls: Saitenförmig, völlig

Zunge: Rote Zungenfarbe

Therapie

Behandlungsprinzip: Leber-Stauung abführen und ableiten

Methode: Sedierend

Rezeptur:
- *Riyue* Gb 24
- *Yanglingquan* Gb 34
- *Xuanzhong* Gb 39
- *Zanzhu* Bl 2
- *Taichong* Le 3

Nebenpunkte: Bei Kopfschmerzen zusätzlich: *Hegu* Di 4 und *Taiyang* Ex-HN 5

Besondere Techniken:
- *Zanzhu* Bl 2: Stichrichtung flach nach außen, 1 cun tief
- *Riyue* Gb 24: Stichrichtung flach nach außen, 1–1,5 cun tief

Behandlungsdauer: 3-mal wöchentlich, 10–15 Behandlungen als eine Periode

Typ: Wind- und Schleim-Hitze

Krankheitsbild

Der Patient klagt über starken Augendruck, die Sehschwäche nimmt langsam zu, er hat Kopfschmerzen und ein Schweregefühl im Kopf. Begleitend kann es zu Übelkeit und Erbrechen kommen.

Puls: Schlüpfrig, saitenförmig

Zunge: Rote Zungenfarbe, brauner, schmieriger Zungenbelag

Therapie

Behandlungsprinzip: Wind zerstreuen, Schleim auflösen, Hitze abführen

Methode: Sedierend

Rezeptur:
- *Zanzhu* Bl 2
- *Hegu* Di 4
- *Fengchi* Gb 20
- *Qiuxu* Gb 40
- *Fenglong* Ma 40

Nebenpunkte:
- Bei Kopfschmerzen zusätzlich: *Taiyang* Ex-HN 5
- Bei Übelkeit zusätzlich: *Neiguan* Pe 6 und *Riyue* Gb 24

Besondere Techniken:
- *Zanzhu* Bl 2: Stichrichtung flach nach außen, 1 cun tief
- *Riyue* Gb 24: Stichrichtung flach nach außen, 1–1,5 cun tief

Behandlungsdauer: 3-mal wöchentlich, 10–15 Behandlungen als eine Periode

Typ: Leber- und Nieren-Yin-Schwäche

Krankheitsbild

Der Patient hat einen Nebelschleier vor den Augen, ihm ist schwindlig, und er ist unruhig. Er klagt über Schlaflosigkeit und eine Augenreaktionsschwäche.

Puls: Fadenförmig, schnell

Zunge: Rote Zungenfarbe, wenig oder kein Zungenbelag

Therapie

Behandlungsprinzip: Leber- und Nieren-Yin nähren

Methode: Neutral und tonisierend

Rezeptur:
- *Taixi* Ni 3
- *Taichong* Le 3
- *Shenmen* He 7
- *Zanzhu* Bl 2
- *Xuanzhong* Gb 39
- *Sanyinjiao* Mi 6

Nebenpunkte:
- Bei Augenreaktionsschwäche zusätzlich: *Qiuxu* Gb 40
- Bei Augendruckschmerzen oder Kopfschmerzen zusätzlich: *Taiyang* Ex-HN 5

Besondere Techniken:
- *Taixi* Ni 3, *Shenmen* He 7 und *Sanyinjiao* Mi 6: tonisieren
- Alle anderen Punkte neutral stechen

Behandlungsdauer: 3-mal wöchentlich, 15 Behandlungen als eine Periode

Ohrakupunktur

Rezeptur:
- Augen
- Auge I
- Auge II
- Shenmen
- Leber
- Niere
- Endokrinium
- Herz
- Ohrspitze

Besondere Techniken: Ohrspitze bluten lassen

Behandlungsdauer: 2- bis 3-mal wöchentlich, 7 Behandlungen als eine Periode

Bemerkungen: Für eine Behandlung werden 3–5 Punkte ausgewählt.

16 Verhaltensstörungen bei Kindern

16.1 Bettnässen

16.1.1 Typbezogene Therapie

Bei diesem Krankheitsbild werden keine besonderen Typen unterschieden.

Krankheitsbild

Es handelt sich um Kinder über 3 Jahre. Sie können die Blase noch nicht kontrollieren, sodass sie nachts einnässen. In den meisten Fällen handelt es sich um eine Qi-Schwäche, betroffen sind Niere, Milz und Lunge.

Puls: Nicht spezifisch

Zunge: Nicht spezifisch

Therapie

Behandlungsprinzip: Nieren-Yang stärken

Methode: Tonisierend

Rezeptur:
- *Guanyuan* KG 4
- *Qihai* KG 6
- *Zusanli* Ma 36
- *Sanyinjiao* Mi 6
- *Pangguangshu* Bl 28

Behandlungsdauer: 3-mal wöchentlich, 15 Behandlungen als eine Periode

Bemerkungen

Vor der Behandlung sollte das Kind unbedingt Wasser lassen; es könnte durch die Akupunktur zu einer Blasenschwäche und zum Urinabgang kommen.

16.1.2 Weitere Therapiemethoden

Ohrakupunktur

Rezeptur:
- Blase
- Herz
- Leber
- Shenmen
- Gehirnpunkt
- Milz
- Niere
- Endokrinium

Behandlungsdauer: 2- bis 3-mal wöchentlich, 10–15 Behandlungen als eine Periode

Bemerkungen: Für eine Behandlung werden 3–4 Punkte ausgewählt.

Moxa-Therapie

Rezeptur:
- *Guanyuan* KG 4
- *Qihai* KG 6
- *Zusanli* Ma 36
- *Shenshu* Bl 23
- *Pangguangshu* Bl 28

Besondere Techniken:
- Ingwerscheibe als Zwischenlage, Moxakegel aufsetzen
- Mit Moxazigarre behandeln

Behandlungsdauer: 1-mal täglich, 10–20 Behandlungen als eine Periode

16.2 Gestörtes Essverhalten

Gestörtes Essverhalten tritt überwiegend bei Kindern zwischen dem 2. und 6. Lebensjahr auf. Zur Behandlung werden drei unterschiedliche Rezepturen angewandt.

Rezeptur I

- *Zhongwan* KG 12
- *Zusanli* Ma 36
- *Sanyinjao* Mi 6

Nebenpunkte:
- Bei Blähungen zusätzlich: *Tianshu* Ma 25
- Bei Erbrechen zusätzlich: *Neiguan* Pe 6
- Methode: Neutral

Besondere Techniken:
- *Zhongwan* KG 12: senkrecht 1 cun tief
- *Zusanli* Ma 36: senkrecht 1,5 cun tief
- *Sanyinjao* Mi 6: senkrecht 1 cun tief
- *Tianshu* Ma 25: senkrecht 1 cun tief
- *Neiguan* Pe 6: senkrecht 1 cun tief

Behandlungsdauer: 3-mal wöchentlich, 15 Behandlungen als eine Periode

Bemerkungen: Unbedingt auf die Stichtiefe achten! Die Nadeln nicht belassen, sondern nur kurz stimulieren und wieder entfernen!

Rezeptur II

- Sifeng Ex-UE 10
- Methode: Sedierend

Besondere Techniken: An beiden Händen werden jeweils die 4 Punkte mit einer Blutlanzette so tief angestochen, dass eine weiße oder gelbe Flüssigkeit austritt.

Behandlungsdauer: Nur einmal anwenden, nach ca. 10 Tagen wiederholen

Rezeptur III

Am Rücken des Kindes werden Blasen-Leitbahnen und Lenkergefäß 20-mal von oben nach unten gestrichen und massiert. Die Behandlung soll täglich vor dem Schlafengehen stattfinden.

Behandlungsdauer: 1-mal täglich, 10 Behandlungen als eine Periode; dann eine Woche Pause einlegen und eine zweite Periode anschließen

16.3 Hyperaktivität

Zur Behandlung von Hyperaktivität, wie sie vor allem bei Kindern zwischen 6 und 10 Jahren vorkommt, werden drei verschiedene Rezepturen angewendet: zwei zur Körperakupunktur, eine zur Ohrakupunktur.

16.3.1 Behandlung mit Körperakupunktur

Rezeptur I

- *Fengchi* Gb 20
- *Taichong* Le 3
- *Hegu* Di 4
- *Neiguan* Pe 6
- *Zusanli* Ma 36
- *Shenshu* Bl 23
- *Shenmen* He 7

Nebenpunkte:

- Bei Konzentrationsschwäche zusätzlich: *Baihui* LG 20 und *Sishencong* Ex-HN 1
- Bei hypermotorischem Verhalten zusätzlich: *Xinshu* Bl 15
- Bei starker Unruhe zusätzlich: *Sanyinjao* Mi 6

Methode: Neutral

Besondere Techniken:

- *Fengchi* Gb 20: senkrecht maximal 1,5 cun tief
- *Taichong* Le 3: senkrecht 1 cun tief
- *Hegu* Di 4: senkrecht 1 cun tief
- *Neiguan* Pe 6: senkrecht 1 cun tief
- *Zusanli* Ma 36: senkrecht 1,5 cun tief
- *Shenshu* Bl 23: senkrecht 1 cun tief
- *Shenmen* He 7: senkrecht 0,5 cun tief
- *Baihui* LG 20: schräg nach hinten 1 cun tief
- *Sishencong* Ex-HN 1: 4 Nadeln schräg in Richtung zu *Baihui* LG 20, 1 cun tief
- *Xinshu* Bl 15: schräg in Richtung zum Wirbelkörper, maximal 0,5 cun tief

Behandlungsdauer: 2-mal wöchentlich, 15 Behandlungen als eine Periode

Bemerkungen: Unbedingt auf die Stichtiefe achten! Bei *Xinshu* Bl 15 auf Verletzungsgefahr für die Lunge achten!

Rezeptur II

- *Neiguan* Pe 6
- *Taichong* Le 3
- *Dazhui* LG 14
- *Quchi* Di 11

Nebenpunkte:

- Bei Konzentrationsschwäche zusätzlich *Baihui* LG 20 und *Sishencong* Ex-HN 1
- Bei hypermotorischem Verhalten zusätzlich: *Shanzhong* KG 17 und *Taixi* Ni 3

Methode: Sedierend

Besondere Techniken: Im Anschluss an die Akupunktur können im Bereich des Rückens Blasen-Leitbahn und Lenkergefäß mit der Pflaumennadel geklopft werden.

Behandlungsdauer: 2-mal wöchentlich, 15 Behandlungen als eine Periode

16.3.2 Weitere Therapiemethoden – Ohrakupunktur: Rezeptur III

- Gehirnstamm
- Herz
- Niere
- Leber
- Subkortex
- Sympathikus
- Gehirnpunkt

Behandlungsdauer: 2-mal 2wöchentlich, 10–15 Behandlungen als eine Periode

Bemerkungen: Zur Behandlung der Hyperaktivität hat sich das Aufkleben von Samenkörnern sehr gut bewährt.

> Der Patient soll mindestens 3-mal täglich 1 Minute lang auf die Körner drücken. Nie beide Ohren gleichzeitig, sondern immer abwechselnd nur ein Ohr bekleben!

17 Suchtkrankheiten

17.1 Nikotinabusus

Körperakupunktur

Rezeptur: Anti-Smoking-Punkt. Lokalisation dieses besonderen Punktes: Er liegt in einer kleinen Mulde zwischen *Yangxi* Di 5 und *Lieque* Lu 7, ist meist druckschmerzhaft und kann so leicht gefunden werden.

Methode: Sedierend; senkrecht 1 cun tief stechen, Nadeln 15–30 Minuten lang belassen

Behandlungsdauer: 1-mal täglich, 4 Behandlungen als eine Periode

Bemerkungen: Man kann nur eine oder auch beide Körperseiten behandeln.

Ohrakupunktur

Rezeptur:
- Mund
- Lunge
- Bronchien
- Shenmen
- Magen

Methode: An einem Ohr wird mit Nadeln gestochen, das andere Ohr wird mit Samenkörnern behandelt. Die Nadeln werden bis zu einer Stunde lang belassen.

Bemerkungen: Die auf der einen Ohrmuschel aufgeklebten Samenkörner sollen vom Patienten täglich 3- bis 5-mal gedrückt werden. Vor allem soll der Patient drücken, wenn er den Wunsch zu rauchen verspürt. Die Behandlung verdirbt den Genuss des Rauchens.

Behandlungsdauer: 2- bis 3-mal wöchentlich, 3–5 Behandlungen als eine Periode

17.2 Alkoholabhängigkeit

Körperakupunktur

Rezeptur:
- *Hegu* Di 4
- *Neiguan* Pe 6
- *Zhongwan* KG 12
- *Taichong* Le 3
- *Qimen* Le 14
- *Tianshu* Ma 25
- *Zusanli* Ma 36
- *Neiting* Ma 44
- *Yanglingquan* Gb 34

Methode:
- *Hegu* Di 4, *Taichong* Le 3, *Qimen* Le 14 und *Yanglingquan* Gb 34: sedierend
- *Zhongwan* KG 12, *Tianshu* Ma 25 und *Zusanli* Ma 36: tonisierend
- *Neiguan* Pe 6 und *Neiting* Ma 44: neutral

Behandlungsdauer: 3- bis 5-mal wöchentlich, 15 Behandlungen als eine Periode

Ohrakupunktur

Rezeptur:
- Shenmen
- Magen
- Leber
- Endokrinium
- Subkortex
- Herz
- Schmerzpunkt

Methode: An einem Ohr wird mit Nadeln gestochen, das andere Ohr wird mit Samenkörnern behandelt. Die Nadeln werden bis zu einer Stunde belassen.

Bemerkungen: Die auf der einen Ohrmuschel aufgeklebten Samenkörner sollen vom Patienten vor dem Essen 1–2 Minuten lang gedrückt werden.

Behandlungsdauer: 3-mal wöchentlich, 10 Behandlungen als eine Periode

17.3 Adipositas

17.3.1 Typbezogene Therapie

Typ: Hitze staut sich im Magen

Krankheitsbild

Der Patient isst sehr viel, hat Mundgeruch, trockenen Stuhlgang, bräunlich gefärbten Urin und ist sehr durstig. Hals und Bauch sind dick, er hat sehr feste und starke Muskeln und ist oft hyperton.

Puls: Schnell, saitenförmig

Zunge: Rote Zungenfarbe, dicker, brauner Zungenbelag

Therapie

Behandlungsprinzip: Magen-Hitze abkühlen und ableiten

Methode: Sedierend

Rezeptur:
- *Tianshu* Ma 25
- *Neiting* Ma 44
- *Taichong* Le 3
- *Quchi* Di 11
- *Waiguan* 3E 5

Nebenpunkte:

Bei schnellem, rollendem Puls und schmierigem, braunem Zungenbelag zusätzlich *Sanyinjiao* Mi 6 und *Yinlingquan* Mi 9

Besondere Techniken: *Sanyinjiao* Mi 6 und *Yinlingquan* Mi 9, neutral stechen

Behandlungsdauer: 3- bis 5-mal wöchentlich, 10 Behandlungen als eine Periode

Bemerkungen

Hier sollte unbedingt zugleich mit Ohrakupunktur behandelt werden, um bessere Erfolge zu erzielen.

Typ: Milz-Schwäche und Nässe-Stauung

Krankheitsbild

Dieser Patient isst nicht viel, er ist sehr schnell erschöpft und müde. Nach körperlicher Anstrengung ist er schnell kurzatmig, er verspürt keinen Durst und trinkt sehr wenig. Sein Stuhl ist breiig, sein Urin sehr spärlich. Er hat ein schlaffes Gewebe, wenig Muskeln, aber viel Fett.

Puls: Kraftlos, sanft

Zunge: Blasshelle Zungenfarbe, feuchter, dicker und großer Zungenkörper mit Zahneindrücken

Therapie

Behandlungsprinzip: Milz-Qi stärken, Nässe ableiten

Methode: Tonisierend

Rezeptur:
- *Sanyinjiao* Mi 6
- *Yinlingquan* Mi 9
- *Tianshu* Ma 25
- *Zusanli* Ma 36
- *Fenglong* Ma 40
- *Qihai* KG 6

Nebenpunkte: Bei Kurzatmigkeit nach körperlicher Belastung zusätzlich: *Neiguan* KS 6

Besondere Techniken: *Tianshu* Ma 25: senkrecht 1,5–3 cm tief neutral stechen

Behandlungsdauer: 2- bis 3-mal wöchentlich, 15 Behandlungen als eine Periode

Bemerkungen

Gleichzeitige Ohrakupunktur verstärkt die Wirkung.

Typ: Nieren-Yang-Schwäche

Krankheitsbild

Der Patient isst normale Mengen, sein Stuhl ist breiig und dünn, er muss häufig Wasser lassen, hat kraftlose Knie und Schwäche im Rücken. Bei Männern kann Impotenz auftreten, Frauen klagen oft über Dysmenorrhö oder Amenorrhö und haben große schlaffe Brüste. Bauch und Gesäß sind dick und weich.

Puls: Fadenförmig, tief, kraftlos

Zunge: Blasshelle Zungenfarbe, dicker, großer Zungenkörper

Therapie

Behandlungsprinzip: Nieren-Yang stärken, Konzeptionsgefäß und Lenkergefäß regulieren

Methode: Tonisierend

Rezeptur:
- *Guanyuan* KG 4
- *Yinlingquan* Mi 9
- *Shenshu* Bl 23
- *Mingmen* LG 4

Nebenpunkte:

Bei Frauen, die nach Entbindung übergewichtig werden, zusätzlich: *Qihai* KG 6 und *Yinlingquan* Mi 9

Besondere Techniken: *Yinlingquan* Mi 9: neutral stechen

Behandlungsdauer: 2- bis 3-mal wöchentlich, 15 Behandlungen als eine Periode

Bemerkungen

Gleichzeitige Ohrakupunktur verstärkt die Wirkung.

17.3.2 Weitere Therapiemethoden: Ohrakupunktur

Rezeptur:

- Hungerpunkt
- Durstpunkt
- Mund
- Milz
- Magen
- Endokrinium
- Niere
- Dreifacher Erwärmer
- Subkortex
- Nebennieren
- Sympathikus
- Ovarien

Methode: An einem Ohr wird mit Nadeln gestochen, das andere wird mit Samenkörnern behandelt. Die Nadeln werden bis zu einer Stunde belassen.

Behandlungsdauer: 2- bis 3-mal wöchentlich, 10 Behandlungen als eine Periode

Bemerkungen: Die auf der einen Ohrmuschel aufgeklebten Samenkörner sollen vom Patienten mindestens 5-mal täglich gedrückt werden. Wichtig ist vor allem, vor dem Essen fest zu drücken, denn es vermindert den Appetit, und ein Gefühl der Sättigung tritt rascher ein. Für eine Behandlung werden 3–5 Punkte ausgewählt.

18 Erkrankungen des Hormonsystems

18.1 Diabetes mellitus

Typ: Lungen-Trockenheit

Krankheitsbild

Der Patient klagt über starken Durst und trinkt sehr viel, sowohl tagsüber, als auch nachts. Er hat einen trockenen Hals und Mund und muss viel Wasser lassen.

Puls: Überflutend, schnell

Zunge: Rote Zungenspitze und Zungenrand, dünner, brauner Zungenbelag

Therapie

Behandlungsprinzip: Hitze und Feuer ableiten, Lungen-Yin nähren, Lunge befeuchten

Methode: Sedierend, tonisierend

Rezeptur:
- *Taiyuan* Lu 9
- *Shaohai* He 3
- *Neiting* Ma 44
- *Feishu* Bl 13
- *Sanyinjiao* Mi 6
- *Xinshu* Bl 15

Besondere Techniken: 1,5 cun neben dem 8. Brustwirbel findet sich ein Sonderpunkt, der schräg zur Wirbelsäule 1–1,5 cm tief gestochen wird. Er ist ein Pankreas-Zustimmungspunkt und gilt als besonders wichtiger Punkt bei Diabetes. Er wird zuerst tonisiert, anschließend sediert, die Nadel wird mindestens 30 Minuten lang belassen.

Behandlungsdauer: 3-mal wöchentlich, 15 Behandlungen als eine Periode

Bemerkungen

Feishu Bl 13 und *Xinshu* Bl 15 – schräg zur Wirbelsäule, aber nur 1–2 cun tief stechen – Vorsicht: Verletzungsgefahr der Lunge!

Typ: Magen-Hitze

Krankheitsbild

Der Patient ist stets hungrig, er isst und trinkt sehr viel, ist aber trotzdem mager. Er klagt über trockenen Stuhlgang, Obstipation und häufiges Wasserlassen.

Puls: Schlüpfrig, saitenförmig

Zunge: Brauner, trockener Zungenbelag

Therapie

Behandlungsprinzip: Magen-Yin nähren, Magen-Hitze abführen

Methode: Tonisierend, sedierend

Rezeptur:
- *Neiting* Ma 44
- *Sanyinjiao* Mi 6
- *Taichong* Le 3
- *Taixi* Ni 3

Nebenpunkte:
- Wenn der Patient viel isst, aber trotzdem ständig Hunger hat, zusätzlich: *Zhongwan* KG 12
- Bei starkem Schwitzen zusätzlich: *Shenshu* Bl 23
- Bei ständiger Müdigkeit zusätzlich: *Zusanli* Ma 36
- Bei Obstipation zusätzlich: *Waiguan* 3E 5

Besondere Techniken: Erst tonisieren, anschließend sedieren; die Nadeln mindestens 30 Minuten lang belassen

Behandlungsdauer: 3-mal wöchentlich, 15 Behandlungen als eine Periode

Typ: Nieren-Yin-Schwäche

Krankheitsbild

Der Patient muss sehr häufig Wasser lassen, sein Urin ist milchigtrüb. Er hat ein warmes Gefühl in der Brust, an Handinnenflächen und Fußsohlen.

Puls: Schnell und fadenförmig

Zunge: Rote Zungenfarbe, wenig dünner, leicht gelber Zungenbelag

Therapie

Behandlungsprinzip: Nieren-Yin nähren

Methode: Tonisierend

Rezeptur:
- *Taixi* Ni 3
- *Taichong* Le 3
- *Shenshu* Bl 23
- *Sanyinjiao* Mi 6

Nebenpunkte:
- Bei schmerzenden Augen zusätzlich: *Xuanzhong* Gb 39, *Touwei* Ma 8 und *Zanzhu* Bl 2
- Bei Schwindel zusätzlich: *Baihui* LG20
- Bei häufigem Wasserlassen zusätzlich: *Guanyuan* KG 4

Behandlungsdauer: 3-mal wöchentlich, 15 Behandlungen als eine Periode

18.2 Hyperthyreose

18.2.1 Typbezogene Therapie

Typ: Leber-Stauung und Schleim-Blockade

Krankheitsbild

Der Patient ist unruhig, sehr reizbar, leidet unter Schlaflosigkeit und unruhigen Träumen. Seine Augen sind trocken, die Augäpfel hervortretend, der Hals dick, Finger und Zunge zittrig.

Puls: Saitenförmig, schlüpfrig

Zunge: Rote Zungenfarbe, brauner, schmieriger Zungenbelag

Therapie

Behandlungsprinzip: Leber-Stauung abführen, Schleim auflösen

Methode: Sedierend und neutral

Rezeptur:
- *Taichong* Le 3
- *Qimen* Le 14
- *Taiyuan* Lu 9
- *Hegu* Di 4
- *Fenglong* Ma 40

Nebenpunkte: Bei hervortretenden Augäpfeln zusätzlich: *Zanzhu* Bl 2, *Sibai* Ma 2 und *Yintang* Ex-HN 3

Besondere Techniken: *Qimen* Le 14: flach nach außen, 1–2 cm tief

Behandlungsdauer: 2- bis 3-mal wöchentlich, 15 Behandlungen als eine Periode

Bemerkungen

Beim Stechen von *Taiyuan* Lu 9 muss auf die Arterie geachtet werden!

Typ: Herz- und Leber-Yin-Schwäche

Krankheitsbild

Der Patient leidet unter Herzrasen, Schlafstörungen mit vielen Träumen, ist sehr unruhig und ängstlich, hat warme Hände und Füße, einen trockenen Hals, immer Durst und ist sehr vergesslich.

Puls: Tief, schnell

Zunge: Blasshelle Zungenfarbe, wenig Zungenbelag

Therapie

Behandlungsprinzip: Herz- und Leber-Yin nähren

Methode: Tonisierend und neutral

Rezeptur:
- *Shenmen* He 7
- *Neiguan* Pe 6
- *Taichong* Le 3
- *Taixi* Ni 3
- *Shanzhong* KG 17
- *Xinshu* Bl 15

Nebenpunkte: Bei Herzblut-Mangel zusätzlich: *Shenshu* Bl 23 und *Fengchi* Gb 20

Besondere Techniken:
- *Taichong* Le 3: sedierend
- *Neiguan* Pe 6: neutral
- Alle anderen Punkte: tonisierend

Behandlungsdauer: 2- bis 3-mal wöchentlich, 15 Behandlungen als eine Periode

Typ: Leber-Feuer und Magen-Hitze

Krankheitsbild

Der Patient isst und trinkt sehr viel, ist aber immer hungrig und durstig und trotzdem sehr schlank. Kälte liebt er nicht, sein Hals ist trocken, ihm ist schwindlig, er schwitzt sehr viel und hat einen bitteren Geschmack im Mund.

Puls: Schnell, saitenförmig

Zunge: Rote Zungenfarbe, brauner, trockener Zungenbelag

Therapie

Behandlungsprinzip: Leber-Feuer ableiten und Magen-Hitze abführen

Methode: Sedierend

Rezeptur:
- *Zusanli* Ma 36
- *Neiting* Ma 44
- *Yanglingquan* Gb 34
- *Qiuxu* Gb 40
- *Taichong* Le 3
- *Hegu* Di 4

Nebenpunkte:
- Bei Ohrensausen zusätzlich: *Waiguan* 3E 5 und *Tinggong* Dü 19
- Bei Augendruckschmerzen zusätzlich: *Zanzhu* Bl 2

Behandlungsdauer: 2- bis 3-mal wöchentlich, 15 Behandlungen als eine Periode

18.2.2 Weitere Therapiemethoden

Ohrakupunktur

Rezeptur:
- *Shenmen*
- Endokrinium
- Subkortex
- Schilddrüse
- Asthmapunkt
- Herz
- Leber
- Magen
- Milz
- Gehirnpunkt

Behandlungsdauer: 3-mal wöchentlich, 15 Behandlungen als eine Periode

Bemerkungen: Für eine Behandlung werden 3–5 Punkte ausgewählt.

Moxatherapie

Rezeptur I: Jianyu Di 15

Behandlungsdauer: 1-mal täglich, 10 Behandlungen als eine Periode

Rezeptur II:
- *Dazhui* LG 14
- *Fengchi* Gb 20
- *Shanzhong* KG 17

Behandlungsdauer: 1-mal täglich, 15 Behandlungen als eine Periode

Akupunkturinjektion

Rezeptur:
- *Xinshu* Bl 15
- *Shenshu* Bl 23

Besondere Techniken: Je Punkt 0,5–1 ml AP VIII injizieren

Behandlungsdauer: 3-mal wöchentlich, 10 Behandlungen als eine Periode

18.3 Hypothyreose

18.3.1 Typbezogene Therapie

Typ: Qi- und Blut-Schwäche

Krankheitsbild

Kalte Hände und Füße und Blähungen plagen den Patienten. Er hat ein blasses Gesicht, ist immer müde und sehr unruhig, vergesslich, und ihm ist schwindlig. Der Stuhlgang ist breiig, die Urinausscheidung sehr gering. Bei Männern kann Impotenz, bei Frauen Dysmenorrhö das Bild begleiten.

Puls: Fadenförmig, tief, langsam

Zunge: Blasshelle Zungenfarbe, weißer Zungenbelag

Therapie

Behandlungsprinzip: Qi stärken, Blut nähren

Methode: Tonisierend

Rezeptur:
- *Guanyuan* KG 4
- *Sanyinjiao* Mi 6
- *Yinlingquan* Mi 9
- *Mingmen* LG 4
- *Shenshu* Bl 23

Besondere Techniken: *Sanyinjiao* Mi 6: neutral stechen

Behandlungsdauer: 3-mal wöchentlich, 15 Behandlungen als eine Periode

Typ: Milz- und Nieren-Yang-Schwäche

Krankheitsbild

Der Patient hat am ganzen Körper Ödeme, Haut und Haare sind trocken. Er klagt über Haarausfall, Erschöpfung, kalte Hände und Füße. Oft ist die geistige Entwicklung gestört. Bei Männern kommt es zu Impotenz, bei Frauen zu Dysmenorrhö.

Puls: Tief, langsam, kraftlos

Zunge: Dicker Zungenkörper mit Zahneindrücken, weißer, dünner Zungenbelag

Therapie

Behandlungsprinzip: Milz und Niere stärken

Methode: Tonisierend

Rezeptur:
- *Qihai* KG 6
- *Zusanli* Ma 36
- *Xinshu* Bl 15
- *Shenshu* Bl 23
- *Baihui* LG 20

Nebenpunkte:
- Bei Herzrasen zusätzlich: *Neiguan* Pe 6 und *Shenmen* He 7
- Bei Parästhesien der Hände und Füße zusätzlich: *Hegu* Di 4, *Quchi* Di 11, *Yinlingquan* Mi 9 und *Kunlun* Bl 60

Behandlungsdauer: 3-mal wöchentlich, 15 Behandlungen als eine Periode

18.3.2 Weitere Therapiemethoden

Ohrakupunktur

Rezeptur:
- Endokrinium
- Nebenniere
- Subkortex
- Gehirnpunkt
- Shenmen
- Niere
- Milz
- Leber
- Herz

Behandlungsdauer: 2- bis 3-mal wöchentlich, 10–15 Behandlungen als eine Periode

Bemerkungen: Für eine Behandlung werden 3–5 Punkte ausgewählt.

Moxatherapie

Rezeptur:
- *Guanyuan* KG 4
- *Dazhui* LG 14

Behandlungsdauer: 1-mal täglich, 10 Behandlungen als eine Periode

Bemerkungen:
- *Dazhui* LG 14: 10–15 Minuten lang mit Moxa behandeln
- *Guanyuan* KG 4: 20–30 Minuten mit Moxa behandeln

Weiterführende Literatur

Chen X. et al. Chinese Acupuncture and Moxibustion. Beijing: Foreign Languages Press; revised edition 2005 (englisch)

Chen Y. et al. The Therapeutics for Chinese Acupuncture and Moxibustion. Beijing: Chinese Science & Technology Press; 1990 (chinesisch)

Feng C. et al. Chinese Auricular Therapy. Beijing: Scientific & Technical Documents Publishing House; 1994 (chinesisch/englisch)

Fu Q. The Practical Handbook of the Treatment for Acupuncture and Moxibustion. Beijing: Chinese Traditional Medicine Press; 1991 (chinesisch)

Focks C (Hrsg.). Leitfaden Chinesiche Medizin. 7. A. München: München: Elsevier, Urban & Fischer; 2017 (deutsch)

Höting H. Die Moxa-Therapie. 7. A. Stuttgart: Trias; 2019 (deutsch)

Institute for Acupuncture of Chinese Academy of T. C. M. Advance in Acupuncture and Acupuncture Anaesthesia. Beijing: The Poeple's Publishing House; 1980 (englisch)

Institute for Acupuncture of Chinese Academy of T. C. M. Chinese Standard Atlas for the Meridians and the Points of Acupuncture and Moxibustion. Beijing: Chinese National Standard Press; 1990 (chinesisch)

Kaptchuk T J. Das große Buch der chinesischen Medizin. München: Knaur MensSana TB, 2010 (deutsch)

Kubiena G. Praxishandbuch Akupunktur. 5. A. München: Elsevier, Urban & Fischer; 2009 (deutsch)

Liu B. Optimum Time for Acupuncture – A Collection of Traditional Chinese Chronotherapeutics. Shandong Science & Technology Press; 1998 (englisch)

Ma Z. International Exchange's Handbook for Acupuncture and Moxibustion. Shandong Science & Technology Press; 1992 (chinesisch)

Peking University of Traditional Chinese Medicine. Outline for Chinese Acupuncture and Moxibustion. Beijing: Jindun Publishing House; 1986 (chinesisch)

Pekinger Fremdspracheninstitut, deutsche Abteilung. Das neue Chinesisch-Deutsche Wörterbuch. Beijing, Hongkong: The Commercial Press; Düsseldorf: Ming Fan Kulturladen; 1986 (deutsch/chinesisch)

Shandong Medical College. Anatomical Atlas of Chinese Acupuncture Points. Shandong Science & Technology Press; 1990 (englisch)

Song Y, Yuan H. et al. International Exchange's Book for Chinese Orthopaedics. Beijing: Oversea Chinese Press; 1988 (chinesisch)

Wang J. et al. Classification and Differentiation of the Inspection of Tongue. Chinese Medical Scientific Press; 1992 (chinesisch)

Wang X. The Complete Works of Chinese Acupuncture and Moxibustion. Henan Science & Technology Press; 1998 (chinesisch)

Wu X. The Research Development of Treatment by 55 Diseases with Acupuncture and Moxibustion. Hubei Science & Technology Press; 1993 (chinesisch)

Yan J. Skill with Illustrations of Chinese Acupuncture and Moxibustion. Hunan Science & Technology Press; 1992 (englisch)

Yuan H. Chinesische Bauchakupunktur. München: Elsevier, Urban & Fischer; 2008 (deutsch)

Yuan H. Chinesische Pulsdiagnostik. 3. A. München: Elsevier, Urban & Fischer; 2011 (deutsch)

Yuan H. Chinesische Zungendiagnostik. 6. A. München: Elsevier, Urban & Fischer; 2014 (deutsch)

Zhao E. et al. Pulsdiagnostics of Traditional Chinese Medicine. Tianjin Science & Technology Press; 1995 (chinesisch)

Sachwortverzeichnis

Akupunkturpunkte und Leitbahnen

Leitbahnen

Punkte nach Pinyin-Namen

Punkte nach Kurznamen

Punkte nach Funktionen

Pinyin	Kürzel	Kapitel
Lungen-Leitbahn		
Lieque	Lu 7	3.2.1
Taiyuan	Lu 9	3.2.2
Dickdarm-Leitbahn		
Hegu	Di 4	3.3.1
Quchi	Di 11	3.3.2
Jianyu	Di 15	3.3.3
Yingxiang	Di 20	3.3.4
Magen-Leitbahn		
Sibai	Ma 2	3.4.1
Xiaguan	Ma 7	3.4.2
Touwei	Ma 8	3.4.3
Tianshu	Ma 25	3.4.4
Zusanli	Ma 36	3.4.5
Fenglong	Ma 40	3.4.6
Neiting	Ma 44	3.4.7
Milz-Leitbahn		
Sanyinjiao	Mi 6	3.5.1
Yinlingquan	Mi 9	3.5.2
Xuehai	Mi 10	3.5.3
Herz-Leitbahn		
Shaohai	He 3	3.6.1
Shenmen	He 7	3.6.2
Dünndarm-Leitbahn		
Jianzhen	Dü 9	3.7.1
Tinggong	Dü 19	3.7.2
Blasen-Leitbahn		
Zanzhu	Bl 2	3.8.1
Feishu	Bl 13	3.8.2
Xinshu	Bl 15	3.8.3
Shenshu	Bl 23	3.8.4
Pangguangshu	Bl 28	3.8.5
Weizhong	Bl 40	3.8.6
Kunlun	Bl 60	3.8.7
Zhiyin	Bl 67	3.8.8
Nieren-Leitbahn		
Rangu	Ni 2	3.9.1
Taixi	Ni 3	3.9.2
Perikard-Leitbahn		
Neiguan	Pe 6	3.10
Dreifacher-Erwärmer-Leitbahn		
Zhongzhu	3E 3	3.11.1
Waiguan	3E 5	3.11.2
Yifeng	3E 17	3.11.3

Pinyin	Kürzel	Kapitel
Gallenblasen-Leitbahn		
Fengchi	Gb 20	3.12.1
Riyue	Gb 24	3.12.2
Huantiao	Gb 30	3.12.3
Yanglingquan	Gb 34	3.12.4
Xuanzhong	Gb 39	3.12.5
Qiuxu	Gb 40	3.12.6
Leber-Leitbahn		
Taichong	Le 3	3.13.1
Qimen	Le 14	3.13.2
Lenkergefäß (Du Mai)		
Mingmen	LG 4	3.14.1
Dazhui	LG 14	3.14.2
Baihui	LG 20	3.14.3
Renzhong	LG 26	3.14.4
Konzeptionsgefäß (Ren Mai)		
Guanyuan	KG 4	3.15.1
Qihai	KG 6	3.15.2
Zhongwan	KG 12	3.15.3
Shanzhong	KG 17	3.15.4
Die 10 bedeutendsten außerordentlichen Punkte (Extrapunkte)		
Bafeng	Ex-LE 10 (Schwimmhäute der Füße)	3.16.1
Baxie	Ex-UE 9 (Schwimmhäute der Hände)	3.16.2
Dingchuan	Ex-B 1 (Asthmapunkt)	3.16.3
Huatuojiaji-Punkte	Ex-B 2 (17 paravertebrale Punkte)	3.16.4
Shangyingxiang	Ex-HN 8 (über Di 20 Yingxiang)	3.16.5
Sifeng	Ex-UE 10 (Innenseite der Finger)	3.16.6
Sishencong	Ex-HN 1 (4 Punkte auf Schädeldecke)	3.16.7
Taiyang	Ex-HN 5 (Schläfe)	3.16.8
Xiyan	Ex-LE 4 (auch inneres Knieauge Neixiyan)	3.16.9
Yintang	Ex-HN 3 (Mitte der Augenbrauen)	3.16.10